ÉTUDE MÉDICO-LÉG

SUR

LA PENDAISON

LA STRANGULATION ET LA SUFFOCATION

PAR

Ambroise TARDIEU

PROFESSEUR DE MÉDECINE LÉGALE A LA FACULTÉ DE MÉDECINE DE PARIS

Avec planches

PARIS

J.-B. BAILLIÈRE et FILS

LIBRAIRES DE L'ACADÉMIE IMPÉRIALE DE MÉDECINE

19, rue Hautefeuille, près le boulevard Saint-Germain

| Londres | Madrid |
| HIPPOLYTE BAILLIÈRE | C. BAILLY-BAILLIÈRE |

1870

ÉTUDE MÉDICO-LÉGALE

SUR

LA PENDAISON, LA STRANGULATION

ET LA SUFFOCATION

OUVRAGES DE M. TARDIEU, CHEZ LES MÊMES ÉDITEURS

Étude médico-légale et clinique sur l'empoisonnement, avec la collaboration de M. Z. Roussin pour la partie de l'expertise médico-légale relative à la recherche chimique des poisons. Paris, 1867. In-8, 1072 pages.

Étude médico-légale sur les attentats aux mœurs. 5ᵉ *édition*, Paris, 1867, in-8, 264 p. et 4 pl. gr.

Étude médico-légale sur l'avortement, suivie d'une note sur l'obligation de déclarer à l'état civil les fœtus mort-nés et d'observations et recherches pour servir à l'histoire médico-légale des grossesses fausses et simulées. 2ᵉ *édition* revue et augmentée. Paris, 1867, in-8.

Étude médico-légale sur l'infanticide. Paris, 1868, in-8, avec 5 planches coloriées.

Mémoire sur les modifications que détermine dans certaines parties du corps l'exercice des diverses professions, pour servir à l'histoire médico-légale de l'identité. (*Ann. d'hyg. publ. et de méd. lég.* 1849, t. XLII, p. 588; t. XLIII, p. 511, et tirage à part.)

Relation médico-légale de l'assassinat de la comtesse de Gœrlitz, accompagnée de notes et réflexions pour servir à l'histoire de la combustion humaine spontanée, en collaboration avec le docteur X. Rota. (*Ann. d'hyg. publ. et de méd. lég.* 1850, t. XLIV. 191 et 363; t. XLV, p. 99.)

Voiries et cimetières. Thèse présentée au concours pour la chaire d'hygiène. 1852, in-8.

Étude hygiénique sur la profession de mouleur en cuivre, pour servir à l'histoire des professions exposées aux poussières inorganiques. Paris, 1855, in-12.

Du tatouage considéré comme signe d'identité. (*Ann. d'hyg. publ. et de méd. lég.*, 2ᵉ série, t. III. 1855, p. 371 et suiv.)

Étude hygiénique et médico-légale sur la fabrication et l'emploi des allumettes chimiques. (*Ann. d'hyg. publ. et de méd. lég.*, 2ᵉ série, 1855 t. IV, p. 371 à 441.)

Mémoire sur la mort par suffocation. (*Ann. d'hyg. publ. et de méd. lég.*, 1856, t. VI, p. 5 à 54.)

Mémoire sur l'empoisonnement par la strychnine, contenant la relation médico-légale complète de l'affaire Palmer (*Ann. d'hyg. publ. et de méd. lég.*, 2ᵉ série, 1856, t. VI p. 371, et tirage à part.)

Mémoire sur l'examen microscopique des taches formées par le méconium et l'enduit fœtal, pour servir à l'étude médico-légale de l'infanticide, en collaboration avec le professeur Robin. (*Ann. d'hyg.* 1857, t. VII, p. 550.)

Étude médico-légale sur les maladies accidentellement et involontairement produites par imprudence, négligence ou transmission contagieuse, comprenant l'histoire médico-légale de la syphilis et de ses diverses transformations. (*Ann. d'hyg.* 1861, t. XV, p. 95; t. XXI, 99 et 340, 1864, 152 p. et tirage à part.)

Dictionnaire d'hygiène publique et de salubrité, ou Répertoire de toutes les questions relatives à la santé publique considérées dans leurs rapports avec les subsistances, les épidémies, les professions, les établissements et institutions d'hygiène et de salubrité. Complété par le texte des lois, décrets, arrêtés, ordonnances et instructions qui s'y rattachent. 2ᵉ *édition* considérablement augmentée. Paris, 1862. 4 forts vol. in-8.

Nouvelles observations sur l'examen du squelette dans les recherches médico-légales concernant l'identité. (*Ann. d'hyg. publ. et de méd. lég.*, 1863, t. XX, p. 114.)

Relation médico-légale de l'affaire Couty de la Pommerais, empoisonnement par la digitaline, en collaboration avec Z. Roussin. (*Ann. d'hyg. publ. et de méd. lég.* 1864, t. XXII, p. 80, et tirage à part.)

Rapport fait au conseil municipal de Paris au sujet du projet de construction du nouvel Hôtel-Dieu. (*Ann d'hyg. publ. et de méd. lég.*, 1865, t. XXIV, et tirage à part, in-8.)

Étude médico-légale sur les assurances sur la vie, par A. S. Taylor et Tardieu. (*Ann. d'hyg. publ. et de méd. lég.*, 1865, t. XXV, et tirage à part.)

Empoisonnement par la strychnine, l'arsenic et les sels de cuivre, observations et recherches nouvelles en collaboration avec P. Lorain et Z. Roussin (*Ann. d'hyg. publ. et de méd. leg.*, 1865, t. XXIV, et tirage à part, in-8.)

Mémoire sur la coralline et sur le danger que présente l'emploi de cette substance dans la teinture de certains vêtements, en collaboration avec Z. Roussin (*Ann. d'hyg. publ. et de méd. lég.*, 1869, t. XXXI.)

PARIS. — IMP. SIMON RAÇON ET COMP., RUE D'ERFURTH, 1.

INTRODUCTION

Des trois études qui composent ce volume, les deux dernières ont été déjà publiées, l'une en 1855 (1), l'autre il
y a dix ans (1), et j'en donne aujourd'hui une édition plus
complète et devenue nécessaire ; la première, celle qui
est relative à la pendaison est entièrement neuve. Elle
achève dans ma pensée le travail que j'ai dès longtemps
entrepris, en vue de faire disparaître la confusion si
fâcheuse, qui a régné jusqu'ici dans la science, parmi
des genres de mort violente essentiellement différents
les uns des autres et obstinément réunis sous la dénomination impropre d'*asphyxie*, et de restituer à chacun
d'eux ses caractères propres et distinctifs.

Si, sous le nom d'asphyxie, on comprend les effets de
la privation de l'air et de la suspension plus ou moins
complète de la respiration, cette définition générale peut

---

(1) *Annales d'hygiène publique et de médecine légale*, 2ᵉ série,
1855, t. IV.
(2) *Ibid.*, 1865, t. XXIII.

s'appliquer très-justement à la suffocation, à la strangulation, à la pendaison et même à la submersion. Mais,
si, au point de vue purement physiologique, le rapprochement et la comparaison de ces diverses espèces de
mort violente peut être utile et donner à l'ensemble du
tableau plus de vérité en mettant en lumière leurs traits
communs, il n'en est pas ainsi au point de vue de la
médecine légale. Ce qui, tout à l'heure était une vue fé-
conde devient confusion; et, tant que les médecins
légistes se sont contentés d'étudier d'une manière générale l'asphyxie chez les individus étouffés, étranglés,
noyés ou pendus, ils n'ont rien fait pour éclaircir les
questions toujours si délicates et si difficiles que soulèvent dans toute affaire criminelle la recherche et la
constatation des causes de la mort.

Il est arrivé pour la médecine légale ce que l'on ver-
rait se produire au lit des malades, si, par un retour
impossible vers les premiers âges de l'art de guérir, on
réduisait la science des maladies à leurs symptômes
communs, la fièvre, l'oppression des forces, les altérations de la sensibilité, en négligeant les signes propres
que l'on peut déduire de l'exploration méthodique des
organes lésés. Il importe de ne pas laisser subsister plus
longtemps le vague et la confusion qui ont, jusqu'à ces
derniers temps, obscurci l'histoire médico-légale des
genres de mort violente si fréquents que l'on avait coutume de réunir sous le nom d'asphyxie.

L'expérimentation sur les animaux vivants a fait faire
un grand pas à cette histoire; et, moins que personne,
après l'avoir tant de fois interrogée, je voudrais con-

tester les immenses progrès que lui doit la médecine légale. Mais il ne faut pas perdre de vue que le plus souvent ces expériences ont été entreprises au nom de la physiologie et qu'il convient de discerner, au milieu des recherches de cet ordre, les faits qui peuvent être utilement appliqués à la solution des problèmes de la médecine légale.

M. le docteur Faure, dont j'aurai tant de fois l'occasion de citer les beaux travaux, bien que, s'attachant surtout aux ressemblances, ne méconnaît pas les différences des diverses espèces d'asphyxie : « Parmi les « phénomènes, dit-il, il en est un certain nombre qui « sont constants, revêlant toujours les mêmes carac- « tères ; ce sont ceux qui se rapportent directement à « la privation d'air, tandis qu'il en est d'autres qui, « très-variables de forme ont une excessive irrégularité « dans leur ordre d'apparition : ce sont ceux qui dé- « pendent du genre de violences que l'on a fait subir à « l'individu pour arriver à le priver d'air. » Là, est la vraie question ; et, dans ces derniers mots, se trouve contenue la seule manière d'aborder au point de vue de la médecine légale pratique, l'étude non pas de l'asphyxie, mais de la pendaison, de la strangulation et de la suffocation. L'œuvre de l'expert, c'est de distinguer et de préciser le genre de violences.

La distinction, heureusement, n'est pas au-dessus des efforts de la science, et c'est à l'établir que j'ai consacré tous mes soins dans les études que l'on va lire. On remarquera, en effet, qu'il existe dans ces différents genres de mort, deux périodes ; la seconde, période ultime, celle de la mort apparente, dans laquelle les signes communs attestent seulement l'atteinte profonde portée à la vie. La médecine légale est tout à fait désintéressée dans cette constatation suprême. Il suffit, pour s'en convaincre, de considérer que cette dernière période de l'asphyxie est si peu caractéristique du mode par lequel la mort survient, qu'elle a pu être comparée physiologiquement par Blundell et par Burdach, à la mort par hémorrhagie.

La première période, au contraire, fournit à la médecine légale des indications précieuses, par cette seule raison que c'est celle durant laquelle l'individu vivant se défend contre l'obstacle qui s'oppose au libre exercice de ses fonctions respiratoires et que les signes par lesquels elle se manifeste sont en rapport avec chaque genre particulier de violences.

Il suit de là que l'histoire de l'asphyxie n'appartient pas à la médecine légale. Les différents genres de mort confondus sous ce nom, bien que dus les uns et les autres à la privation de l'air, doivent être soigneusement distingués et présentent entre eux une diversité réelle. Celle-ci dépend surtout de la diversité des accidents de la première période qui précède l'asphyxie proprement dite; elle est capitale en médecine légale. Dans mes écrits, dans mon enseignement, dans ma pratique, je me suis appliqué à en poursuivre l'étude dans les diverses espèces et à donner pour chacune d'elles des signes précis et certains. J'ai marqué le but que doit se proposer l'expert : c'est de reconnaître et de prouver devant la justice qu'un individu a été étranglé et non pendu ou étouffé.

Il en trouvera, je l'espère, les moyens dans les trois études sur la pendaison, la strangulation et la suffocation que je réunis à dessein afin d'en faire mieux ressortir les caractères particuliers et d'en constituer au point de vue pratique l'histoire médico-légale exacte et distincte. Je n'ai pas joint à ces études l'histoire de la submersion, précisément parce qu'elle ne s'y rattache que par des analogies physiologiques, tandis que, en fait, et dans les expertises judiciaires, elle s'en distingue absolument, et qu'elle constitue un genre de mort tout à fait spécial, et doit conserver une place à part dans le cadre de la médecine légale.

Comme rien n'est plus instructif que l'exemple, j'ai multiplié sur chaque sujet les citations de faits, les uns célèbres dans les annales judiciaires et pleins d'enseignements, les autres empruntés à ma propre pratique. Ainsi, entre autres cas intéressants, on trouvera pour la pendaison les récits authentiques de la mort de Calas, de celle du prince de Condé, les consultations rédigées par moi, à l'occasion de l'affaire Duroulle et d'un cas remarquable de suicide faussement attribué à un meurtre dans lequel j'ai pu détourner de la tête d'un innocent une inculpation injuste ; pour la strangulation, de nombreuses observations déjà consignées dans mon premier mémoire, et, de plus, les détails relatifs à l'affaire Douls prise pour un assassinat et où j'ai été assez heureux pour obtenir devant la Cour d'assises du Tarn, l'abandon de l'accusation, ainsi que le mémoire étendu que j'ai composé à l'appui de la défense dans l'affaire Armand, dont je n'ai pas besoin de rappeler les péripéties et qui restera comme un exemple de la plus audacieuse simulation ; enfin, pour la suffocation, j'ai joint aux faits que j'avais précédemment publiés quelques cas nouveaux observés par moi, notamment la relation médico-légale de l'accident survenu au pont de la Concorde, à Paris, le 15 août 1866.

Des planches représentant quelques cas curieux de pendaison et les lésions propres à la suffocation, complètent cette nouvelle publication, et je veux espérer que l'utilité pratique n'en sera pas moins appréciée que celle de mes précédentes études.

Janvier 1870.

Ambroise TARDIEU.

TABLE DES MATIÈRES

DE LA STRANGULATION

DE LA SUFFOCATION

ÉTUDE MÉDICO-LÉGALE

SUR

LA PENDAISON

LA STRANGULATION ET LA SUFFOCATION

DE LA PENDAISON

CONSIDÉRATIONS GÉNÉRALES

Définition. — J'ai préféré le mot *pendaison* à celui de *suspension*, employé par les auteurs, par la raison très-simple que le sens du premier est parfaitement clair et nettement défini, tandis que le second a une signification beaucoup plus générale et compréhensive ; la pendaison représentant exclusivement, dans le langage vulgaire et à proprement parler, la mort du pendu, l'action d'attacher au gibet, l'exécution de pendre (1) ; tandis que la suspension, pour désigner ce genre de violences, exige la périphrase dont se servent les lexiques latins « *suspensio per laqueum collo injectum* (2)

On pourrait se contenter de cette définition purement nominale. Il est possible cependant d'en donner un développement plus scientifique dans le sens de l'application à la médecine-légale ; et dans les termes suivants :

(1) *Dictionnaire de l'Académie.*
(2) *Dictionnaire* de Forcellini.

La pendaison est un acte de violence dans lequel le corps pris par le cou dans un lien attaché à un point fixe et abandonné à son propre poids, exerce sur le lien suspenseur une traction assez forte pour amener brusquement la perte du sentiment, l'arrêt des fonctions respiratoires et la mort.

M. Durand-Fardel fait entrer dans sa définition (1) une remarque ingénieuse, tirée de l'action particulière du lien qu'il oppose dans la strangulation et dans la pendaison. C'est que chez les pendus, la compression est exercée par une force *tendant à se rapprocher de l'axe* du cou et à l'aide d'un lien serrant *inégalement* sur les divers points de sa circonférence, tandis que la strangulation s'opère par une force agissant *perpendiculairement à l'axe* du cou et à l'aide d'un lien serrant *également* sur tous les points de la circonférence.

De l'état de la question historique et pratique de la pendaison. — Il semblerait que, dégagée de tous les faits de strangulation, dont on l'avait à tort surchargée et renfermée dans ses limites propres, l'histoire de la pendaison devrait être toute simple et pourrait être tracée sans difficulté. Il n'en est rien cependant, et je ne sais pas de question moins clairement traitée dans les auteurs, plus obscure, et que l'on me permette cette expression, plus embrouillée.

Ce n'est pas que les termes du problème à résoudre soient bien compliqués. Il s'agit toujours et presque exclusivement dans les cas de pendaison, d'établir que l'individu à examiner a été pendu vivant ; et que sa mort n'a pas eu d'autre cause que la pendaison ; car, disons-le sans plus attendre, la pendaison simple implique dans l'immense majorité des cas le suicide ; et la question dominante dans les faits de cette nature est, on ne saurait trop

(1) Durand-Fardel, *Supplément au Dictionnaire des Dictionnaires.* Paris, 1851, p. 790.

le répéter, la distinction du suicide et de l'homicide. La science exige donc avant tout, et doit pouvoir fournir à l'expert, des signes certains de la pendaison opérée pendant la vie.

Mais c'est là que se sont accumulées des difficultés et des obscurités, dont il n'est pas sans intérêt ni sans profit de rechercher les principales causes. L'histoire de la pendaison s'est constituée pièce à pièce, pour ainsi dire, à travers des polémiques et des contradictions sans nombre. De nombreuses erreurs avaient cours, touchant les phénomènes les plus apparents, les plus faciles à constater : la position du corps, l'état de la face des pendus. D'un autre côté, dès qu'un observateur avait reconnu quelque particularité, non encore signalée, sur le cadavre d'un pendu, il s'empressait de l'ériger en signe caractéristique, absolu, de la pendaison pendant la vie ; mais un autre s'empressait d'en contester la valeur ; l'expérimentation ruinait bientôt les résultats trop hâtifs d'une observation superficielle ; et le champ de la science restait jonché et embarrassé de débris. C'est encore aujourd'hui une étude attachante et presque dramatique, que celle de cette lutte dans laquelle Orfila et Devergie, entre tous, ne se lassaient pas d'apporter avec des succès divers, des faits, des arguments, des expériences que faisaient trop tôt disparaître des opinions et des preuves contraires. Il y a eu là bien des coups portés à faux, mais en même temps un grand effort et une des premières et des plus utiles applications de l'expérimentation aux recherches médico-légales.

Mais par malheur, une circonstance capitale contribuait à entretenir les discussions stériles et à empêcher la lumière de se faire sur ces difficiles questions, c'est la rareté des occasions offertes au médecin légiste, d'observer des pendus. En effet, dans les habitudes de nos par-

quels, les autopsies judiciaires ne sont jamais ordonnées
dans les cas de suicide avéré, et presque tous les cas
de pendaison rentrent dans cette catégorie. C'est donc
avec toute raison que M. Devergie a pu dire « que la
suspension est encore, dans beaucoup de circonstances,
l'écueil de la médecine légale. »

Aujourd'hui sans me dissimuler les difficultés de la
tâche et sans prétendre y échapper tout à fait, je crois
possible, grâce aux travaux de nos devanciers, grâce à
leurs erreurs même, grâce surtout à la longue expérience
pratique qui m'a permis de multiplier mes observations
personnelles, et de m'appuyer sur un nombre de faits
suffisant, je crois possible de simplifier beaucoup l'histoire
médico-légale de la pendaison ; de donner de ce genre de
mort une description exacte et complète, en me tenant
toujours fidèlement comme je l'ai fait dans toutes mes
précédentes études, au point de vue de la pratique et de
l'observation.

Je commencerai par donner dans un exposé général
l'analyse des phénomènes de la pendaison, l'aspect extérieur, les lésions internes qui lui sont propres ; puis, à
l'occasion de chacune des questions médico-légales qu'elle
peut soulever, je reprendrai chacun des signes et des
caractères de ce genre de mort, et je m'efforcerai d'en
déterminer la valeur précise, d'où doit découler avec
certitude la solution pratique que doit seule poursuivre
le médecin expert.

C'est dire que je m'attacherai à fixer les traits caractéristiques de la mort par pendaison, bien plus qu'à en rechercher le mécanisme physiologique. Toutefois, il est
impossible de ne pas tenir grand compte des données
précises que nous apporte aujourd'hui sur cette question
même le progrès de la physiologie. Et mieux éclairé par
elle, nous pourrons nous appuyer sur les faits nouveaux

qu'elle a révélés pour combattre avec plus de force encore
cette fausse doctrine qui, au lieu de les distinguer comme
la pratique de la médecine légale l'exige, confondait dans
le groupe artificiel des asphyxies, la suffocation, la strangulation et la pendaison.

**Des conditions dans lesquelles se présentent les faits
de pendaison.** — Mais avant d'entrer dans le sujet lui-
même, il convient d'indiquer dans quelles conditions se
présentent le plus ordinairement les faits de pendaison.
Le suicide, nous l'avons dit déjà, en fournit presque tous
les exemples ; je voudrais pouvoir donner le chiffre pro-
portionnel des morts volontaires accomplies par pendaison ; mais j'ai dit ailleurs la regrettable confusion qui
existe dans toutes les statistiques entre la pendaison et la
strangulation, et l'impossibilité où l'on est de faire la part
exacte de chacun de ces genres de suicide.

Il est juste et intéressant pour la pratique de remarquer que le suicide par pendaison a le plus souvent lieu
dans des circonstances qui ne peuvent laisser de doute
sur le véritable caractère de l'acte ; dans les prisons, notamment, dans les asiles d'aliénés, dans des conditions
matérielles en un mot et dans des lieux qui facilitent
singulièrement l'appréciation du médecin expert. Mais il
n'en est pas toujours ainsi, et, dans certains cas, le fait
de la pendaison se présente environné de circonstances
obscures et compliquées qui, pour peu qu'il s'y joigne
quelques motifs de suspicion morale, peuvent rendre la
mission de l'expert d'une difficulté extrême. Il n'est pas
permis d'oublier que c'est précisément l'un de ces faits de
suicide contesté, celui du prince de Condé qui, en sus-
citant à la vérité et à la justice des défenseurs savants et
convaincus, et en mettant en lumière des observations
jusque-là négligées, a fait voir tout l'intérêt et toute l'importance de la question médico-légale de la pendaison, et

a été l'occasion d'une révolution salutaire dans quelques-
unes des idées qui avaient cours sur ce point à une
époque encore bien rapproché de nous. Aussi sommes-
nous en mesure aujourd'hui, et nous allons nous efforcer
de tracer une histoire de la pendaison tout entière fondée
sur les faits et dégagée des nuages que de fausses doctrines, de mauvaises observations et des interprétations
erronées avaient amoncelés autour d'elle.

DES SIGNES DE LA PENDAISON.

La pendaison doit être étudiée d'abord dans les phénomènes qu'elle produit et dans les effets que l'on observe
chez les pendus, soit pendant le temps qui s'écoule entre
la pendaison et la mort, soit après qu'ils ont été rappelés
à la vie ; et ensuite dans l'état du corps du pendu considéré tant à l'extérieur que dans les organes internes ; de
manière à ne laisser échapper aucune des traces matérielles que peut laisser la pendaison. C'est la description
de ce genre de violence et de mort que nous devons donner avant tout ; l'appréciation des différents signes vien-
dra plus tard et nous fournira la solution des graves questions médico-légales qui se rapportent à la pendaison.

Effets de la pendaison. — Depuis le moment où le
corps abandonné à son propre poids ressent les premiers
effets de la pendaison jusqu'à celui où la mort s'en suit,
des phénomènes divers se produisent et se succèdent ; et
il est d'une haute importance d'en étudier avec soin les caractères. Cette étude délicate et difficile, nous avons pu
la faire d'une part à l'aide des expériences sur les animaux,
celles de M. le docteur Faure surtout (1) et les miennes
propres ; et, d'une autre part, à l'aide des observations recueillies dans des cas de suicide avorté et des impres-

(1) Faure, *Recherches expérimentales sur l'asphyxie.* Paris, 1856.

sions ressenties par les pendus qui ont été rendus à la vie. Fleichmann (1), on le sait, a tenté sur lui-même des expériences qui lui ont permis de faire connaître les premières sensations que détermine la pendaison. J'ai de plus, pour compléter ces données, eu la bonne fortune de pouvoir puiser à une source d'information très-riche et très-sûre dont l'accès m'a été libéralement ouvert par mon excellent et savant confrère M. le docteur Jacquemin, médecin en chef de la prison Mazas, qui, dans sa longue pratique des établissements pénitentiaires n'a laissé perdre aucune des observations qui pouvaient intéresser la science et en particulier, la médecine légale. Il a ainsi réuni la plus vaste collection de cas de pendaison-suicide qui se puisse trouver, et il l'a rendue plus précieuse encore par les dessins fidèles qu'il y a joints. Les emprunts qu'il m'a permis d'y faire, ajouteront beaucoup, je n'en doute pas, à l'intérêt de cette étude.

Au moment où le corps du pendu retenu par le lien suspenseur, s'abandonne à son propre poids, une grande chaleur se fait sentir à la tête, des sons bruyants et comme une musique éclatante retentissent dans les oreilles ; l'œil voit luire des éclairs : les jambes semblent avoir acquis un poids extraordinaire, puis toute sensation s'éteint, quelquefois même, dès le premier moment, le pendu n'éprouve absolument rien; c'est ce qu'ont affirmé de la manière la plus positive plusieurs suicides rappelés à la vie; et, ce qui, je suis porté à le croire, est plus fréquent qu'on ne le dit généralement : il y a dans ces cas syncope immédiate. Je n'ai trouvé nulle part, dans aucune observation sérieuse, rien absolument,

(1) Fleichmann (d'Erlangen), *Des différents genres de mort par strangulation*, trad. des *Ann. de méd. polit.* de Henke, par le D' L. Paris (*Ann. d'hygiène publ. et de méd. lég.*, 1ʳᵉ série, t. VIII, p. 432).

qui autorise cette opinion très-répandue cependant, que les premiers moments de la pendaison sont marqués par une sensation voluptueuse. Il n'y a là rien de particulier, rien surtout qui se rattache ainsi que je le dirai plus loin à un état spécial des organes sexuels. Si quelques pendus revenus à la vie ont pu par leur récit autoriser cette hypothèse, ils se sont mépris eux-mêmes, et n'ont pu rendre compte que de cet état bien connu de vague langueur qui précède souvent la perte de connaissance et la syncope.

La seconde phase de la pendaison commence; elle est marquée par des convulsions, par des contractions spasmodiques des traits du visage, par le resserrement de la pupille et des contorsions du globe oculaire qui donnent à la physionomie une expression horrible. C'est pour la dissimuler que, dans les pays où la pendaison est encore en usage, on a soin de rabattre jusqu'au menton le bonnet des suppliciés. Les mouvements convulsifs se généralisent et agitent violemment les membres, principalement les membres inférieurs. Je n'ai jamais vu manquer ce phénomène dans les expériences sur les animaux, et il a donné lieu à une remarque fort curieuse faite à la prison cellulaire. Dans le principe, quelques détenus avaient tenté de se pendre au-dessus de leur porte; mais les gardiens avaient été avertis par des coups violents et répétés qui résonnaient sur le bois. C'étaient les talons du pendu qui, agités par les convulsions, heurtaient contre la porte et donnaient ainsi l'alarme. Plusieurs suicides furent empêchés de la sorte; mais, cette circonstance trop tôt connue se répandit malheureusement bien vite; et, plus tard ceux qui voulaient mettre fin à leur jour par le même procédé, prenaient la précaution d'appliquer leur matelas devant la porte de manière à étouffer le bruit que, dans les convulsions de l'agonie, ils auraient pu faire avec leurs pieds. J'ai eu récemment l'occasion de mettre cette notion à profit dans un cas difficile de pendaison, avec présomption d'homicide.

A cette période convulsive qui ne manque presque jamais succède la mort apparente, et c'est dans cette phase ultime que se produit, non pas, ainsi qu'on l'a dit à tort d'une manière constante, loin de là, mais dans quelques cas seulement, le relâchement des sphincters d'où résulte l'évacuation des matières fécales et de l'urine, et l'émission du sperme. Je trouve sur ce point une indication fort importante dans les observations si complètes et si scrupuleusement exactes du docteur Jacquemin ; sur quarante et un cas de pendaison, deux fois seulement on a noté qu'une certaine quantité d'urine et de fèces avaient été rendue.

La mort ne se fait pas en général longtemps attendre. Mais il importe de préciser davantage et d'établir autant que cela nous sera possible les conditions et la durée de la résistance. Pour les premières, il ne paraît pas que l'on puisse les fixer avec certitude, et je ne vois pas qu'il soit permis d'attacher quelque importance aux circonstances indiquées par les auteurs. Ainsi, rien ne me paraît moins prouvé que le rapport établi par Ollivier d'Angers entre la position du lien suspenseur et la rapidité de la mort qu'il prétend plus grande, lorsque le lien est appliqué au-dessus du larynx. Le contraire plutôt serait vrai si l'on s'en rapporte aux expériences de Fleichmann.

Quant à la durée de la résistance, les animaux que l'on fait périr par pendaison succombent au bout de douze à vingt minutes presque jamais plus tôt, cela est très-nettement établi par M. Faure. Chez l'homme il y a tout lieu de penser que la mort est habituellement encore plus rapide. Il n'est pas facile de rencontrer des faits dans lesquels on puisse calculer avec certitude le temps qu'un pendu a mis à mourir. M. Brierre de Boismont rapporte le fait suivant :

une femme qui se défiait des intentions de sa sœur, enfonce brusquement la porte ; elle la trouve sur son lit, la corde passée autour du cou ; elle s'élance pour la décrocher, l'autre la regarde fixement, ploie les genoux, fait quelques soupirs ; tous les secours furent inutiles(1).

En voici deux autres où les meilleures garanties d'exactitude sont heureusement réunies ; dans l'un il s'agit du suicide à Mazas du nommé Meignant, assassin de sa fille, qu'il avait violée. Il se pendit aux barreaux du promenoir cellulaire. Or, il y avait été conduit à dix heures et demie très-précises, et à dix heures quarante minutes, le gardien du préau le trouvait pendu et mort. Moins de dix minutes certainement avaient donc suffi pour que cet homme succombât à la pendaison. Dans l'autre cas rapporté par M. Faure, une femme a pu être rappelée à la vie après sept minutes au plus de pendaison. Elle avait été vue au dépôt de la préfecture se pendant à sa persienne ; on courut chercher une échelle, on la détacha dans le cours eapace de temps que nous venons de dire, et l'on put lui faire reprendre ses sens. Elle déclara n'avoir nullement souffert et avoir perdu connaissance aussitôt après avoir été lancée dans l'espace.

Le professeur A. Taylor (2) considère la résurrection comme possible en général après cinq minutes de pendaison. Il rappelle que Fleichmann étudiant sur lui-même les effets de la pendaison, indiquait comme marquant le moment où devait cesser l'expérience, l'apparition de certains symptômes : la sensation de poids, un commencement de stupeur et un bouillonnement dans les oreilles. Il les avait

_____

(1) Brierre de Boismont, *Observations médico-légales sur les diverses espèces de suicide* (*Ann. d'hyg. publ. et de méd. lég.*, t. XL, p. 425).

(2) A. Taylor, *the Principles and practice of medical Jurisprudence*. London, 1865, ch. LII, *Hanging.*, p. 649.

sentis et avait fait cesser la suspension, au bout de deux minutes, dans la première expérience, et de une demi-minute dans la seconde. L'application du lien sur la trachée les provoquait immédiatement. Le savant médecin légiste anglais cite encore le cas de mort survenu en janvier 1840 de l'Américain Scott qui avait coutume de se pendre en public. Par une circonstance fortuite, il ne put interrompre son expérience, et les spectateurs crurent qu'il la prolongeait pour leur plus grande satisfaction ; on le laissa ainsi pendu treize minutes ; et ce ne fut qu'après avoir été transporté à l'hôpital, au bout de trente-trois minutes qu'il reçut de trop tardifs secours. Un fait pareil a été publié par le docteur Chowne concernant un individu du nom de Hornshaw. Avant de périr victime de son dangereux métier, celui-ci avait été précédemment rappelé à la vie en trois occasions dans lesquelles il avait pu rendre compte de ses sensations. Il disait avoir perdu connaissance presque tout à coup ; il lui semblait qu'il ne pouvait reprendre sa respiration, qu'un très-grand poids était attaché à ses pieds ; il ne pouvait faire pour se sauver aucun mouvement des bras ni des jambes et avait perdu la faculté de penser.

D'autres faits encore semblent autoriser cette conclusion que dans les conditions ordinaires et dans le plus grand nombre des cas, la pendaison amène la mort dans l'espace de dix minutes environ. Je sais qu'il y a des exemples de résistance beaucoup plus prolongée ; et que l'on a prétendu faire revivre des pendus, des suppliciés notamment après un temps bien plus considérable. Le fait en soi et à titre d'exception n'a rien d'absolument impossible, pas plus que ceux où l'on a vu des noyés dépasser les bornes où la submersion amène d'ordinaire la mort. Mais, dans l'un comme dans l'autre cas, il faut se défier des récits apocryphes, des exagérations qui dépassent toute limite et

toute croyance. Les histoires de résistance très-prolongée à
la pendaison ne présentent pas en général des caractères
d'authenticité suffisants. Tels sont les récits empruntés à
Bruhier par M. Bouchut (1) : l'un d'une certaine Anne
Green, exécutée à Oxford, le 14 décembre 1650, qui fut
rappelée à la vie après une demi-heure de pendaison,
malgré les tractions et les violences exercées dans la bonne
intention d'abréger ses souffrances ; l'autre beaucoup
moins croyable qui, concerne un voleur pendu de la veille,
et sauvé par un meunier après vingt-quatre heures de
pendaison.

Mais, parmi les faits de ce genre, aucun n'est plus curieux que le suivant. Je le cite textuellement d'après
l'excellente thèse de M. Parrot (2). Il s'agit d'un pendu qui
fut l'objet d'observations suivies, notamment en ce qui
touche les mouvements du cœur, par les docteurs Clark,
Ellis et Shaw de Boston.

« Le supplicié pesait 130 livres ; il était très-vigoureux
et âgé de vingt-huit ans. La pendaison eut lieu à dix heures
du matin. On rapporte qu'il n'y eut pas de lutte ni de convulsions (*not the least perceptible struggle or convulsion*).

« Nous ferons remarquer qu'en admettant que les observateurs émus n'aient pas pu étudier avec toute l'attention nécessaire ce qui s'est passé, on est forcé d'admettre,
au moins, que la mort a eu lieu sans de *notables* convulsions, car s'il y en avait eu, l'émotion n'aurait pu empêcher
de les voir. Leur absence est une particularité intéressante
qui montre que la mort n'a pas été causée par une asphyxie

_____

(1) Bruhier, *Dissertation sur l'incertitude des signes de la mort
et l'abus des enterrements et embaumements précipités.* Paris, 1752,
t. II, p. 134 et 111. — E. Bouchut, *Traité des signes de la mort.* Paris, 1849, p. 355.

(2) Parrot, *De la mort apparente.* Thèse de concours. Paris, 1860,
p. 61.

rapide, circonstance qui s'accompagne toujours de violentes convulsions.

« Chez le pendu examiné à Boston, on a trouvé les poumons et le cerveau à l'état normal. Comment la mort a-
t-elle donc eu lieu? Sans aucun doute elle a eu pour cause
première une syncope subite due à l'émotion ou à l'excitation de l'encéphale produite par la chute du corps (de 7
à 8 pieds de haut), au moment de la pendaison..., le corps
étant encore suspendu, on entendit distinctement les bruits
du cœur qui battait 100 fois par minute, sept minutes après
la suspension. Deux minutes plus tard il y avait 98 battements, et trois minutes après 60 seulement, et très-fai-
bles. Après deux autres minutes les bruits avaient disparu.

« A dix heures vingt-cinq minutes, on fit cesser la suspension : il n'y avait plus ni bruit ni impulsion du cœur ;
la face était pourpre, bien qu'un petit espace près de l'o-
reille eût probablement permis le passage du sang. La langue
et les yeux ne proéminaient pas ; les pupilles étaient dilatées. La corde avait été attachée juste au-dessus du cartilage thyroïde. A dix heures quarante minutes la corde fut
relâchée, ainsi que les liens fixant les bras au corps. Ceci
fait, le corps et la face devinrent graduellement pâles. La
colonne vertébrale n'avait pas été lésée. Il n'y avait pas eu
d'émission de sperme, particularité en harmonie avec
l'absence d'asphyxie et l'absence de lésion de la moelle.

« A onze heures trente minutes, un mouvement de pulsation régulier se montra dans la veine sous-clavière droite.
En appliquan l'oreille à la poitrine on s'assura que cela
dépendait bien du cœur, et l'on entendit quatre-vingt fois
par minute un battement seul, régulier et distinct, accompagné d'une impulsion légère. On ouvrit alors le thorax et
l'on mit à nu le cœur, ce qui n'arrêta aucunement ses
mouvements pulsatoires. L'oreillette droite se contractait
et se dilatait avec énergie et régularité. A midi, le nombre

des pulsations était de 40 par minute. A une heure quarante-cinq minutes, il y en avait 5 par minute. Les mouvements spontanés cessèrent à deux heures quarante-cinq
minutes, et l'irritabilité ne disparut qu'à trois heures dix-
huit minutes, plus de cinq heures après la pendaison.
Bien que le docteur Clark ne le dise pas, il est infiniment
probable que le choc entendu par l'auscultation avant
l'ouverture du thorax provenait des mouvements de l'o-
reillette et non des ventricules. »

Effets consécutifs de la pendaison. — Nous venons de
décrire la pendaison terminée par la mort, mais il importe de combler une lacune qui existe dans les auteurs
au sujet des pendus qui sont rappelés à la vie. Le fait
n'est heureusement pas très-rare, et le médecin légiste
a besoin de connaître quels sont les effets consécutifs de
la pendaison et à quels signes il pourra reconnaître
qu'un individu a subi réellement un commencement de
pendaison. Mes propres observations m'ont fourni, sur
ce point, des données précises et peu connues. J'en
consignerai ici les plus remarquables.

Un homme s'était pendu, après avoir tenté de tuer sa
maîtresse. Transporté à l'hôpital Saint-Louis, privé de
sentiment, il y resta deux jours sans connaissance. Visité
par moi le troisième jour, il portait au-devant du cou un
sillon parcheminé profond ; il ne parlait qu'avec une extrême difficulté et d'une voix presque éteinte. Sa mémoire
était complétement perdue. Il présentait en outre une
incontinence d'urine et une paralysie du rectum ; des
douleurs assez vives et des secousses persistantes dans les
membres inférieurs. La respiration était embarrassée et
des râles humides se faisaient entendre des deux côtés
dans toute la poitrine. Une toux catarrhale, une expec-
toration épaisse et de la fièvre attestaient la lésion des
organes respiratoires.

Je citerai encore le cas suivant : Un garçon d'accessoires du théâtre du Vaudeville est apporté, à cinq heures du soir, à l'hôpital Lariboisière ; la figure bouffie, les lèvres violettes, respirant avec peine et rejetant quelques crachats striés de sang noir; l'intelligence nette d'ailleurs et répondant avec précision. Il raconte qu'il y a environ une heure, résolu d'en finir avec la vie, il s'est pendu dans les coulisses du théâtre, à 8 ou 9 mètres au-dessus du sol. Il a immédiatement perdu connaissance et il ignore ce qui s'est passé depuis ce moment. Il se rappelle seulement qu'on l'a porté dans une voiture, et c'est chemin faisant qu'il est revenu tout à fait à lui. Il n'a pas été possible de savoir exactement combien de temps cet homme était resté pendu, mais il paraît qu'au moment où on l'a secouru, il était complétement privé de sentiment et de mouvement et dans l'état de mort apparente. Les sensations qu'il éprouve sont curieuses à noter. Lorsqu'il est au repos, étendu la tête sur l'oreiller, il ne souffre nullement et ne ressent qu'un peu d'engourdissement dans la tête et dans le cou; mais, s'il remue la tête, soit qu'il la tourne de côté, soit qu'il cherche à la relever, il se plaint de violentes douleurs et ne parvient à se mettre sur son séant qu'avec de très-vives souffrances dans le cou. La voix est naturelle et il parle sans difficulté, mais les mouvements de déglutition sont extrêmement pénibles ; et, bien qu'il soit tourmenté par une soif ardente, c'est à peine s'il consent à boire un demi-verre d'eau sucrée. — Au cou, les traces laissées par la corde se voient en arrière à deux travers de doigts environ, au-dessus de l'apophyse épineuse de la vertèbre proéminente; en avant, elles sont marquées au niveau de l'angle supérieur du cartilage thyroïde. Sur les côtés, une ligne oblique réunit ces deux points en suivant la racine de la barbe. Cette empreinte circulaire, large de 2 centimètres, est rouge et

présente quelques excoriations; du côté droit, elle est
plus marquée et nuancée de plusieurs marbrures violacées. Ni pendant, ni après la suspension, il n'y a eu de
pertes séminales; il n'y a pas eu non plus d'évacuations
d'urine ou de matières, et l'on n'a pas constaté d'érection.
Le lendemain, après une bonne nuit, il se sent mieux : la
déglutition est moins douloureuse et l'appétit peut être
satisfait. Aucun symptôme nouveau ne s'est produit, mais,
pendant une huitaine de jours, il reste du côté droit un
certain engourdissement dans la tête, le cou et l'épaule,
qui plus tard se change en une sensation désagréable de
fraîcheur, se montrant surtout pendant la nuit; et, de
temps en temps, il se produit soudainement, dans différents points de la face, des élancements assez violents
pour rendre tout travail impossible. Quant aux traces
extérieures de la pendaison, elles s'effacent lentement, et,
après quinze jours, on voit encore, à droite, en dehors du
cartilage thyroïde et sur la masse latérale des muscles
postérieurs du cou, une ligne d'un rouge foncé, qui doit
rester visible quelque temps encore.

Ces deux faits suffisent pour donner une idée très-exacte
des effets secondaires de la pendaison. On voit que des
symptômes, qui ne sont pas toujours sans gravité, suivent le retour à la vie. L'état de mort apparente peut se
prolonger plus ou moins, suivant la durée de la pendaison, suivant aussi la violence de ses effets immédiats. Les
troubles qui subsistent après que le pendu est ranimé sont
de deux ordres : les uns affectent les organes respiratoires et sont en rapport avec le degré de congestion qui
s'est produit, difficulté de respirer, toux, crachements de
sang, râles bronchiques, fièvre; les autres, les plus remarquables, se montrent du côté du système nerveux et
répondent manifestement aux actions réflexes qu'a provoquées la constriction du cou et qui retentissent sur les

centres nerveux ; extinction de voix, difficulté de la déglutition, engourdissement, sensation de froid, mouvements spasmodiques, élancements douloureux dans les
régions voisines du cou, la face, l'épaule ; parfois, phénomènes de véritable paralysie du côté de la vessie et du
rectum ; et perte plus ou moins prolongée de la mémoire.
Enfin, les marques de la pendaison, les traces laissées sur
le cou par le lien suspenseur, sont en général lentes à
s'effacer.

Examen du cadavre des individus morts par pendaison.
— **État extérieur.** — Les phénomènes qui précèdent la
mort chez les pendus, leurs phases successives, leur durée, s'offrent bien rarement d'une manière directe à l'observation du médecin expert ; et si ces données doivent
néanmoins toujours être soigneusement recueillies par
lui et lui apportent parfois de très-utiles renseignements,
c'est sur l'examen attentif, minutieux, approfondi du
cadavre qu'il fondera surtout ses inductions et ses juge-
ments.

Or, dans aucun genre de mort violente, l'état extérieur
du corps n'est plus important à constater que dans la
pendaison. La position générale du corps, l'attitude de la
tête, celle des membres supérieurs et inférieurs, l'aspect
de la face, les traces qu'a imprimées sur le cou le lien
suspenseur, la coloration de certaines parties du corps,
l'état des organes sexuels fournissent pour la solution
des questions médicales les plus précieuses indications et
doivent être étudiés avec tout le soin possible avant que
l'autopsie pénètre dans l'intérieur des organes et y révèle
les lésions que la pendaison y a déterminées.

Position générale du corps. — La mort par pendaison
n'implique pas nécessairement la suspension du corps à
une certaine hauteur au-dessus du sol, et l'on trouve
souvent le cadavre du pendu en partie soutenu sur quel-

que point du corps. Cette proposition qui, pendant longtemps a paru inadmissible, est aujourd'hui acceptée par
tout le monde et sans contestation. Il y a là un progrès
considérable dans l'histoire médico-légale de la pendaison
et pour en bien comprendre l'origine et la portée, il faut
remonter au suicide du prince de Condé, non que je
veuille ranimer les discussions dont cette catastrophe fut
le prétexte, et où la science triompha heureusement des
plus furieux entraînements de la passion politique, mais
uniquement pour rappeler quelle était la position exacte
dans laquelle le corps du prince avait été trouvé, et rattacher à cet exemple éclatant, les indications fournies depuis lors par un nombre considérable de faits semblables.
On trouvera d'ailleurs dans les figures qui accompagnent
cette étude, la reproduction de quelques-uns des plus remarquables et en premier lieu, de celui dont je vais
parler.

Le 27 août 1830, à huit heures du matin, le prince
de Condé fut trouvé dans la chambre à coucher de son
château de Saint-Leu, « déjà froid et rigide, et pendu à
l'attache du haut de l'espagnolette des volets intérieurs de
la croisée, par le moyen de deux mouchoirs en toile
blanche, dont l'un, fixé par les deux extrémités à l'espagnolette, se liait en forme d'anneau au deuxième mouchoir qui entourait le cou du prince. Le prince était vêtu
d'un caleçon, d'une chemise, d'un gilet de flanelle sur la
peau, il avait pour coiffure un mouchoir en soie; ses
jambes étaient nues et la pointe des pieds touchait le
plancher. La distance entre ce plancher et l'espagnolette
est de six pieds et demi de hauteur. L'état du lit annonçait
que le prince s'y était couché. Les deux croisées de l'appartement étaient exactement fermées, ainsi que les volets en dedans et en dehors; la porte d'entrée de l'appartement fermée intérieurement au verrou; aucune trace

d'effraction ni de violence ; tous les meubles de la chambre à coucher étaient rangés dans leur ordre accoutumé (1). »

Les rapports des médecins experts ajoutent quelques détails, « le mouchoir qui formait anneau autour du cou, est noué par devant un peu sur le côté droit du cou, le corps accroché à ces deux mouchoirs est tourné la face à gauche, la tête inclinée un peu sur la poitrine, la langue hors de la bouche, le visage décoloré. Mucosités à la bouche et au nez ; les bras pendants et roides, les poings fermés ; les bouts des deux pieds touchant le tapis ; les talons élevés, les genoux à demi fléchis. Une chaise était placée à côté du corps (2). »

Ces particularités relatives à la position du cadavre se retrouvent plus explicitement énoncées encore dans la déposition d'un abbé Pélier, qui croyait à tort y trouver des preuves contre l'hypothèse du suicide. « Les deux pieds, le gauche plus que le droit, touchaient le tapis ; les jarrets étaient ployés, de manière à perdre au moins deux pouces de la hauteur du corps, et le corps lui-même se trouvait encore ployé vers la ceinture de manière à perdre au moins deux pouces encore de sa hauteur, en sorte que l'infortuné vieillard eût pu frapper les pieds sur le tapis. Le corps était non suspendu, mais accroché à l'agrafe supérieur du volet intérieur de la croisée, par le moyen de deux mouchoirs passés l'un dans l'autre, dont le plus haut faisait un anneau entièrement aplati et le second formait un ovale dont la base inférieure supportait ce

(1) Rapport du procureur général au garde des sceaux (*Répertoire général des causes célèbres anciennes et modernes*, t. XIV, p. 121. Paris, 1835).

(2) Marc, *Examen médico-légal des causes de la mort de S. A. R. le prince de Condé* (*Annales d'hygiène publique et de médecine légale*, t. V, p. 156).

qu'il y avait de poids du corps par la mâchoire inférieure.
Ce second mouchoir m'a paru être comme une menton-
nière dont la partie supérieure se terminait, non point
sur le cou, mais presque sur le haut de la tête par derrière, en sorte qu'il n'y avait aucune pression sur la trachée-artère ou sur la gorge, le point d'appui ne partant
pas de derrière le cou. Le mouchoir ne faisait pas nœud
coulant et les deux tours étaient passés dans le mouchoir
supérieur. La bouche étant un peu ouverte, on n'aperce-
vait que fort peu la langue, qui paraissait comme re-
ployée sur elle-même. Mais le visage ne m'a point paru
défiguré et il était beaucoup moins coloré que le derrière du cou. Le corps accroché, ainsi que je l'ai décrit, à
la croisée, présentait le bras droit le long de l'espagnolette. Ce bras, ainsi que le gauche, était roidi et les poings
fermés. (*Voy.* pl. I.) Le mouchoir qui était autour du cou
était fermé par un nœud placé presque sous l'oreille
droite (1). »

Il est curieux de voir en quels termes les savants experts requis par le procureur général, Marc, Marjolin et
Pasquier formulèrent leurs conclusions : « 1° La mort
de son altesse royale a été produite par strangulation (2). 2° Cette strangulation n'a pas été opérée par
une main étrangère. 3° Il n'existe sur la surface du
corps aucun signe de violence ou de résistance ; on a
seulement remarqué une contusion à la partie postérieure et supérieure de l'avant-bras droit et des excoriations très-superficielles sur les deux jambes, mais que
ces lésions légères paraissent le résultat de quelques

---

(1) *Répertoire général des causes célèbres*, etc., *ibid* , p. 128.
(2) Ainsi c'est là le genre de mort que l'on désignait sous le nom
de strangulation. De quelle dénomination se serait-on donc servi si le
prince eût été trouvé couché dans son lit un mouchoir serré autour du
cou ? On m'excusera d'insister sur cet étrange abus de mot.

frottements de ces parties contre le bord saillant de la chaise, voisine de la fenêtre, et contre la boiserie de celle-ci dans les derniers moments de la vie du prince. » Ce sont ces lésions superficielles évidemment dues, comme l'indiquent les experts, aux chocs résultant des convulsions caractéristiques de l'agonie des pendus qui ont servi en grande partie de base aux accusations d'assassinat, à l'appui desquelles un médecin, peu versé dans les questions de médecine légale, n'avait pas craint de rédiger un mémoire (1) ardemment exploité dans le procès civil où le testament du prince fut attaqué. Après avoir procédé à l'autopsie cadavérique, les trois experts Marc, Marjolin et Pasquier, confirmant leur premier jugement, déclarèrent « qu'il était évident : 1° que la mort avait eu lieu par strangulation (nous dirions par pendaison) et par l'accumulation et la stase du sang noir dans les vaisseaux du cerveau et plus encore dans ceux des poumons; 2° que cette mort n'avait pas été opérée par une main étrangère. » Ces conclusions seraient aujourd'hui celles de tous les médecins instruits.

En effet, il n'est douteux pour personne que la pendaison ne puisse s'accomplir dans les conditions matérielles et dans la position générale du corps, que l'on a constatées dans le fait de la mort du prince de Condé. Des observations nombreuses sont venues s'ajouter à celui-ci en l'éclairant. Et en réunissant celles qu'ont recueillies à diverses époques MM. Marc (2), Esquirol (3), Jacquemin (4),

---

(1) Gendrin, *Transactions médicales*, t. III, p. 375, mars 1831.

(2) Marc, *loc. cit.*

(3) Esquirol (*Arch. gén. de médecine*, Première série, t. I, 1823, p. 13).

(4) Jacquemin, *voy.* le Mémoire de Marc et ma propre Étude.

Duchesne (1), Brierre de Boismont (2) et d'autres encore. Je trouve sur un total de 261 cas de pendaison incomplète suivie de mort :

Les pieds posant sur le sol.	168	fois.
Le corps reposant sur les genoux pliés.	42	—
Le corps étendu et couché.	29	—
Assis.	19	—
Accroupi.	3	—

Déjà M. Jacquemin avait aidé Marc à démontrer la possibilité de la pendaison incomplète, en lui communiquant des dessins qui ont été reproduits à la suite des mémoires sur la mort du prince de Condé. Je lui dois de pouvoir ajouter à cette collection des exemples plus curieux encore, de cas où la pendaison a pu s'opérer dans les attitudes les plus variées, les plus bizarres, les plus inattendues. J'appelle l'attention sur les planches où ces attitudes ont été figurées, car il faut véritablement les avoir sous les yeux pour se faire une idée exacte de la facilité avec laquelle on peut mourir pendu, sans être le moins du monde suspendu. L'un accroché au bec de gaz de sa cellule à 1m,27 du sol, par la courroie de son hamac, auquel il a ajouté une cravate, est complétement assis, la main appuyée sur terre comme pour se relever. Un autre pendu également au bec de gaz par un nœud coulant fait avec la courroie, est à genoux, les mains attachées derrière le dos. Un troisième a un pied posé sur une chaise. (*Voy.* les planches.)

M. le docteur Desbois a cité (3) l'observation très-cu-

---

(1) E. Duchesne, *Observations médico-légales sur la strangulation* (lisez *pendaison*) ou *Recueil d'observations de suspension incomplète* (*Ann. d'hygiène publ. et de méd. lég.*, t. XXXIV, p. 141 et 546).

(2) Brierre de Boismont (*ibid.*, *loc. cit.*).

(3) Desbois, *De la nécessité d'appeler deux médecins dans les af-*

rieuse d'un jeune garçon de treize ans, qui se pendit à l'Hôtel-Dieu de Rouen, dans des circonstances qui méritent d'être rappelées. Le 2 janvier 1850, vers sept heures du soir, il monta sur son lit dont il ferma les rideaux. Un militaire couché dans le lit voisin, l'entendit encore, un quart d'heure après, rire d'une observation qu'il lui faisait. A sept heures trois quarts, la religieuse de la salle ayant entre ouvert ses rideaux, le trouva mort le cou pris par la corde de son lit. On n'avait entendu aucun bruit. La corde formait une anse dont les deux extrémités remontaient sans se croiser et allaient s'attacher à la partie supérieure du lit. Il n'y avait ni torsion, ni nœud coulant. L'enfant était encore habillé, la face tournée du côté de l'oreiller, le cou appuyé sur la corde qui, ainsi, ne touchait pas la partie antérieure de cette région; la tête était pendante, les bras retombaient et les extrémités fléchies des doigts atteignaient la couverture; les pieds et les genoux légèrement écartés, appuyaient sur le lit. La figure était très-pâle, les yeux à demi-fermés, brillants et naturels, les lèvres et les gencives décolorées. Il n'y avait aucune trace de gonflement, si ce n'est peut-être une très-légère tuméfaction des lèvres. Le menton présentait une petite écorchure; le cou était sillonné depuis l'os hyoïde jusqu'à la partie supérieure du cartilage thyroïde, par des lignes noirâtres qui occupaient sa moitié antérieure. Tout le reste du corps était très-pâle; les extrémités étaient froides; il n'y avait guère que la région précordiale qui conservât un peu de chaleur. L'autopsie n'a pas été faite.

Je pourrais multiplier beaucoup ces exemples. Mais il est plus intéressant de chercher à se rendre compte du fait lui-même, et à comprendre comment la mort peut

---

faires criminelles qui peuvent entraîner la peine capitale (*Bulletin des travaux de la Société de méd. de Rouen*, 1853, et *Ann. d'hygiène publ. et de méd. lég.*, 2ᵉ série, t. II, p. 96).

survenir chez ceux qui s'attachent par le cou à une hau
teur moindre que la longueur de leur corps.

Il faut avant tout, cela est certain, un effort volontaire,
un dessein suicide bien arrêté, pour s'abandonner à son
propre poids, le cou pris dans un lien. Mais cet effort,
cette intervention active de la volonté sont de courte durée et beaucoup moins nécessaires qu'on ne serait disposé
à le croire. Par le simple serrement du cou, une certaine
agitation se produit, qui augmente la constriction du lien
suspenseur. Il en résulte très-rapidement la perte du sentiment, et le corps devenu inerte, pèse de tout son poids
sur le seul point d'appui qui lui reste, c'est-à-dire sur la
partie du cou prise dans le lien. Tout le monde connaît le
récit de Bacon, dans son histoire de la vie et de la mort,
concernant un de ses amis, qui tenant à s'assurer si les
suppliciés souffraient beaucoup, se pendit par le cou,
après avoir préalablement placé à sa portée une chaise
sur laquelle il comptait remonter lorsque sa curiosité
serait satisfaite. Mais l'imprudent expérimentateur perdit
connaissance et, tout à fait incapable de s'aider lui-même,
il serait mort, si un de ses amis, arrivé là par hasard, ne
l'eût promptement secouru. Plusieurs faits analogues sont
aujourd'hui connus.

Les expériences de M. Faure donnent la démonstration saisissante de la manière dont les choses se
passent dans la pendaison avec suspension incomplète.

Un chien de Terre-Neuve de haute taille est pendu
assez bas pour que ses pattes continuent de porter sur le
sol. Pendant cinq minutes, il demeure immobile, respirant avec facilité. Au bout de ce temps, il fait quelques
mouvements pour se délivrer; le nœud se resserre; la
gêne devient plus grande; les efforts de l'animal plus
énergiques. Il est pris alors de convulsions et tombe à la

dixième minute en état de mort apparente ; à la vingt-
huitième il était mort.

On peut rapprocher de ce fait l'exemple suivant de
strangulation en quelque sorte spontanée qui a beaucoup
d'analogie avec les cas de pendaison incomplète. On passe
au cou d'un chien un nœud coulant fait avec une corde
qui traîne à terre. Le nœud est lâche ; l'animal est parfaitement libre de ses mouvements ; mais à force de s'agiter
il resserre le nœud, et meurt étranglé au bout d'une
heure.

Nous avons insisté jusqu'ici sur ce que la position générale du corps des pendus peut offrir de singulier et de
variable lorsque la suspension n'est pas complète. Mais
ces cas sont loin d'être les plus communs et la pendaison
s'opère le plus habituellement de telle sorte que le corps
est véritablement suspendu et retenu seulement dans
l'espace par le lien suspenseur.

Le type de cette pendaison se rencontre chez les suppliciés. On sait que ce mode d'exécution a dans notre pays
même été usité pendant des siècles et qu'il subsiste encore chez des peuples très-civilisés; il suffit de citer l'Angleterre et l'Amérique. Les procédés employés par les exé-
cuteurs des hautes œuvres ont varié et varient encore beaucoup. Tantôt, comme en Angleterre, le condamné est placé
les bras liés au corps et la corde au cou sur une plate-forme
élevée dont le plancher se dérobe subitement sous ses
pieds et le corps se trouve suspendu en l'air à une hauteur
de 4 mètres environ; tantôt il est hissé à la potence et le
bourreau aide et active les effets de la pendaison par des
manœuvres qui ont acquis une certaine notoriété, mais qui
ont quelque chose de barbare, ainsi qu'on en peut juger
par les détails de l'exécution telle qu'elle était pratiquée
autrefois dans notre pays. Le condamné avait trois cordes
au cou ; les deux premières de la grosseur du petit doigt

et qu'on nommait *tortouses* avaient chacune un nœud coulant ; la troisième appelée *le jet* ne servait qu'à jeter le patient hors de l'échelle. Arrivé à la potence où était appuyée et liée une échelle, le bourreau montait le premier à reculons et aidait, au moyen des cordes le criminel à monter de même.

L'exécuteur attachait alors les deux cordes au bras de la potence, puis d'un coup de genou et aidé du jet il faisait quitter l'échelle au patient qui se trouvait suspendu. Les nœuds coulants des deux autres cordes lui serraient le cou et le bourreau se tenant des mains au bras de la potence montait sur les mains liées du patient et à l'aide de secousses et de coups de genoux dans l'estomac, il terminait le supplice.

Louis, l'illustre secrétaire de l'Académie impériale de chirurgie (1) en confirmant ces détails qu'il reçut de la bouche du bourreau de Paris, ne doute pas que les pendus exécutés de cette façon avaient « presque toujours la tête luxée, parce que, tandis que la corde placée sous la mâchoire et l'os occipital fait une contre-extension, le poids du corps du patient, augmenté de celui de l'exécuteur, fait une forte extension. Celui-ci monte sur les mains liées du patient qui lui servent comme d'étrier ; il agite violemment le corps en ligne verticale, puis il fait faire au tronc des mouvements demi-circulaires alternatifs et très-prompts d'où suit ordinairement la luxation de la première vertèbre. »

On comprend que, dans ces cas, comme dans tous ceux où le pendu est attaché à une certaine hauteur, l'action de la pesanteur s'exerce librement sur la masse tout entière du corps ; la position qu'il prend répond exactement à cette action et affecte exactement une direction verticale

---

(1) A. Louis, *OEuvres complètes*, t. I, p. 333.

perpendiculaire à la surface du sol. On ne peut mieux en
donner l'idée qu'en disant que toutes les parties du corps
sont tirées par en bas. Mais nous reviendrons sur l'attitude particulière de chacune de ces parties; nous ne
parlons en ce moment que de la position générale du
corps.

Il convient de faire remarquer que bien souvent lorsque
l'on trouve un pendu dont les pieds touchent le sol, il ne
s'en suit pas que la pendaison ait été dès le principe
incomplète. L'allongement des liens suspenseurs et du
corps lui-même peut amener la pointe des pieds jusqu'à
terre, bien que la suspension ait été primitivement complète.

Il n'est pas très-rare non plus que le lien suspenseur se
rompe, soit par le seul effet du poids d'un corps trop lourd,
soit sous l'influence des secousses que lui impriment les
convulsions de l'agonie ; et que l'on trouve le cadavre du
pendu gisant au-dessous du point où le lien avait été fixé.
Ce sont là autant de circonstances matérielles importantes
à noter, et que l'expert aura à apprécier dans chaque cas
particulier.

Position de la tête. — La position de la tête des pendus
varie suivant la disposition du lien suspenseur, et surtout
suivant le point du cou ou celui-ci est attaché. Le plus
ordinairement elle est fortement fléchie en avant, le menton touche la partie supérieure de la poitrine. Quelquefois
elle se tient droite et roide dans l'attitude qu'elle présente
chez l'homme debout. Dans certains cas, elle est légèrement inclinée d'un côté ou de l'autre. Plus rarement enfin
elle est complétement renversée en arrière, ainsi qu'on
peut en voir un exemple remarquable figuré à la fin de
cette étude (pl. XII). Dans ce dernier cas, le pendu est
attaché au châssis de la fenêtre de sa cellule par une corde
nouée en avant sous le menton et formant une anse en ar-

rière, de manière à amener le renversement forcé de la tête.

En effet, il ne faut pas oublier que la tête inclinera toujours du côté opposé à celui où le lien suspenseur forme le nœud qui répond à son attache fixe; et dans le sens du plein de l'anse dans laquelle le cou est engagé. Or, comme le plein de l'anse est presque toujours en rapport avec la partie antérieure du cou, il s'en suit que le plus souvent le pendu à la tête plus ou moins fléchie sur la poitrine quelle que soit d'ailleurs la position générale du corps.

Position des membres supérieurs. — La position des membres supérieurs n'est pas la même dans la pendaison incomplète et dans celle où la suspension a lieu à une certaine hauteur.

Dans ce dernier cas, les deux bras tombent le plus souvent le long du corps, les poings fermés et les doigts si fortement repliés que les ongles s'impriment dans la paume des mains. Mais lorsque la pendaison n'est pas complète, et que le corps repose par quelque point sur le sol, les membres supérieurs peuvent prendre des positions diverses. Tantôt, en effet, la main elle-même appuie par terre (ainsi que le montre la figure de la planche X); tantôt les bras sont plus ou moins écartés. Il n'est pas très-rare que les pendus aient les mains liées, soit en avant, soit en arrière. On sait que cette pratique est en usage pour les suppliciés. Enfin, il faut noter ces cas où la main reste fixée dans une attitude prise avant la mort, et en quelque sorte dans un mouvement instinctif et suprême. C'est ainsi qu'on a vu, comme j'en citerai des exemples, l'une des mains du pendu engagée entre le lien suspenseur et le cou, comme si elle avait voulu l'écarter par un dernier effort (pl. IX), ou encore la main accrochée à quelque objet rapproché du corps.

Position et coloration des membres inférieurs. — Il en

est de même des membres inférieurs dont l'attitude varie suivant que la suspension est complète ou incomplète.

Si le corps est suspendu au-dessus du sol, les jambes pendent, et c'est à peine si la rigidité y détermine une légère flexion. Mais nécessairement, lorsque la pendaison a eu lieu à une hauteur moindre que la longueur du corps, ce sont le plus souvent les extrémités inférieures qui portent sur le sol ; quelquefois seulement par la pointe des pieds dans une extension forcée, d'autres fois par les pieds ou les genoux même repliés. On peut voir alors suivant les cas, les membres inférieurs étendus si le pendu est assis ou couché ; écartés ou fléchis s'il est accroupi. Enfin, j'ai déjà parlé de ces faits où le pendu avait un pied posé sur une chaise ou sur tout autre objet placé à sa portée (pl. XIII).

Les membres inférieurs présentent en général une teinte rouge violacée, d'autant plus marquée que le corps est resté pendu plus longtemps.

Aspect de la face. — Aucun point de l'histoire de la pendaison n'a donné lieu à plus de contradiction que l'état de la face chez les pendus. La raison en est dans les différences considérables que l'on observe à cet égard. Ces différences elles-mêmes sont dominées par une circonstance dont l'influence capitale sur l'aspect extérieur du cadavre des pendus, n'a peut-être pas toujours été mise assez en lumière, je veux parler de la durée de la pendaison. C'est à elle qu'il faut principalement attribuer ces modifications progressives qui surviennent après la mort dans l'apparence générale du corps et sur lesquelles quelques observateurs, Esquirol (1), Fleichmann (2), Ollivier (d'Angers) (3), avaient cependant appelé l'attention.

(1) Esquirol, *Arch. gén. de méd., loc. cit.*
(2) Fleichmann, *loc. cit.*
(3) Ollivier (d'Angers), *Mémoire sur la mort par suspension, appré-*

L'influence singulièrement exagérée que l'on a attachée
à l'aspect de la face comme signe de la mort par pendaison, exige que nous en fassions très-exactement connaître les variations.

Dans les premiers temps de la pendaison, la face est
d'abord pâle, presque naturelle ; mais elle ne tarde pas en
général à devenir bouffie et à prendre une coloration violacée qui va en augmentant. Cette bouffissure et cette
teinte violacée persiste un certain temps chez les pendus
qui viennent d'être rappelés à la vie. Elle ne cesse pas et
va au contraire en croissant chez ceux qui restent pendus
après avoir cessé de vivre. Les yeux s'injectent et proéminent hors de l'orbite. La bouche est parfois béante et la
langue s'avance très-souvent au dehors ; c'est ce que l'on
a vu dans la moitié des cas de pendaison observés à la
prison Mazas. D'autres fois elle est serrée entre les dents
ou simplement appliquée et pressée derrière les arcades
dentaires. Cette situation de la langue a fourni le sujet de
controverses très-animées, mais tout à fait stériles; on a
voulu les rattacher d'une manière beaucoup trop absolue à
la position du lien suspenseur, soit au-dessus, soit au-dessous de l'os hyoïde, cette dernière condition impliquant
la propulsion forcée de la langue en avant. Les explications
théoriques données à ce sujet par Fleichmann et par
Orfila ont été déjà réfutées par M. Devergie, et rien, en
effet n'est moins constant que le rapport prétendu entre
le point du cou où est appliqué le lien et la saillie plus ou
moins prononcée de la langue hors de la bouche. Une certaine quantité d'écume sanguinolente se voit souvent entre
les lèvres et à l'entrée des narines.

État du cou. Disposition du lien suspenseur et de ses

ciation de quelques-uns des phénomènes considérés comme signes de
ce genre de mort (Annales d'hygiène publique et de médecine légale,
t. XXIV, p. 514).

empreintes. — La région du cou, on le comprend, est celle qui, chez les pendus appelle les investigations les plus attentives et les plus minutieuses. Elle doit être examinée non-seulement au point de vue des lésions propres qu'elles peut présenter, mais encore dans les rapports que celles-ci offrent avec la disposition du lien suspenseur.

Mais avant d'aborder cette partie si intéressante de notre étude, il est une remarque générale assez curieuse que j'ai faite sur le cou des pendus. Il m'a paru qu'il présentait le plus ordinairement une élongation tout à fait remarquable. J'avais déjà fait cette observation dans quelques cas particuliers, et sur quelques-uns des dessins de la collection de M. le docteur Jacquemin (pl. XIII, etc.), lorsque visitant à Londres la prison de Newgate où sont conservées dans une sorte de musée les têtes d'un grand nombre de suppliciés mis à mort par pendaison, je fus frappé de la longueur inusitée que présentait leur cou. Cet allongement ne pouvait être attribué au procédé employé pour le moulage, et concordait trop exactement avec ce que j'avais cru voir déjà pour ne pas attirer mon attention. Il est possible que dans la pendaison opérée par le bourreau avec les manœuvres que l'on connaît, cette particularité soit plus marquée, mais elle ne fait pas défaut dans les autres cas, et même dans ceux de pendaison incomplète, et tient uniquement dans les uns et dans les autres à l'extension que le poids du corps exerce sur le cou qui le supporte tout entier.

Cette condition essentielle et constitutive de la pendaison a pour conséquence forcée l'existence sur le cou des pendus de traces plus ou moins apparentes, plus ou moins profondes laissées par le lien suspenseur. C'est là, on ne saurait trop le redire, le fait capital de l'histoire médico-légale de la pendaison; et ce que l'expert doit s'attacher à reconnaître et à décrire le plus exactement possible

après avoir constaté l'état général du corps du pendu,
c'est l'empreinte du lien suspenseur sur les différents
points de la région cervicale.

Cette empreinte varie selon la durée de la pendaison,
selon la nature du lien et le mode de suspension. Elle
présente à noter la place exacte qu'elle occupe sur le cou,
sa direction, sa forme, ses dimensions, sa profondeur et
les modifications qu'elle a pu apporter dans la coloration
et l'état de la peau.

On se rendra mieux compte de la manière dont cette
empreinte se produit et des caractères qu'elle peut offrir,
si l'on veut bien se représenter les différences de nature
et de disposition qu'affecte le lien à l'aide duquel s'opère
la pendaison.

Rien n'est plus variable, et je ne saurais énumérer
toutes les espèces de lien qui ont servi à pendre. L'imagination de ceux dont les desseins suicides sont ferme-
ment arrêtés, déjoue toutes les précautions. Et, outre les
cordes de toutes dimensions et de toute grosseur qui semblent l'instrument le plus simple et le plus naturellement
désigné de la pendaison, on a vu employer rubans, cra-
vates, mouchoirs, manches de chemises, jambes de pantalon, draps, rideaux, embrasses de tentures, lanières,
sangles, courroies; de même que pour point d'attache du
lien suspenseur, la moindre saillie peut suffire : un battant
de porte ou de croisée, de châssis, l'espagnolette ou les
barreaux d'une fenêtre, la flèche ou même le pied d'un
lit, la rampe d'un escalier, un clou, une planche, une
poutre, une traverse de bois, un arbre, un bec de gaz, tout
est bon pour accrocher et fixer le lien suspenseur. Dans les
maisons consacrées au traitement des aliénés, dans les
prisons où l'on redoute avec tant de raison et où tous les
efforts tendent à prévenir le suicide, on ne peut, quelle que
soit la surveillance, quelles que soient les dispositions em-

ployées dans l'aménagement des chambres ou des cellules empêcher les malheureux que domine l'idée du suicide de trouver un lien et une place pour se pendre.

Considéré d'une manière générale et au point de vue surtout des marques qu'il peut imprimer sur le cou, le lien suspenseur est tantôt simple, tantôt double, large ou étroit, souple ou rigide.

Ce lien est attaché d'une part au point fixe qui a été choisi pour la pendaison et d'autre part au cou du pendu. La manière dont il est fixé à son extrémité supérieure n'est pas toujours sans importance ; mais elle n'a rien qui puisse être prévu à l'avance et indiqué. Il est à noter seulement qu'il n'est pas rare de trouver le lien attaché d'une manière peu solide par une simple rosette, un nœud floche (*voyez* les figures page 78) ou même simplement engagé par une anse simple autour du point fixe qui lui sert d'appui.

Le mode d'attache du lien suspenseur au cou du pendu offre plus d'intérêt et doit être l'objet d'une attention particulière. Il forme dans tous les cas un anneau ou une anse dans laquelle passe la tête ; mais cette anse est tantôt simple c'est-à-dire non fermée, le cou y est retenu sans y être serré (*voy*. pl. II). D'autres fois, l'anse formée par un nœud coulant peut se resserrer d'elle-même ; dans d'autres cas enfin, le lien forme un anneau complétement fermé et arrêté par un nœud fixe. On comprend que, dans ces divers cas, le degré de constriction varie et fasse également varier les empreintes que le lien laisse sur le cou.

La situation relative du nœud et du plein de l'anse, n'est pas toujours la même. Le plus souvent, le plein est sous le menton et le nœud qui répond exactement et d'aplomb à l'attache supérieure du lien suspenseur, se trouve à la nuque. Quelquefois le nœud est placé sur l'un des côtés, au niveau de l'un des angles droit ou gauche de là mâchoire inférieure. Plus rarement, il est sous le menton qu'il relève fortement, tandis que l'anse soutient la partie postérieure de la tête, fortement renversée en arrière.

Dans ces différentes dispositions, le contact et l'impression du lien sur le cou ne se font pas d'une manière égale. C'est toujours au milieu de l'anse que se fait sentir, avec la plus grande force, la pression du lien; c'est le point correspondant qui supporte le corps du pendu, et là que se rencontrent à la fois l'extension faite par le bout supérieur et fixe du lien, et la contre-extension résultant du poids du corps. La pression sera de moins en moins forte et deviendra nulle à mesure que l'on se rapprochera des extrémités de l'anse et un espace libre, plus ou moins étendu, où le lien ne touchera pas le cou, se montrera dans la partie opposée au plein de l'anse; à moins que celle-ci ne soit formée par un nœud coulant qui, se refermant sous la double traction du lien suspenseur et du corps du pendu, exercera sur toute la circonférence du cou une constriction égale et de plus en plus forte; ou encore que le lien suspenseur, attaché et fortement noué autour du cou, y exerce une pression circulaire comme dans la strangulation. Dans ces cas, le nœud forme sur la partie avec laquelle il est en contact, une empreinte d'autant plus marquée qu'il sera plus volumineux, plus dur et plus serré.

Les détails dans lesquels nous venons d'entrer, sur la nature et la disposition du lien à l'aide duquel s'opère la pendaison, étaient nécessaires pour bien faire comprendre les caractères des traces que celle-ci laisse sur le cou. Nous ne parlons encore ici que des traces extérieures.

Elles sont quelquefois très-peu apparentes et même absolument nulles. Pour peu que la suspension ait été de très-courte durée et qu'elle ait eu lieu à l'aide d'un lien long, épais et souple, comme une chemise, un tissu de laine ou de soie, le cou du pendu peut ne porter aucune marque ou seulement présenter une teinte rouge, diffuse, un peu plus foncée au niveau du lien que dans les parties voisines. Plus d'une fois, dans des cas où l'on était intéressé à dissimuler un suicide, et où le pendu avait été détaché presqu'au moment où il venait d'expirer, j'ai pu constater combien il était facile de cacher, même à un œil expérimenté, les traces insignifiantes et presque nulles que laisse à la surface du cou, dans les conditions que je viens de rappeler, une pendaison de courte durée.

Mais, il faut le reconnaître, c'est là l'exception, et le cou des pendus offre presque toujours une empreinte caractéristique, une sorte de sillon, c'est le nom consacré, imprimé dans la peau, et dont la direction, la forme, les dimensions, doivent nécessairement être en rapport avec celles du lien suspenseur. Nous l'examinerons à ces différents points de vues.

Le sillon se voit en général entre le larynx et le menton. J'ai recherché parmi les observations les plus détaillées et les plus exactes, que citent les auteurs et notamment Remer, M. Devergie et Casper, quel était le siége le plus habituel du sillon, et je l'ai trouvé sur un total de 143 cas :

Entre le menton et le larynx. . .	117 fois.
Sur le larynx.	23 —
Au-dessous du larynx.	3 —

La direction de cette empreinte n'est pas toujours très-nettement accusée. Cependant elle présente constamment un certain degré d'obliquité du plein de l'anse à ses extrémités ou au nœud qui les ferme ; c'est-à-dire le plus souvent d'avant en arrière et de bas en haut. Du larynx à l'angle de la mâchoire et à la région mastoïdienne, elle est

aussi le plus ordinairement interrompue dans une plus
ou moins grande étendue de la circonférence du cou. Le
sillon est comme le lien suspenseur, de forme régulière ou
irrégulière, simple ou double. Mais il ne faut pas, sur ce
point, s'en rapporter toujours aux apparences. Un lien
simple peut laisser une double empreinte, lorsqu'il s'en-
roule deux fois autour du cou ; et lorsqu'il y a ainsi deux
empreintes, celles-ci ne sont pas toujours exactement parallèles entre elles. L'une peut former une ligne circulaire
presque horizontale, tandis que l'autre est oblique et
s'écarte sensiblement de la première. Cette remarque, sur
laquelle Orfila insiste avec raison, a son importance. D'un
autre côté, un lien unique peut, sans faire deux tours,
déterminer encore une double empreinte, lorsque large,
épais et résistant, il ne presse sur la peau que par ses
bords. C'est ce que j'ai noté chez un détenu de Mazas, qui
s'était servi pour se pendre d'une courroie de cuir large
de 4 centimètres, bombée au milieu et dont les bords
très-forts avaient seuls appuyé sur la peau. Dans ces cas,
les deux empreintes formées par le lien unique sont nécessairement et toujours parallèles.

Les dimensions du sillon peuvent n'être pas égales à
celles du lien, celui-ci n'ayant pas porté par toutes ses
parties, comme il arrive pour une corde de quelque grosseur ; il est dans ce cas moins large. Sa profondeur varie
aussi. Il arrive, quand le lien est large et la pendaison
peu prolongée, que les traces se bornent à une empreinte
superficielle et sans profondeur. Celle-ci est, au contraire,
d'autant plus grande, que le lien est plus étroit et que le
corps est resté plus longtemps suspendu. Il entre alors
dans les chairs et y creuse un véritable sillon ; M. Brierre
de Boismont a cité un cas où un cordonnet de fouet avait
coupé la peau comme une lame de rasoir.

Il résulte des conditions que nous venons de rappeler

que la peau du cou peut conserver sa couleur et sa texture naturelle, si la mort est récente et si la pendaison est
de courte durée ; mais ce fait même n'a rien de constant.
Le plus souvent, et même après un temps très-court de
pendaison, Ollivier (d'Angers) (1) et M. Caussé (d'Albi) (2)
en ont cité des exemples, la peau qui a été comprimée
par le lien suspenseur se dessèche et prend un aspect
parcheminé. C'est là un phénomène purement physique
qui se prononce de plus en plus après la mort. Au-dessus
et au-dessous du point parcheminé qui constitue comme
le fond du sillon, la peau forme deux bords plus ou
moins saillants, d'une couleur parfois violacée. Cette
saillie et cette coloration, qui sont surtout marquées sur
le bord supérieur, sont dues à la stase du sang dans
les couches superficielles de la peau et non à une extravasation sanguine, comme l'avait admis par erreur, dans
un travail d'ailleurs fort intéressant, Remer (de Breslau) (1). On voit, dans un petit nombre de cas seulement, la peau, légèrement excoriée et offrant sur quelques
points de petites ecchymoses superficielles, tout à fait
distinctes de la teinte violacée, uniforme et étendue que
présentent les lèvres du sillon. Lorsque celui-ci est profond, la peau desséchée prend un aspect argentin et nacré
qui s'étend au tissu cellulaire sous-cutané.

État des organes sexuels. — Il importe de ramener aux
données positives de l'observation les indications relatives

(1) Ollivier (d'Angers), *loc. cit.*
(2) Caussé (d'Albi), *Lettre à M. Ollivier (d'Angers) au sujet de son
mémoire sur les signes de la suspension (Ann. d'hyg. publ. et de
méd. lég.,* t. XXV, p. 225).
(3) Remer (de Breslau), *Matériaux pour l'examen médico-légal de
la mort par strangulation* (lisez pendaison) *(Ann. d'hyg. publ. et
de méd. lég.,* t. IV, p. 166), trad. des *Ann. de méd. polit.* de Henke,
par le Dr L. Paris.

à l'état des organes sexuels chez les pendus ; l'imagination y a eu trop de part.

· Chez l'homme et très-probablement aussi chez la femme, suivant les justes remarques de Remer, la pendaison amène quelquefois, mais non d'une manière constante, une certaine turgescence des parties génitales externes et internes ; et chez l'homme un écoulement de sperme, généralement peu abondant, presque borné à la présence de quelques gouttes de liqueur séminale dans l'urèthre. Ce double phénomène est en grande partie l'analogue de la congestion passive, dont les membres inférieurs sont le siége. Il ne faut pas y voir une sorte d'éréthisme propre à la pendaison. Il n'y a là ni une véritable érection, ni une émission de liqueur séminale produite par l'excitation des sens. D'une part, en effet, l'évacuation d'une certaine quantité de sperme, nous le démontrerons bientôt, n'appartient pas le moins du monde exclusivement à la pendaison ; et, d'une autre part, elle n'est pas liée à l'orgasme des organes sexuels, car on l'a vu se produire sans congestion, ni turgescence de ces parties. Ollivier (d'Angers) en avait déjà fait la remarque.

Quant à la prétendue sensation voluptueuse éprouvée par les pendus, et dont on a fait le complément de ce tableau purement imaginaire, j'ai dit qu'elle n'était nullement établie par les faits. J'ajoute, comme dernière preuve d'erreur, qu'au moment où se montre la turgescence des organes génitaux, et où se produit l'écoulement du sperme chez quelques pendus, il y a longtemps que toute sensation est abolie chez eux. M. Brierre de Boismont (1), dans les observations si nombreuses qu'il a recueillies sur le suicide, dit expressément : « Aucun n'a fait allusion à

(1) Brierre de Boismont, *Observations médico-légales*, etc.

l'état qui semblerait résulter des phénomènes des organes génitaux. »

Il n'y a donc dans l'état des parties sexuelles déterminé par la pendaison qu'une conséquence purement physique de la position du corps plus apparente chez l'homme en raison de sa conformation, mais pouvant aussi se produire chez la femme par la congestion de l'appareil érectile très-développé, dont M. le professeur Ch. Rouget (2) a démontré l'existence. Je ne veux pas dire par là que l'action de la pesanteur produise seul cet effet, la pendaison, je n'en doute pas, agit sur les centres nerveux sympathique et rachidien. Mais ce que je nie, c'est qu'il y ait chez les pendus éréthisme vénérien manifesté par l'état des organes et par des sensations particulières réellement perçues. Je ne suis d'ailleurs entré dans de si longs détails à ce sujet qu'à cause de l'importance qui a été donnée à ces phénomènes, dont nous aurons plus tard à apprécier la valeur comme signes de la pendaison.

Examen des organes internes chez les individus morts par pendaison. — L'autopsie du cadavre des pendus exige d'autant plus de soin et d'attention que l'état extérieur du corps qui suffit quelquefois à établir le fait de la pendaison, ne peut jamais donner la preuve que la pendaison soit la cause réelle de la mort.

État des parties profondes du cou. — L'examen des parties profondes du cou, en complétant les données fournies par les traces extérieures qu'a pu laisser sur la peau le lien suspenseur, fera quelquefois découvrir des traces de violences qui peuvent avoir une importance et une signification très-graves. Il faut les rechercher dans l'épaisseur du

(1) Ch. Rouget, *Recherches sur les organes érectiles de la femme et sur l'appareil musculaire, tubo-ovarien, dans leurs rapports avec l'ovulation et la menstruation* (extrait du *Journal de la physiologie de l'homme et des animaux*. Paris, 1857).

tissu cellulaire et des muscles en avant et en arrière, dans les parties constitutives du larynx, dans les gros vaisseaux et, jusque dans le squelette de cette région, dans les vertèbres cervicales elles-mêmes.

L'empreinte de la constriction exercée par le lien suspenseur est souvent marquée sur les saillies musculaires, qui occupent les parties latérales du cou, notamment sur les muscles sterno-mastoïdien qui présentent en ce point une dépression plus ou moins profonde. Il est très-rare que l'on rencontre dans le tissu cellulaire ou dans l'épaisseur des muscles d'ecchymose ou d'infiltration sanguine. On peut même douter qu'il s'en produise dans la pendaison simple ; et dans le cas que cite Orfila comme exemple de la formation possible d'ecchymose dans la pendaison suicide, et, où l'on avait noté la présence de sang infiltré dans la profondeur des muscles de la région cervicale postérieure, il est permis de se demander s'il s'agissait réellement d'une mort volontaire. Il ne faut pas cependant nier qu'il en puisse être ainsi, et ce qu'il faut maintenir seulement, c'est l'extrême rareté des ecchymoses sous-cutanées et des infiltrations sanguines dans les muscles du cou des pendus.

Il est également possible quoique très-rare de constater la fracture ou l'enfoncement des cartilages du larynx ou de l'os hyoïde ; sur cent un cas rassemblés par Remer, le fait a été relevé une fois seulement. Il avait été signalé par Orfila et avant lui par Morgagni et par Valsalva.

Il est une particularité curieuse, mais sans grande signification pratique malgré le bruit qu'on en a fait : c'est la section des tuniques moyenne et interne de l'artère carotide primitive, notée pour la première fois par Amussat en 1828. Quoique l'attention ait été vivement portée vers ce point, le fait n'a été constaté que dans un très-petit nombre de cas. Il est resté d'une extrême rareté, il est d'ailleurs impossible de rattacher cette lésion à aucune condition définie de la pendaison. Il ne faut cependant pas le négliger absolument, et il est bon de le rechercher et de voir si la section des tuniques artérielles s'accompagne d'infiltration de sang et d'ecchymose dans les parties voisines et notamment dans le tissu cellulaire qui enveloppe le vaisseau.

Des lésions plus graves à tous les points de vue, mais non moins rares, se rencontrent parfois du côté de la colonne vertébrale, je veux parler de la luxation des vertèbres cervicales observée dans quelques cas de pendaison que l'on avait lieu de croire criminelle, et qui ont donné lieu à des discussions médico-légales du plus haut intérêt sur lesquelles nous reviendrons. Il est constant que la luxation de la première vertèbre cervicale sur la seconde, ou des deux premières sur la troisième peut s'opérer dans la pendaison. Mais il faut pour cela certaines conditions particulières dans la manière dont le lien suspenseur est fixé sur le cou, et une certaine force employée dans le procédé de pendaison. Ce n'est guère que lorsque le nœud se trouve en avant sous le menton et la tête fortement renversée en arrière que l'on comprend la luxation des deux premières vertèbres ; soit que l'apophyse odontoïde sorte du demi-anneau dans lequel elle se meut, soit que des désordres plus graves, et la rupture des ligaments favorisent le déplacement des vertèbres. On sait que le bourreau de Paris, par des manœuvres particulières, avait coutume de produire cette lésion, et hâtait ainsi la fin des suppliciés. J'ai reproduit les renseignements données par Louis sur ce procédé, qu'Orfila s'est vainement efforcé de contredire.

M. Caussé (d'Albi) (1) dans une dissertation des plus re-

(1) S. Caussé (d'Albi), *Mémoire médico-légal sur les luxations des vertèbres cervicales*. Albi, 1852.

marquables, a parfaitement démontré le mécanisme de ce procédé, et complétant la citation empruntée par Orfila aux Œuvres de chirurgie de A. Louis, il a fait voir d'après le mémoire original que l'exécuteur de Paris « mettait toujours le nœud coulant en devant sous le menton. » Tout est là, en effet, et le déplacement des vertèbres dépend surtout du point où est fixé le lien suspenseur.

La luxation des vertèbres situées au-dessous des deux premières n'est même pas impossible. Mais elle exige et implique une projection violente ou une précipitation du corps dans l'espace. Dans ces différents cas, on observe parfois des fractures ou tout ou moins des déchirures profondes et des infiltrations ou épanchement de sang plus ou moins considérables. Mais ce ne sont pas moins en dé-finitive des lésions très-rares dont la signification aura besoin d'être précisée.

État des organes respiratoires et circulatoires. — Le la-rynx et la trachée-artère présentent en général à leur surface interne une teinte uniformément rouge ou d'un rose vif. Il existe dans ces conduits aériens, quoique d'une manière moins constante que dans les cas de mort par strangula-tion, par suffocation et surtout par submersion, une cer-taine quantité d'écume, généralement plus épaisse, plus visqueuse, parfois sanguinolente, qui tapisse la membrane muqueuse.

Les poumons sont généralement le siége d'un engoue-ment sanguin très-général, mais surtout marqué à la base et d'autant plus que la pendaison a duré davantage. Ils sont d'une couleur noire très-foncée, mais ne présentent, à leur surface ou dans leur profondeur, ni ecchymoses sous-pleurales, ni foyers apoplectiques ; à peine, dans quelques cas, quelques bulles d'emphysème circonscrit. M. le docteur Faure, dit avoir vu quelquefois sur les pou-mons d'animaux qu'il sacrifiait immédiatement après leur mort, des suffusions sanguines disséminées sous la plèvre qui disparaissaient au bout de trois ou quatre heures. J'ai déjà signalé ces différences singulières entre les résultats de l'ouverture immédiate des corps et ceux de l'autopsie tardive. Ces dernières seules, on le comprend, intéressent la médecine légale pratique. Au point de vue expérimental, il est bon de ne pas négliger les autres.

Les cavités du cœur sont le plus souvent remplies de sang fluide; rarement on y trouve quelques caillots peu consistants.

Les *organes digestifs* n'offrent à noter outre les signes généraux de l'état de la digestion qu'une rougeur générale déjà signalée par M. Devergie et qui pourrait paraître due à la congestion passive que produit dans tous les organes la position verticale du corps des pendus. Cependant le professeur A. Taylor (1) insiste d'une manière toute spéciale sur la coloration rouge de la membrane muqueuse gastro-intestinale chez les pendus. Le musée de Guy en conserve des spécimens très-frappants, et divers observateurs, Chevers, Yelloly, en ont rapporté des exemples. Elle serait quelquefois tellement prononcée qu'on a pu croire à un empoisonnement par une substance irritante et juger nécessaire une analyse chimique qui n'a donné que des résultats négatifs. C'est là un fait d'un grand intérêt et auquel les observations faites en Angleterre, semblent donner plus d'importance qu'on ne l'avait pensé jusqu'ici.

États des centres nerveux. — C'est une erreur commune que d'attribuer un rôle actif dans la mort par pendaison à la congestion du cerveau que produirait la constriction des vaisseaux du cou. Mais l'expérience et l'observation s'ac-

_____

(1) A. Taylor, *De la cause de la mort des pendus* (*Ann. d'hygiène et de méd. lég.*, t. XVI, p. 385).

cordent de la manière la plus frappante pour ruiner cette supposition.

. A. Taylor (1) avait déjà fait voir que les pendus n'étaient . pas frappés d'apoplexie, puisqu'ils pouvaient vivre si on ouvrait la trachée au-dessous du lien. Toujours est il qu'ils mouraient au bout d'un certain temps. Le cas de ce genre que le professeur Taylor emprunte à la Médecine légale de Smith, montre un supplicié chez qui l'ouverture de la trachée ne prolongea pas la vie au delà de trois quarts d'heure. M. Faure (2) a ingénieusement varié ces expériences. Sur une chienne pendue, la trachée a été mise à nu, ouverte et maintenue au dehors entre les muscles. L'animal n'est mort qu'après trois heures de pendaison, par suite très-probablement du trouble apporté dans les mouvements respiratoires par le défaut d'action des muscles du cou. Un autre animal que l'on pend après lui avoir obstrué la trachée ne succombe pas beaucoup plus vite que celui qu'on laisse libre sur le sol après cette opération.

. Ces expériences démontrent clairement le peu de part que la constriction des vaisseaux du cou a dans les effets de la pendaison. Et en réalité on constate que le cerveau des pendus n'est pas en général congestionné ; les vaisseaux intracrâniens sont le plus souvent aplatis et vides. La pression que subissent les veines jugulaires externes amène bien la stase du sang dans les parties superficielles et spécialement à la peau de la face et du cou. Mais les veines jugulaires internes restent libres et la circulation cérébrale n'est pas sensiblement troublée.

Il est encore à noter que le cerveau demeure pâle et exsangue tant que le corps reste suspendu ; mais que le sang afflue dans les parties déclives de l'encéphale comme des

(1) A. Taylor, De la cause de la mort des pendus, ibid.
(2) Faure, Recherches expérimentales sur l'asphyxie.

autres parties, quand le cadavre est replacé dans la position horizontale.

La moelle épinière ne présente pas d'altérations appréciables si ce n'est dans les cas rares où elle a été comprimée ou déchirée par la luxation ou la fracture des vertèbres cervicales.

En résumé, on voit qu'il n'existe pas dans les organes internes de lésions, à proprement parler, caractéristiques de la mort par pendaison, mais que cependant, l'examen des parties profondes du cou et celui des organes respiratoires peut apporter au médecin expert d'utiles éléments d'appréciations que nous allons chercher à mettre à profit dans la dernière partie de cette étude.

QUESTIONS MÉDICO-LÉGALES RELATIVES A LA PENDAISON.

Je l'ai dit au commencement de cette étude : le médecin légiste placé en présence d'un cas de pendaison n'a guère à se poser qu'une seule question : la pendaison est-elle la cause réelle de la mort ? En effet la solution de cette question implique presque nécessairement celle du problème pratique que soulèvent les faits de cette nature, à savoir : si la pendaison est l'œuvre du suicide ou de l'homicide, la mort par pendaison étant presque toujours volontaire. C'est donc à ce double point de vue que doivent être entreprises et poursuivies les expertises médico-légales relatives à la pendaison.

Il s'y rattache bien quelques questions subsidiaires, touchant la rapidité de la mort et la durée plus ou moins longue de la pendaison ; ou encore touchant l'intervention de plusieurs meurtriers, et la pendaison accidentelle ; mais ce sont là des points secondaires.

Pour être peu nombreuses et très-simples les questions auxquelles donne lieu la mort par pendaison n'en sont pas moins très-graves et souvent d'une extrême difficulté.

L'expert ne doit les aborder qu'avec la plus grande circonspection. Nous allons chercher à les poser avec netteté
afin d'en rendre l'étude plus claire et la solution plus
assurée. A cet effet, nous examinerons successivement la
valeur des signes de la pendaison ; les moyens d'en mesurer la durée ; les données à l'aide desquelles on peut
distinguer les cas de suicide par pendaison de l'homicide ;
et enfin les conditions de la pendaison accidentelle.

**Appréciation des signes de la pendaison et de leur valeur
dans la détermination de ce genre de mort.** — Plus l'appréciation des signes propres à la mort par pendaison est difficile, plus il importe que l'expert s'attache à des principes
certains, qui puissent le guider dans cette pénible tâche.
Dans une affaire capitale que je rapporterai bientôt, et
où j'ai eu le regret de me trouver en dissentiment complet avec M. Devergie, ce savant confrère formulait en
termes très-fermes ce principe excellent : « Pour qu'un
signe puisse prouver que la suspension a eu lieu pendant
la vie, il faut que sa formation entraîne avec elle l'idée
d'un phénomène vital ; il faut de plus que ce phénomène
n'appartienne qu'à la suspension et enfin qu'il soit constant pour parvenir à prouver dans tous les cas que la
mort est bien le fait de la suspension. Mais nous sommes
loin de posséder encore un caractère d'une telle valeur. »
On ne peut mieux dire ; mais, par cette raison même, il
me paraît qu'il convient de rechercher si, à défaut d'un
signe absolu, certain, de la mort par pendaison, l'ensemble des signes peut conduire à la certitude ; ou si
celle-ci ne peut-être obtenue que par l'élimination des
autres causes de mort, d'où résulterait la démonstration
de la mort par pendaison. Examinons à ce point de vue
chacun des caractères que nous avons décrits et que présente à l'observation le corps des pendus.

État de la face. — La face des pendus, d'abord pâle,

ainsi que nous l'avons dit, et restant quelquefois telle
pendant toute la durée de la pendaison, devient en général rouge, puis violacée. Ces différences d'aspect enlè-
vent certainement de leur valeur aux déductions que l'on
pouvait tirer de l'état de la face, cependant, si on les
rapproche des résultats très-intéressants fournis par
l'expérimentation, on peut en tirer quelque donnée
utile. Orfila fit pendre douze cadavres d'individus de
différents âges, ayant succombé à des maladies diverses.
Les corps restèrent suspendus pendant vingt-quatre
heures, et néanmoins la face conserva sa pâleur et son
volume ordinaire. Les yeux ne s'injectèrent pas et
la langue ne fit nullement saillie hors de la bouche. Il
est certain que, si les individus eussent été pendus vivants, après vingt-quatre heures de pendaison l'état de la
face eut été tout autre. Il semble donc qu'il y ait là un
bon indice.

Mais d'une part, on sait que la pendaison, quand elle
est de courte durée, n'amène souvent, sur un individu
pendu vivant, aucun changement dans l'expression, dans
la couleur et dans le volume du visage tout comme on
vient de le voir dans l'expérience de la pendaison des douze
cadavres. Et, d'une autre part, il ne faut pas oublier que les
faits ne se présentent pas le moins du monde dans les
conditions où Orfila a institué son expérimentation. Il
s'est placé, en effet, hors de la vraie, de la seule difficulté
que l'on rencontre dans la pratique : celle où un individu
mis à mort par des violences criminelles, étranglé ou
étouffé par exemple, serait ensuite et sans délai pendu.
Il n'est pas du tout sûr que, dans ce cas, la face ne su-
birait pas les modifications d'aspect que détermine la
pendaison simple ayant lieu pendant la vie. Le contraire
ne fait même pas de doute.

Il faut donc dire, tout en reconnaissant que l'aspect de

la face peut fournir quelquefois un indice précieux de la
mort par pendaison, qu'il n'y a dans ce signe ni assez de
constance ni assez de certitude, pour qu'on lui attribue une
valeur décisive.

État du cou. — Toutes les empreintes que peut laisser
sur la peau du cou des pendus le lien suspenseur, toutes
sans exception, le sillon, l'aspect parcheminé de la peau,
la coloration violacée, la densité du tissu cellulaire sous-
jacent, peuvent se montrer aussi bien sur un corps pendu
après la mort, que sur le cadavre d'un individu pendu
vivant. Le fait est établi de la manière la plus positive
par les expériences d'Orfila. Sur les douze cadavres qu'il
a soumis pendant vingt-quatre heures à la pendaison, la
peau du cou et le tissu cellulaire sous-cutané présentaient
l'empreinte caractéristique et les modifications de couleur
et de texture exactement semblables à celles que l'on observe sur les individus pendus vivants. Casper (de Berlin)
et le professeur Vrolik (d'Amsterdam) ont répété ces expériences et sont arrivés à des résultats non moins décisifs,
touchant la formation du sillon sur le cou d'individus
pendus après leur mort. L'observation en donne d'ailleurs
la confirmation la plus décisive ; et l'on voit à chaque instant les traces du lien suspenseur à peine apparentes chez
les pendus qui ont pu être détachés presqu'au moment
de la mort ; tandis qu'elles se prononcent de plus en
plus, après que le corps a été privé de vie, pourvu qu'il
reste longtemps encore suspendu.

Rarement, avons-nous dit, on trouve chez les pendus,
soit sous les téguments, soit dans l'épaisseur des muscles
du cou, des ecchymoses véritables ou des infiltrations de
sang coagulé. La production de ces extravasations est,
malgré les doutes qui ont été élevés sur ce point, un fait
essentiellement vital. M. Devergie a eu pleinement raison
contre Orfila, en soutenant l'opinion que je défends moi-

même ici. Orfila avait donné beaucoup trop d'importance aux expériences demeurées fameuses de Christison (1), qui, une heure et demie après la mort par des coups portés sur la région cervicale, avait déterminé des épanchements de sang fluide. Il n'y a là rien de contradictoire, et l'expert qui constate, dans le tissu cellulaire et dans les muscles du cou, des ecchymoses et des infiltrations de sang coagulé, a le droit de conclure qu'elles ont été faites sur un individu encore vivant. Ce n'est pas tout d'ailleurs : dans les cas de pendaison, ce qui importe surtout, c'est d'établir un rapprochement exact de siége, de forme et de direction entre ces ecchymoses et le lien suspenseur ; afin de bien voir si elles ont été réellement produites par la pression de ce lien ; et si elles ne sont pas le résultat de violences commises avant la suspension. Sous cette réserve et en tenant compte aussi de leur grande rareté, il est incontestable que les ecchymoses et les infiltrations de sang coagulé dans la peau, le tissu cellulaire et les muscles du cou des pendus, ont une incontestable valeur comme preuve de la pendaison pendant la vie.

. On n'en peut dire autant de la section des tuniques internes et moyennes de l'artère carotide primitive sur laquelle Amussat avait appelé l'attention des médecins légistes, et que M. Devergie (2) avait proclamée à une certaine époque, le plus concluant des signes de pendaison pendant la vie. C'est là une lésion beaucoup trop rare pour

(1) R. Christison, *Observations médico-légales sur un meurtre par suffocation avec un déchirement grave des ligaments des vertèbres cervicales guéri après la mort, suivies d'expériences sur les effets des coups et des contusions infligés peu de temps après la mort* (*The Edinb. med. and surg. Journal*, avril 1829), et trad. par Vavasseur (*Ann. d'hyg. et de méd. lég.*, 1re série, t. I, p. 532).

(2) A. Devergie, *Recherches sur les pendus. De la section des membranes internes et moyennes des artères carotides chez les pendus* (*Ann. d'hyg. publ. et de méd. lég.*, t. II, p. 196).

mériter tant de considération, et ce qui est plus grave, elle
a pu être produite expérimentalement sur le cadavre. Elle
acquerrait cependant plus d'importance, si elle était accompagnée d'extravasation de sang coagulé dans la tuni-
que celluleuse.

Au point de vue de la question que nous traitons en ce
moment, c'est-à-dire l'appréciation des signes propres à
démontrer la pendaison pendant la vie, la luxation et la
fracture des vertèbres cervicales n'a aucune signification.
Car considérée en tant que déplacement osseux, elle peut
être produite sur le cadavre. C'est là un des points les plus
intéressants des expériences entreprises par Orfila à l'é-
cole pratique, avec le concours de Després, alors aide d'a-
natomie de la faculté.

Il a été possible, à l'aide de certaines manœuvres violentes, de déterminer sur des cadavres suspendus, non pas
la luxation de la première ni de la deuxième vertèbre cervicale, mais la fracture de l'apophyse odontoïde dans un
cas et de l'axis dans un autre. C'est sur ces expériences
qu'Orfila s'appuyait à tort pour nier le récit de Louis sur
le procédé du bourreau de Paris.

Mais, si les lésions du squelette du cou n'ont aucune
valeur comme preuve de pendaison opérée sur le vivant,
il n'en est pas de même des désordres qui les accompagnent le plus souvent et en particulier des déchirures
avec ecchymoses et infiltrations de sang coagulé dans les
parties molles qui entourent les vertèbres brisées ou
luxées; et, avec M. Devergie, nous maintenons énergiquement contre Orfila la valeur décisive de ce dernier
signe qui n'a jamais été et ne saurait être obtenu sur le
cadavre. En effet, les expériences de Christison sur lesquelles Orfila s'appuie n'ont nullement la signification
qu'il leur attribue. Le savant Écossais, en portant des
coups violents avec un bâton sur les côtés du cou d'une

femme morte depuis une heure et demie, a pu produire des extravasations de sang; mais il dit lui-même expressément que le sang était fluide; il insiste et revient à plusieurs reprises sur cet état du sang, « noir, liquide, infiltré dans l'épaisseur des muscles. » De même, ayant produit sur le cadavre la déchirure du ligament vertébral, il note qu'il y a jusque dans le canal rachidien du sang noir liquide. Cela n'a rien de comparable avec les ecchymoses et infiltrations de sang coagulé qui prouvent que les lésions ont été opérées sur un corps encore plein de vie.

J'aurai d'ailleurs à revenir sur ce point au sujet de la distinction du suicide et de l'homicide.

État des organes sexuels. — J'ai dit que je ne voulais pas rentrer dans les longues et violentes discussions auxquelles a donné lieu l'état des organes sexuels chez les pendus (1).

La congestion des parties génitales, l'érection chez l'homme et l'écoulement du sperme, ont été donnés comme des signes de la mort par pendaison, et M. Devergie avait poussé l'exagération jusqu'à attribuer ce phénomène exclusivement à la pendaison, bien que, chose étrange, lui-même eût vu des animalcules spermatiques dans l'urèthre d'un homme qui avait péri asphyxié par la vapeur du charbon. Mais Orfila, qui cette fois avait pour lui la vérité, fit voir que, sur des corps pendus, après leur mort, la turgescence des organes sexuels et l'écoulement du sperme pouvaient se produire, tandis que, de son côté, Ollivier (d'Angers) démontrait que cette double circonstance

---

(1) *Voy.* Devergie, *Signes nouveaux de la mort par suspension* (*Ann. d'hyg. publ. et de méd. lég.*, t. XXI,, p. 168). — Orfila, *Réfutation du mémoire de M. Devergie sur la suspension* (*ibid.*, p. 466). — A. Devergie, *Réponse à la réfutation de M. Orfila sur de nouveaux signes de suspension* (*ibid.*, p. 473). — Ollivier (d'Angers), *loc. cit.*

pouvait manquer chez les individus pendus vivants, mais
dont la pendaison n'avait duré que peu de temps.

Orfila ne s'était pas borné là : avec le concours de
M. Donné, qui a précédé et instruit notre génération dans
l'emploi du microscope, il montra que la présence des
zoospermes dans le canal n'a rien d'exclusivement propre
à la pendaison et que l'on en rencontre chez un grand
nombre d'individus morts de différentes maladies, phthisie
pulmonaire, hyperthrophie du cœur, hernie étranglée,
écrasement, etc. Casper a fait la même observation (1);
mais c'est à Ernest Godard qu'il appartient d'avoir géné-
ralisé cette observation et d'avoir définitivement posé les
conditions du phénomène (2). L'écoulement du sperme
n'est nullement caractéristique. Il est constant dans tous
les genres de mort violente et a lieu même à la suite
de la plupart des maladies. « Je dois rappeler, dit ce regrettable et ingénieux observateur, que, depuis 1853,
j'ai constaté très-fréquemment que, peu après la mort
naturelle, l'urèthre renferme du sperme. Dans ce cas,
il n'y a ni demi-érection, ni éjaculation, comme chez
les individus ou les animaux qui meurent de mort violente. Chez les nombreux animaux que j'ai sacrifiés ou
que j'ai vu abattre, l'émission du sperme était très-abondante, et avait lieu une, deux ou trois minutes après que
l'animal avait été saigné, abattu ou étranglé. Pendant tout
le temps de l'écoulement de la semence, la queue de l'animal s'agitait comme dans le coït ordinaire. Chez un hé-
risson, j'ai constaté et montré qu'il y avait à ce moment
des contractions du bulbo-caverneux. Chez les animaux

(1) Casper, *Traité pratique de méd. lég.*, t. II, p. 250. Paris, 1862.
Trad. française.

(2) E. Godard, *Études sur la monorchidie et la cryptorchidie chez
l'homme.* Paris, 1857, p. 124 (extrait des *Mémoires de la Société de
biologie*).

qui avaient succombé à une mort violente, j'ai vu que le
sperme éjaculé renfermait des animalcules doués de mouvement. En 1855, chez le nommé Guyot, qui mourut
écrasé, j'ai trouvé au méat, une heure après la mort, du
sperme largement fourni d'animalcules doués de mouvement. » Ces observations si précises sont aujourd'hui
complétement acquises à la science, et il n'est plus permis
d'attribuer la moindre valeur en tant que signe de pendaison pendant la vie à la turgescence des organes sexuels,
à la présence de spermatozoïdes dans l'urèthre ou à l'écoulement du sperme.

Évacuation d'urine et de matières. — L'évacuation d'une
certaine quantité d'urine et de matières fécales est encore
un de ces caractères dont la signification a été, non-seulement exagérée, mais complétement faussée. M. Devergie
lui donnait une très-grande importance dans l'affaire à
laquelle j'ai déjà fait allusion, et j'ai dû relever ce qui me
paraissait être une grave et dangereuse erreur. En effet,
rien n'est moins constant chez les pendus que cette évacuation de la prison cellulaire, où on l'a notée seulement
deux fois sur quarante et un suicides par pendaison. Or
elle se produit au moins aussi souvent dans tous les
genres de mort violente, non-seulement dans ceux qui se
rapprochent de la pendaison, mais encore dans les plus
divers.

Enfin pour qu'il y eût là, même en faisant la part de la
rareté du phénomène, un signe de pendaison pendant la
vie, il faudrait que l'on pût déterminer dans quelles circonstances et à quel moment a lieu l'évacuation de l'urine
et des matières fécales. Si quelquefois il est permis de
penser qu'il y a eu là un phénomène ultime, un relâchement des sphincters lié à l'agonie des pendus ; d'autres
fois, au contraire, on est forcé de reconnaître que les évacuations se sont faites mécaniquement après la mort et

par suite du déplacement du corps ou de pressions exercées sur la partie inférieure du tronc.

Je n'hésite donc pas, pour ma part, à refuser toute valeur à ce prétendu signe qui ne démontre ni la pendaison,
ni surtout la pendaison pendant la vie ; et je vois avec
satisfaction des hommes voués à la pratique de la médecine légale, comme Casper (de Berlin) (1), professer la
même opinion.

État des organes respiratoires et circulatoires. — Les
résultats fournis par l'autopsie cadavérique des pendus
concernant l'état des vaisseaux aériens, des poumons et
du cœur sont, à vrai dire, plutôt négatifs que positifs.
Cependant ils ne sont pas tout à fait dépourvus d'importance.

La présence de l'écume sanguinolente dans le larynx,
dans la trachée et dans les bronches, la rupture de quelques vésicules à la surface du poumon, l'engouement sanguin parfois porté très-loin et surtout marqué à la base
dans les lobes inférieurs des deux poumons à la fois, ces
lésions ont une réelle valeur comme signe de la mort par
pendaison et en auraient une plus grande encore s'ils
étaient plus constants. Si l'on y joint l'absence des taches
ecchymotiques sous-pleurales, et des plaques étendues
d'emphysème caractéristiques d'autres genres de mort,
on peut véritablement tenir grand compte des lésions pulmonaires pour prouver la pendaison pendant la vie.

L'état du sang, tantôt tout à fait fluide, ou formant
quelques caillots mous dans le cœur n'a rien de significatif.

État des centres nerveux. — Les détails dans lesquels
je suis entré touchant l'état des centres nerveux chez les
pendus, suffisent pour faire voir qu'il n'y a rien à tirer

---

(1) Casper, *ibid.*, p. 550.

absolument au point de vue de la question qui nous occupe des conditions dans lesquelles se présente le cerveau.
Ces conditions, d'ailleurs, varient on le sait, suivant la
position qu'occupe le cadavre. Les vaisseaux intracrâniens, vides durant la pendaison, peuvent se remplir lorsque le corps est replacé horizontalement et l'on ne trouve
alors qu'une congestion purement hypostatique qui ne
mérite aucune attention.

Le point le plus intéressant dans l'examen du cerveau
chez les pendus est la recherche et la constatation de quelque lésion cérébrale plus ou moins ancienne de nature à
entraîner un trouble des facultés ; et qui, en donnant à
supposer le suicide indiquerait d'une manière à peu près
certaine que la mort a en réalité eu lieu par pendaison
simple.

*Résumé des signes propres à démontrer la pendaison
pendant la vie.* — Si nous cherchons à résumer l'appréciation que nous venons de faire de la valeur des signes
propres à démontrer la pendaison pendant la vie, nous
voyons que, parmi ces signes, les uns démontrent le fait
de la pendaison : tels sont l'état du cou, l'empreinte laissée
par le lien suspenseur, l'aspect de la face, la turgescence
et la coloration des organes sexuels et des membres inférieurs. Les autres démontrent la persistance de la vie au
moment où ils se sont produits, ce sont les ecchymoses
superficielles ou profondes, les extravasations et infiltrations de sang coagulé dans le tissu cellulaire ou dans l'é-
paisseur des muscles de la région cervicale ; la présence
de l'écume sanguinolente dans les voies aériennes et l'engouement général des poumons.

Du rapprochement seul de ces deux ordres de signes
et de leur concordance exacte, résultera donc pour l'expert
la preuve que l'individu dont il examine le cadavre a
été pendu vivant et est bien réellement mort par pendai-

son. On le voit, ce n'est pas un signe unique, exclusif et
constant, mais bien l'ensemble des signes et leur corréla-
tion soigneusement établis qui permettent de conclure à
la pendaison pendant la vie.

Il ne faut pas oublier d'ailleurs que tous les signes extérieurs peuvent faire défaut. Albin Gras (1) rapporte l'histoire
d'une folle de la Salpêtrière qui s'était pendue, et sur le
cadavre de laquelle il ne restait trace d'aucune lésion vi-
tale : « pas de bouffissure de la face ou de la langue, pas
d'ecchymose au cou, pas de déchirure des artères ou des
veines, pas de luxation, rien autre chose qu'un sillon où
la peau était jaunâtre et parcheminée et l'indice de la
compression du tissu cellulaire sous-jacent ; rien, par
conséquent, qui pût aider à découvrir si la suspension
avait été opérée sur une personne vivante ou seulement
sur un cadavre. » •

Nous verrons plus tard, en parlant des moyens de distinguer le suicide de l'homicide, le parti que l'on pourra
tirer pour résoudre cette question de la découverte des
signes propres à d'autres genres de mort et du procédé
d'élimination que nous indiquions plus haut.

**Des signes propres à établir la durée de la pendaison, la
rapidité et l'époque de la mort.** — Il est en général très-intéressant de pouvoir déterminer avec autant de précision
que possible pendant combien de temps un corps est resté
pendu et si la mort a été plus ou moins rapide ainsi que
l'époque exacte à laquelle elle remonte.

Sur ce dernier point, il n'y a rien de particulier à noter
relativement à la pendaison. C'est sur les signes généraux communs à tous les genres de mort, la conservation
de la chaleur, l'apparition de la rigidité cadavérique,
l'état de plénitude ou de vacuité de l'estomac, que l'expert

(1) Albin Gras, Observation de suicide par strangulation (lisez pendaison) (Ann. d'hyg. publ. et de méd. lég., 1ᵉ série, t. XIII, p. 208).

pourra fonder son jugement. La pendaison ne présente à cet égard d'autre particularité à relever que les circonstances matérielles dans lesquelles elle s'est accomplie et qui peuvent parfois hâter le refroidissement du corps, et l'apparition en général assez hâtive de la rigidité sinon dans toutes les parties du moins dans les muscles qui ont été le siège de tension excessive ou de convulsions violentes, au cou notamment et dans les membres supérieurs et inférieurs, dans les mains surtout.

Quant à savoir si la mort est survenue avec plus ou moins de rapidité. On peut dire, d'une manière générale, qu'elle ne se fait pas attendre chez les pendus; et, pour pénétrer plus avant, il faut tenir compte, non de la position du lien au-dessus du larynx dont Ollivier (d'Angers) prétendait faire un cause de mort plus rapide, mais seulement de la nature des lésions et de la manière dont la mort a été déterminée.

Il est clair, en effet, qu'une syncope a pu, dans certains cas, la reculer au delà des bornes ordinaires et que, d'un autre côté, la lésion de la moelle consécutive au déplacement ou à la fracture des vertèbres cervicales a pu la hâter et la rendre foudroyante. On a vu que la congestion cérébrale et l'apoplexie n'ont d'ailleurs aucune part à la mort par pendaison.

Pour la durée de la pendaison bien qu'elle ne puisse être établie toujours avec une entière certitude, puisque les signes qui la prouvent d'ordinaire peuvent exister après cinq minutes aussi bien qu'après la pendaison la plus prolongée, ainsi qu'Ollivier (d'Angers) et Caussé (d'Albi) l'ont vu pour l'état de dessiccation et l'aspect parcheminé de la peau du cou au niveau du lien suspenseur; il n'en est pas moins vrai qu'il est certains signes qui ne se montrent que dans le cas de pendaison prolongée et qui vont se marquant d'autant plus qu'elle a duré davantage :

tels sont la bouffissure et la teinte violacée de la face,
l'injection et la propulsion des yeux en avant, la dessiccation de la peau du cou dans le point où presse le lien suspenseur, la profondeur du sillon, la turgescence des organes sexuels, le gonflement et la coloration violacée des
membres inférieurs et enfin la congestion hypostatique
des deux poumons. Ce sont là certainement des indices
d'une grande valeur et auxquels il est difficile de méconnaître une pendaison de longue durée surtout lorsqu'ils
se trouvent tous réunis.

**Des moyens de distinguer le suicide de l'homicide dans
les cas de pendaison.** — Nous voici arrivé au point capital
de cette étude, et face à face avec l'une des questions les
plus difficiles, et les plus graves que puisse rencontrer le
médecin dans la pratique de la médecine légale. C'est au
défaut de certitude dans la distinction du suicide et de
l'homicide, à l'occasion de faits de pendaison, qu'il faut
attribuer des erreurs judiciaires à jamais déplorables. Des
suicides avérés qui ne feraient doute aujourd'hui pour
personne, ont été pris pour des meurtres dont la justice
a demandé compte à des innocents ; Calas, le plus fameux
n'est pas le seul que je citerai. J'ai été assez heureux, il
y a quelques années pour en soustraire un à une condamnation presque certaine. Dans d'autres cas moins re-
grettables à coup sûr pour l'ordre social, mais très-fâcheux
aussi au point de vue de la science médico-légale, des
pendaisons opérées par des meurtriers après la mort de
leurs victimes, ont été données et admises comme suicides ;
je me suis élevé contre l'insuffisance des preuves invoquées
dans des cas semblables, et j'en reproduirai un exemple
frappant dans l'affaire Duroulle. C'est seulement, en effet,
par l'étude attentive des faits et par des observations multipliées que l'expert parviendra à se pénétrer des difficultés particulières de la question, et puisera en même

temps dans l'expérience les éléments d'une solution pratique et sûre.

J'ai dit souvent déjà que la question de distinction du suicide et de l'homicide serait résolue, si l'on avait pu déterminer avec certitude que la pendaison avait eu lieu pendant la vie. Car la mort par pendaison est presque exclusivement suicide; l'homicide ne pend qu'après avoir donné la mort d'une autre façon. Ces propositions sont très-généralement vraies, mais elles ne sont pas absolues. D'une part, en effet, nous venons de montrer les difficultés que l'expert éprouve souvent à découvrir des signes positifs de la pendaison pendant la vie; et d'une autre part, il y a dans plus d'un cas des raisons de douter qui nous imposent la nécessité de rechercher et d'indiquer les moyens de distinguer le suicide de l'homicide dans les cas de pendaison.

A cet égard, on peut sans doute faire valoir certaines considérations tirées de la position du corps, des circonstances matérielles de la pendaison, des constatations faites sur le cadavre. Mais ce que je redoute par-dessus tout, c'est que l'on donne trop d'importance à ce genre de preuves qui sont loin d'avoir la valeur que la justice, l'opinion publique et ce qui est plus fâcheux, certains médecins eux-mêmes leur ont trop souvent accordées. C'est là, je ne crains pas de le dire, la cause des erreurs judiciaires auxquelles ont donné lieu plusieurs cas de pendaison.

Position du corps. — On a vu dans quelles positions variées se présentait le corps des pendus. Il est permis de dire et les images que l'on trouvera à la fin de cette étude le font bien voir, que les plus bizarres, les plus inattendues, les plus impossibles se sont offertes à l'observation. Et chose remarquable, point essentiel dans la question qui nous occupe, ces cas de pendaison incomplète dans les-

quels le corps repose en partie sur le sol, replié, accroupi,
parfois assis et presque couché, ces cas appartiennent
tous à des suicides parfaitement constants. A ce point,
qu'on a pu dire, sans trop de paradoxe, que la pendaison
incomplète est nécessairement suicide.

De fait, il est certain que les moyens très-simples auxquels peut recourir et se fie habituellement celui qui a la
ferme intention de se donner la mort et qui compte sur sa
volonté, paraîtraient sans doute trop peu sûrs à des meurtriers qui, pour paralyser toute résistance, ne croiraient
jamais pendre leur victime assez haut et assez court. Cependant tout est possible en pareil cas, et je ne voudrais
pas prononcer d'une manière formelle, d'après la seule
position du corps, sur la réalité du suicide.

Mais ce que je n'admets pas surtout, et ce que j'ai peine
à comprendre, c'est qu'il se rencontre aujourd'hui un seul
médecin capable de nier la possibilité de la mort par pendaison dans le cas de suspension partielle du corps, ainsi
que j'en citerai bientôt, d'après le docteur Dubois, un bien
triste exemple. C'est nous rejeter de quarante ans en arrière
et renouveler les discussions soulevées à l'occasion du suicide du prince de Condé. C'est méconnaître ce fait dès longtemps et irrévocablement acquis à la science, que la pendaison peut s'opérer quelle que soit la position du corps.
Ajoutons comme également prouvé par l'observation des
faits que la pendaison incomplète paraît plus spécialement, sinon exclusivement, appartenir au suicide.

Circonstances de la pendaison. — On est généralement
disposé à donner beaucoup d'importance aux circonstances
dans lesquelles a eu lieu la pendaison, à ces circonstances
que M. Devergie appelle improprement des preuves morales, et qui ne sont que les circonstances matérielles extérieures de la pendaison. En ce qui touche les preuves
véritablement morales, celles qui peuvent se déduire de la

situation d'esprit, du caractère, des dispositions affec-
tives, des motifs divers enfin qui peuvent faire admettre
ou repousser les intentions de suicide de tel ou tel individu,
je ne saurais trop mettre l'expert en garde contre de pa-
reilles considérations qui naissent trop souvent de cette
impression première, de cette vague rumeur qui s'élève
dans l'opinion en présence d'une mort violente, et qui a
toute l'inconsistance et tous les dangers du préjugé et de
l'irréflexion. Le médecin ne peut entrer dans cet ordre de
preuves que s'il y a lieu de supposer un trouble réel des
facultés mentales, et si quelque lésion du cerveau peut
confirmer cette supposition.

L'appréciation des conditions dans lesquelles s'est
opérée la pendaison, se réduit donc à constater des possi-
bilités ou des impossibilités matérielles : si le lieu où a
été attaché le lien suspenseur est accessible ou non; quelle
est la disposition des objets environnants ; si le lien employé a pu être en la possession du pendu ; comment il a
été fixé à son extrémité supérieure, et de quelle façon
noué autour du cou. Certes, toutes ces particularités sont
bonnes à relever ; et il y aurait exagération à dire qu'elles
n'ont jamais pu fournir d'indications utiles. Mais à combien de fausses conjectures elles ont donné lieu, et qu'il
est dangereux de s'y fier. Tout est possible en pareille matière. S'il y a des individus qui exécutent simplement leur
dessein de suicide, se servant pour mettre fin à leurs jours de
ce qu'ils ont sous la main, et se pendant à leur lit, à leur
fenêtre, dans leur chambre avec leur cravate ou l'embrasse
de leurs rideaux, il en est au contraire qui apportent à
cet acte suprême une recherche singulière, et qui l'entourent d'apprêts, de difficultés, de tours de forces, s'il est
permis d'employer ce mot, qui semblent destinés à en retarder l'accomplissement. Les uns laissent tout en désordre autour d'eux, les autres rangent avec soin les

moindres objets, et vont jusqu'à plier minutieusement les
vêtements qu'ils quittent avant de s'abandonner à la
mort. Quelquefois les mains sont liées, soit en avant, soit
derrière le dos, et les yeux bandés. De même le lien peut
être fixé d'une manière, en apparence peu solide; tandis
que d'autres fois, il sera assujetti avec une grande force;
il en sera de même de l'espèce de nœud qui s'attachera au
cou. Ce que l'on peut dire seulement sur ce dernier point,
c'est que les nœuds les plus lâches, l'anse simple par
exemple, semblent des indices à peu près certains de
suicide. Mais la complication, les difficultés accumulées,
les impossibilités apparentes même, celles par exemple
qui résulteraient d'une infirmité, comme on l'a vu pour
cette femme privée de la main droite qui a su s'étrangler
dans son lit d'hôpital, toutes ces circonstances n'excluent
pas le suicide. Tout est possible, je le répète, et c'est s'exposer aux plus graves erreurs que de fonder son jugement
sur les circonstances matérielles dans lesquelles s'est
opérée la pendaison. C'est là ce qui perdit Calas. La condamnation inique qui le frappa ne fut prononcée que sur
des indices de cette nature.

Constatations faites sur le cadavre. — Les constatations
faites sur le cadavre ont sans doute plus d'importance.
Cependant, là encore, le médecin expert ne saurait apporter trop de circonspection, trop de réserve dans ses
conclusions.

Si le pendu suicide conserve en général une physionomie calme et naturelle, il ne s'en suit pas que l'expression de souffrance, marquée sur le visage, implique des
violences homicides. Le siége de l'empreinte laissée par
le lien suspenseur, est également dépourvu de signification; on a prétendu que, dans le cas de meurtre, elle se
trouvait à la partie inférieure du cou, rien n'est moins
constant, il n'y a à cet égard rien de fixe ni d'absolu. Ce

qui est plus important, c'est de pouvoir établir une concordance parfaite entre l'empreinte et le lien suspenseur, au triple point de vue des dimensions, de la forme et de la direction. Dans le cas de pendaison simple, c'est-à-dire de suicide, il est évident que le rapport doit être exact. Et cependant combien encore il faut prendre garde. Ne sait-on pas qu'un lien unique peut laisser une double empreinte, que celle-ci peut former un sillon horizontal en même temps qu'un sillon oblique. La direction même du sillon peut induire en erreur. Le docteur Caussé (d'Albi) a rapporté l'exemple rare d'une strangulation accomplie à l'aide d'un nœud coulant serré avec le gros orteil, de façon à tracer sur le cou un sillon oblique de bas en haut et d'avant en arrière tout comme dans la pendaison ordinaire. Les dimensions du sillon ne sont pas plus constantes; une corde volumineuse peut laisser une empreinte étroite, un lien étroit un sillon plus ou moins large et irrégulier.

. Il est pourtant des signes de plus de valeur, et qui, le plus ordinairement, peuvent être considérés légitimement comme des preuves de violences homicides. Ce sont les ecchymoses et les infiltrations de sang coagulé plus ou moins profondes dans la région du cou; les fractures de l'os hyoïde, l'écrasement des cartilages du larynx, la luxation ou la fracture des vertèbres cervicales. Cependant il n'est presque aucune de ces lésions qui n'ait été observée dans le cas de suicide; et c'est seulement leur profondeur, leur étendue, leur défaut de concordance avec le lien suspenseur qui permettront de les rattacher à des violences criminelles.

La luxation des vertèbres cervicales qui a paru difficilement conciliable avec le fait de la pendaison simple ou suicide, a été cependant très-manifestement observée dans des cas avérés de mort volontaire. Outre le cas tant

de fois cité d'Ansiaux (de Liége), il en est un moins connu
et selon moi bien propre à entraîner la conviction. Il a été
communiqué par le docteur Germain à Étoc-Demazy (1).
Un homme de forte stature monte sur une des charpentes
les plus élevées de son grenier; et, après avoir fixé la
corde, se laisse tomber brusquement de tout son poids et
reste suspendu dans l'espace. L'autopsie du cadavre a
montré qu'il s'était produit une luxation de la deuxième
vertèbre sur la première. L'apophyse odontoïde était presque entièrement sortie de l'anneau et son extrémité était
au niveau du bord inférieur du ligament transverse. Les
ligaments odontoïdiens, le ligament antérieur et le ligament postérieur de l'articulation de l'atlas avec l'axis
étaient rompus. Le ligament transverse était intact ; et du
sang était épanché dans le canal.

La fracture de l'os hyoïde et celle des cartilages du
larynx établirait de fortes présomptions d'homicide ; car
ce n'est pas dans des cas de suspension volontaire, mais
à la suite d'exécution de justice, que Valsalva et Morgagni
ont observé ces lésions; M. Caussé (d'Albi) en a fait déjà
la judicieuse remarque.

Le cas que je rapporterai du suicide de la dame C.,
est singulièrement propre à montrer à quel point il faut
se défier des apparences, puisque les ecchymoses produites sur le cou par la main du pendu lui-même, ont pu
être prise pour les empreintes de la main du meurtrier.
Le professeur Liman (de Berlin) (2) cite deux cas de suicide
par pendaison, dans lesquels il a vu des extravasations
sanguines dans la région cervicale. Dans l'un, il s'agit

(1) Étoc-Demazy, *Recherches statistiques sur le suicide, appliquées à l'hygiène publique et à la médecine légale.* Paris, 1844, p. 110.

(2) Liman, *Quelques remarques sur la mort par suspension, par pendaison et par strangulation* (Ann. d'hyg. publ. et de méd. lég., 2e série, t. XXVIII, p. 588).

« d'une femme enceinte qui, assise, s'était pendue avec une corde ; le sillon avait une forme circulaire montant des deux côtés en arrière et en haut et un aspect parcheminé du côté droit ; une incision du sillon ne laissait pas voir d'extravasation sanguine. Dans le tissu cellulaire du sterno-cléido-mastoïdien, à la surface interne de ce muscle, on trouvait une extravasation de la grandeur d'une pièce de cinquante centimes, de même, sur la trachée-artère, de la grandeur d'un pois, de plus il se trouvait un grand nombre d'épanchements dans le tissu de l'aorte et entre celle-ci et la colonne vertébrale ; il y en avait aussi sous le péricarde. » L'autre cas est celui d'un homme qui, après s'être tiré un coup de pistolet, s'était pendu. « Le sillon était ici en partie momifié et une incision ne démontrait pas de sugillation, mais entre la trachée-artère et la colonne vertébrale, il y avait une extravasation coagulée. »

Il convient d'ajouter que, chez les pendus comme dans tous les autres genres de suicides, il n'est pas très-rare de rencontrer des blessures qui attestent des tentatives avortées de suicide ; coups de feu, coups de couteau, section incomplète du cou, et que l'expert doit, au point de vue de la distinction du suicide et de l'homicide, tenir grand compte de la possibilité ou de l'impossibilité qu'il y a à ce que les blessures constatées aient été faites par la main du pendu lui-même. M. Dégranges a fait une remarque intéressante dans un cas de suicide bien établi par pendaison, précédée de section incomplète du cou (1), touchant les modifications produites par l'hémorrhagie dans l'aspect de la face du pendu.

Je ne parle pas des traces de lutte, de résistance ou de

_____

(1) Dégranges, *Asphyxie par strangulation* (lisez *mort par pendaison*). — *Soupçon de meurtre ou d'assassinat.* — *Suicide* (*Ann. d'hyg. publ. et de méd. lég.*, t. XIV, p. 410).

rixe, que l'on donne comme signes décisifs de la penaai-
son homicide, ce sont des banalités qui n'ont précisément
ici aucune application. Ce n'est jamais, en effet, de haute
lutte que des meurtriers essayeront de pendre un
homme. Ils lui passeront la corde au cou par surprise,
ou n'arriveront à la pendaison qu'après d'autres violences
qui auront amené la perte de connaissance ou même la
mort de la victime.

J'ai à citer, comme exemple de *pendaison homicide par
surprise*, un fait tellement étrange, qu'il dépasse l'imagination et ne serait pas croyable s'il n'avait reçu la sanc-
tion d'un débat criminel.

Au mois de février 1844, la cour d'assises de la Seine-
Inférieure jugeait et condamnait à la peine de mort un
individu du nom de Thibert, âgé de 57 ans, de petite
taille, d'une constitution faible, très-maigre, à la physionomie sinistre, l'œil enfoncé, mais vif; le nez et la bouche
indiquaient la ruse. Il était né à Dieppe et demeurait à
Rouen où il exerçait, disait-il, le métier de chiffonnier.

Cet homme avait rencontré au palais de justice, au
milieu du public qui assistait à une audience, un vieillard
de 81 ans, avec qui il avait lié conversation, lui deman-
dant s'il n'avait pas quelques infirmités ; et, sur sa réponse, qu'il souffrait de la jambe, il lui avait promis de le
guérir. Après avoir acquis la certitude que le vieillard demeurait seul, il lui recommande d'acheter un clou neuf,
le plus fort possible, et une corde neuve grosse comme
le petit doigt et longue d'une brasse et demie, ajoutant
expressément qu'il doit bien se garder de parler à personne du remède et lui renouvelant la promesse d'aller le
lui administrer chez lui à sept heures du soir. Il l'avait
engagé à faire auparavant une neuvaine. Le vieillard se
méfiant des intentions de son guérisseur, fit arrêter Thibert
au moment où il se présenta à son domicile.

Les recherches faites sur la vie passée de cet homme démontrèrent que déjà à plusieurs reprises, et toujours sous prétexte de les guérir, il s'était introduit chez des vieillards. Trois ont été trouvés pendus dans leur chambre toujours avec une corde et un clou neufs. Ils étaient connus pour avoir horreur du suicide. Leur corps ne présentait d'ailleurs aucunes traces de violences. Deux se sont échappés au moment où Thibert leur passait la corde au cou. Un dernier assassinat consommé dans les mêmes circonstances par écrasement de la tête, fut en outre établi à la charge de ce misérable, à qui la rumeur populaire décerna tout d'une voix le nom de médecin à la corde.

C'est là, à vrai dire, un cas probablement unique d'homicide par pendaison volontaire. Je veux maintenant donner des exemples de pendaison suicide faussement attribuée à des violences criminelles et dans lesquels la pression de l'opinion publique égarée, un concours de circonstances matérielles mal interprétées, l'erreur enfin de médecins inexpérimentés a eu ou aurait pu avoir pour la justice de déplorables conséquences.

EXEMPLES DE PENDAISON SUICIDE PRISE PAR ERREUR POUR HOMICIDE.

Je rapporterai sous ce titre trois cas remarquables à divers titres, et que le médecin légiste devra toujours avoir présents à l'esprit, en premier lieu, l'histoire de Calas ; en second lieu, l'observation de M. le docteur Desbois ; et enfin l'affaire de Bordeaux pour laquelle j'ai eu l'honneur d'être consulté, faits pleins d'intérêt et féconds en enseignements.

I. — *Suicide de Marc-Antoine Calas* (1). — « Jean Calas, âgé de soixante-huit ans, exerçait la profession de négociant, à Toulouse, de-

(1) Voltaire, *Traité sur la tolérance à l'occasion de la mort de Jean Calas* (*Nouveaux mélanges philosophiques, historiques*, etc., II° partie, édition de 1772, t. XXXII, p. 30).

puis plus de quarante années, et était reconnu, de tous ceux qui ont vécu
avec lui, pour un bon père. Il était protestant ainsi que sa femme et tous
ses enfants, excepté un qui avait abjuré l'hérésie et à qui le père faisait
une petite pension. Il paraissait si éloigné de cet absurde fanatisme qui
rompt tous les liens de la société, qu'il approuva la conversion de son
fils Louis Calas, et qu'il avait depuis trente ans chez lui une servante,
zélée catholique, laquelle avait élevé tous ses enfants.

« Un des fils de Jean Calas, nommé Marc-Antoine, était un homme de
lettres; il passait pour un esprit inquiet, sombre et violent. Ce jeune
homme ne pouvant réussir ni à entrer dans le négoce, auquel il n'était
pas propre, ni à être reçu avocat, parce qu'il fallait des certificats de
catholicité qu'il ne put obtenir, résolut de finir sa vie et fit pressentir ce
projet à un de ses amis; il se confirma dans sa résolution par la lecture
de tout ce qu'on a jamais écrit sur le suicide.

« Enfin un jour (le 13 octobre 1761), ayant perdu son argent au jeu,
il choisit ce jour-là même pour exécuter son dessein. Un ami de la famille et le sien, nommé Lavaisse, jeune homme de dix-neuf ans, connu
par la candeur et la douceur de ses mœurs, fils d'un avocat célèbre de
Toulouse, était arrivé de Bordeaux la veille; il soupa par hasard chez
les Calas. Le père, la mère, Marc-Antoine leur fils aîné, Pierre leur second fils, mangèrent ensemble. Après le souper, on se retira dans un
petit salon; Marc-Antoine disparut; enfin, lorsque le jeune Lavaisse
voulut partir, Pierre Calas et lui étant descendus, trouvèrent en bas,
auprès du magasin, Marc-Antoine en chemise, pendu à une porte et son
habit plié sur le comptoir; sa chemise n'était pas seulement dérangée;
ses cheveux étaient bien peignés : il n'avait sur son corps aucune
plaie, aucune meurtrissure. (On ne lui trouva après le transport du cadavre à l'hôtel de ville, qu'une petite égratignure au bout du nez et
une petite tache sur la poitrine, causée par quelques inadvertances dans
le transport du corps.)

« On ne décrira point la douleur et le désespoir du père et de la mère,
leurs cris furent entendus des voisins. Lavaisse et Pierre Calas, hors
d'eux-mêmes, coururent chercher des chirurgiens et la justice. Pendant qu'ils s'acquittaient de ce devoir, le peuple de Toulouse s'attrou-
pait autour de la maison. Quelque fanatique de la populace, s'écria
que Jean Calas avait pendu son propre fils Marc-Antoine. Ce cri répété
fut unanime en un moment; d'autres ajoutèrent que le mort devait
le lendemain faire abjuration, que sa famille et le jeune Lavaisse l'a-
vaient étranglé par haine contre la religion catholique.

« La famille Calas, la servante catholique, Lavaisse furent mis aux fers…
Il paraissait impossible que Jean Calas, vieillard de soixante-huit ans,
qui avait depuis longtemps les jambes enflées et faibles, eût seul
étranglé et pendu son fils, âgé de vingt-huit ans, qui était d'une force

au-dessus de l'ordinaire. Comment tous ensemble auraient-ils pu étrangler un jeune homme aussi robuste qu'eux tous, sans un combat long et violent, sans des cris affreux, qui auraient appelé tout le voisinage, sans des coups réitérés, sans des meurtrissures, sans des habits déchirés.

« Il était évident que, si le parricide avait pu être commis, tous les accusés étaient également coupables, parce qu'ils ne s'étaient pas quittés d'un moment; il était évident qu'ils ne l'étaient pas; il était évident que le père seul ne pouvait l'être; et cependant l'arrêt condamna ce père seul à expirer sur la roue. »

Revenons sur quelques détails (1) : « Le souper avait eu lieu sur les sept heures et ne fut pas fort long. Lorsque nous fûmes au dessert, ce malheureux enfant, je veux dire mon fils aîné Marc-Antoine, se leva de table, comme c'était la coutume, et passa à la cuisine, qui est auprès de la salle à manger au premier étage. La servante lui dit : Avez-vous froid M. l'aîné? chauffez-vous; il lui répondit : Bien au contraire, je brûle, et sortit. Nous restâmes encore quelques moments à table. Environ sur les neuf heures trois quarts à dix heures, M. Lavaisse prit congé de nous et descendit avec Pierre. » (*Extrait d'une lettre de la dame veuve Calas,* 15 juin 1862.)

« Marc-Antoine Calas était mécontent de sa situation, il était sombre, atrabilaire et lisait souvent des ouvrages sur le suicide. Lavaisse avant le souper l'avait trouvé dans une profonde rêverie; la mère s'en était aussi aperçue. Ces mots : Je brûle, répondus à la servante qui lui proposait d'approcher du feu, sont d'un grand poids. Il descend seul en bas après souper. Il exécute sa résolution funeste. Son frère, au bout de deux heures, en reconduisant Lavaisse, est témoin de ce spectacle. Tous deux s'écrient, le père vient; on dépend le cadavre : voilà la première cause du jugement porté contre cet infortuné père. Il ne veut pas d'abord dire aux voisins, aux chirurgiens, « mon fils s'est pendu, il faut qu'on le traîne sur la claie et qu'on déshonore ma famille. » Il n'avoue la vérité que lorsqu'on ne peut plus la celer... Quand le père et la mère en larmes étaient, vers les dix heures du soir, auprès de leur fils Marc-Antoine déjà mort et froid, ils s'écriaient, ils poussaient des cris pitoyables, ils éclataient en sanglots, et ce sont ces sanglots, ces cris paternels qu'on a imaginé être les cris mêmes de Marc-Antoine Calas, mort deux heures auparavant; et c'est sur cette méprise qu'on a cru qu'un père et une mère qui pleuraient leur fils mort, assassinaient ce fils... De très-mauvais physiciens ont prétendu qu'il n'était pas possible que Marc-Antoine se fût pendu. Rien n'est pourtant si possible. Le père en

_____

(1) *Pièces originales concernant la mort des sieurs Calas et le jugement rendu à Toulouse* (*ibid.*, p. 96).

arrivant sur le lieu où son fils était suspendu, avait voulu couper la
corde, elle avait cédé d'elle-même, il crut l'avoir coupée. Il se trompa
sur ce fait inutile devant les juges, qui le crurent coupable. » (*Extrait
d'une lettre de Donat Calas à sa mère*, 21 juin 1762).

« M. Lavaisse et Pierre descendent, mais quel spectacle s'offre à eux !
Ils voient la porte du magasin ouverte, les deux battants rapprochées,
un bâton fait pour serrer et assujettir les ballots passés au haut des
deux battants, une corde à nœuds coulants et mon malheureux frère
suspendu en chemise les cheveux arrangés, son habit plié sur le comptoir : Que faire? laissera-t-on le corps de son fils sans secours ?
Le père embrasse son fils mort ; la corde cède au premier effort
parce qu'un des bouts du bâton, glissant aisément sur les battants et
que le corps soulevé par le père n'assujettissait plus ce billot... Pour
comble de malheur, le capitoul prévenu par ces clameurs, arrive sur le
lieu avec ses assesseurs et fait transporter le cadavre à l'hôtel de ville.
Le procès-verbal se fait à cet hôtel au lieu d'être dressé dans l'endroit
même où l'on a trouvé le mort... Enfin un chirurgien nommé Lamarque
est nommé pour ouvrir l'estomac de mon frère, et pour faire rapport
s'il y a trouvé des restes d'aliments. Son rapport dit que les aliments
avaient été pris quatre heures avant sa mort. Il se trompait évidemment de deux. Il est clair qu'il voulait se faire valoir en prononçant
quel temps il faut pour la digestion que la diversité des tempéraments
rend plus ou moins lente. Cette petite erreur d'un chirurgien devait-
elle préparer le supplice de mon père? » (*Mémoire de Donat Calas pour
son père, sa mère et son frère.*)

« On peut juger de mon horrible surprise quand je vis mon frère suspendu en chemise aux deux battants de la porte de la boutique qui
donne dans le magasin. Je poussai des cris affreux, j'appelai mon
père : il descend éperdu ; il prend à brasse corps son malheureux fils en
faisant glisser le bâton et la corde qui le soutenaient ; il ôte la corde du
cou en élargissant le nœud... Je vole chez le chirurgien, je ne trouve
que le sieur Gorse, son garçon et je l'amène avec moi. Le chirurgien
Gorse lui tâte le pouls et le cœur ; il le trouve mort et déjà froid ; il lui
ôte son tour de cou qui était de taffetas noir ; il voit l'impression d'une
corde et prononce qu'il est étranglé. Sa chemise n'était pas seulement
froissée, ses cheveux arrangés comme à l'ordinaire et je vis son habit
proprement plié sur le comptoir. Mon père, dans l'excès de la douleur,
me dit : Ne va pas répandre le bruit que ton frère s'est défait lui-même,
sauve au moins l'honneur de ta misérable famille. Mais sur le conseil
d'un ami de la maison, Lavaisse et moi nous allons prévenir la justice...
Le capitoul avait mandé le sieur La Tour, médecin, et les sieurs Lamarque et Perronet, chirurgiens. Ils visitèrent le cadavre en ma présence,
cherchèrent des meurtrissures sur le corps et n'en trouvèrent point.

Ils ne visitèrent point la corde : ils firent un rapport secret seulement de bouche au capitoul ; après quoi on nous mena tous à l'hôtel de ville ; on prit le cadavre et les habits qui furent portés aussi à l'hôtel de ville... Le capitoul, l'assesseur, le procureur du roi et l'avocat du roi étaient venus quelques jours après notre détention, avec un expert, dans la maison où mon frère Marc-Antoine était mort ; quel était cet expert, pourra-t-on le croire ? c'était le bourreau. On lui demanda si un homme pouvait se pendre aux deux battants de la porte du magasin où j'avais trouvé mon frère. Ce misérable, qui ne connaissait que ses opérations, répondit que la chose n'était pas praticable. C'était donc une affaire de physique. Hélas ! l'homme le moins instruit aurait vu que la chose n'était que trop aisée. » (*Déclaration de Pierre Calas*, 23 juillet 1762.)

« Le sieur David, capitoul de Toulouse, avait consulté le bourreau sur la manière dont Marc-Antoine Calas avait pu être pendu, et ce fut l'avis du bourreau qui prépara l'arrêt, tandis qu'on négligeait l'avis de tous les avocats. »

C'est là le dernier mot de cette lamentable histoire. Les faits parlent assez haut, et la notoriété en a été assez grande pour qu'il semble inutile de rien ajouter. Aussi ne ferai-je qu'une courte remarque. Si grande que soit la part qu'il convient de faire, dans l'erreur judiciaire dont Jean Calas fut la victime, à l'esprit du temps, au caractère des populations méridionales et au fanatisme religieux, il faut néanmoins reconnaître que les circonstances matérielles dans lesquelles s'opéra le suicide de Marc-Antoine, faussement interprétées, commentées et grossies par l'ignorance et le préjugé, ont puissamment contribué à répandre sur cette affaire la plus claire du monde, les ténèbres au fond desquelles devaient s'engloutir la justice et la vérité ; et ont seules rendu possible cette inqualifiable sentence. C'est là qu'est pour la médecine légale, l'enseignement que je veux tâcher de faire ressortir. Que voyons-nous, en effet : au premier moment le dessein de dissimuler le suicide, le déplacement du cadavre, le défaut de constatation des conditions de la pendaison. Celles-ci étaient telles, qu'elles impliquèrent le suicide ; ce bâton posé simplement sur les montants d'une porte est bien le procédé simple des morts volontaires ; et ne résiste pas au mouvement que les efforts du père imprime au corps. La corde s'est rompue ou plus probablement a glissé ainsi que le déclare Pierre Calas ; le père croit l'avoir coupée, ces contradictions, si faciles à comprendre, sont imputées à crime. Le soin avec lequel les cheveux sont peignés, les habits pliés paraissent incompatibles avec le dessein suicide et la préoccupation de la mort ; c'est cependant ce que l'observation nous montre le plus souvent dans les suicides les plus avérés. L'heure précise de la mort est faussement établie par le chirurgien Lamarque qui se trompe sur l'état de la digestion stomacale, et fait remonter la mort à quatre heures en arrière, tandis que, d'un autre côté la foule qui a pris les sanglots des parents pour les cris de la victime, tendait à faire admettre l'opinion contraire d'une mort beaucoup plus rapprochée ; enfin, la grossière ignorance de cet expert, si malheureusement choisi, le bourreau qui, ne connaissant que son gibet, déclara impraticable l'appareil de pendaison le plus usité du suicide, et la confiance accordée à cette déclaration téméraire ; ne sont-ce pas là autant d'erreurs de fait et d'interprétation, touchant les circonstances de la pendaison de Marc-Antoine Calas qui, jointes à l'inexpérience des médecins qui n'ont pas su comprendre, ni faire prévaloir la vérité, ont dès le principe précipité la justice dans de fausses voies, et l'ont livrée à tous les dangers de la passion et de l'aveuglement populaire.

II. — *Suicide d'une femme faussement attribué à un homicide.* — *Erreur du médecin.* — *Condamnation du mari* (1). — En septembre 1845, un riche cultivateur de Normandie, actif, laborieux

(1) Dr Desbois (de Rouen), *loc. cit.*

et toujours cité pour la régularité de ses mœurs, vivait depuis plu-
.sieurs années en mauvaise intelligence avec sa femme dont la conduite
scandaleuse n'était ignorée de personne. Deux fois cette femme s'était
soumise à des manœuvres abortives, et son complice, un berger,
connu sous le nom de l'*Avorteur*, ayant été arrêté, elle se vit elle-
même sous le coup de poursuites. Abrutie, d'ailleurs, par un état d'i-
vresse habituel, elle résolut d'en finir et se pendit ou plutôt s'accro-
cha par le cou avec un mouchoir plié ou roulé en cravate à la clef de
la porte de sa chambre, laquelle clef n'était qu'à 98 centimètres du sol.

Son mari qui l'avait laissée couchée à quatre heures du matin, en
se levant pour aller réveiller ses domestiques et donner ses ordres
pour les travaux de la journée, la trouva ainsi accroupie et accrochée
à six heures, c'est-à-dire au bout de deux heures. Elle était coiffée d'un
bonnet, revêtue de son corset, d'un jupon et de ses bas. Il la décro-
cha, la remit dans son lit et reconnut qu'elle n'existait plus. Un sentiment bien naturel, la crainte d'une espèce de déshonneur attaché dans
les campagnes aux parents d'une personne suicidée, le firent chercher
à cacher le suicide. Il vint dire à ses servantes qu'il venait de trouver
sa femme morte. Le médecin habituel de la maison trouva étrange que
cette femme âgée de trente ans et d'une bonne constitution fût ainsi
morte subitement. L'autorité locale, de son côté, crut aussi difficilement à ce genre de mort. Ce fut alors que le cultivateur craignant d'être
soupçonné ou même incriminé se décida à dire la vérité et déclara
comment il avait trouvé sa femme.

En conséquence, la justice fit procéder à l'examen du cadavre et ce
fut par suite des conclusions des rapports et des dépositions de l'homme
de l'art, d'où dépendait toute l'accusation que cet homme fut accusé
d'avoir fait avorter et d'avoir étranglé sa femme; qu'il fut jugé, condamné à six ans de travaux forcés et conduit au bagne où il mourut un
an après.

Or ces conclusions du médecin étaient fondées sur
des erreurs médico-légales flagrantes. A plusieurs reprises, tant dans son rapport que dans ses dépositions, le
médecin appelé par la justice, répétait que la mort ne
pouvait avoir eu lieu par une suspension partielle du
corps ou en d'autres termes, et pour citer ses paroles
textuelles, « qu'il fallait que le poids du corps vînt opérer
la compression du larynx ou de la trachée-artère, de manière que la respiration ne puisse plus se faire, qu'autre-

ment on ne comprenait pas la strangulation et qu'il ne
pensait pas qu'avec la volonté même de se détruire, on
puisse y parvenir dans la position ci-dessus indiquée. »
De plus, le même expert considérait comme une marque
certaine d'étranglement avec les mains et comme excluant
la possibilité d'un suicide, « la direction horizontale ou
transversale d'une légère empreinte située sur la partie
latérale gauche et moyenne du cou, longue de deux centimètres et demi et large de dix à douze millimètres, n'intéressant que le réseau superficiel du crâne, dont l'aspect, la sensation au toucher, le plissement de l'épiderme
étaient semblables à ceux que présente l'empreinte à peu
près circulaire que l'on remarque au cou chez les individus qui se sont pendus. » Enfin l'écoulement du sang
par les fosses nasales était donné comme preuve de la
strangulation, et ne se produisant jamais chez les pendus.

On ne saurait nier qu'il y ait dans ces conclusions un
oubli regrettable des notions les plus incontestables relatives aux effets de la pendaison. Nier la possibilité de la
pendaison dans le cas de pendaison partielle, donner, à des
empreintes laissées sur le cou par le lien suspenseur, une
interprétation si manifestement contraire à la réalité des
faits, contester enfin que du sang puisse s'échapper des
narines du cadavre après la pendaison, c'est montrer
combien peu on est préparé à la grave mission de dé-
cider de l'honneur et de la vie de ceux sur qui pèse le
bras de la justice.

III. — *Suicide d'une femme.* — *Ecchymoses du cou attribuées à
des violences commises par le mari et reconnues plus tard pour avoir
été faites par la main de la femme pendue.* — *Innocence de l'inculpé
reconnue* (1). — Le fait que je vais citer n'est pas sans analogie avec

(1) A. Tardieu, *Question médico-légale de la pendaison.* — *Distinction du suicide et de l'homicide (Ann. d'hyg. publ. et de méd. lég.*
2ᵉ série, 1865, t. XXIII, p. 540).

le précédent, mais s'il a été l'occasion d'une accusation injuste il n'a pas eu du moins cette conséquence funeste de faire condamner un innocent.

Par une commission rogatoire, en date du 22 septembre 1864, de M. O. le Roy, juge d'instruction près le tribunal de première instance de Bordeaux (Gironde), j'ai été commis à l'effet de procéder à l'examen des pièces de la procédure suivie contre le nommé J. C..., inculpé d'assassinat sur la personne de sa femme, notamment des conclusions des médecins appelés comme experts et des objections développées contre leurs rapports, et donner mon avis sur les causes de la mort de la femme C..., et sur la possibilité d'un suicide à l'aide de la corde attachée à une poutre, au-dessus de l'endroit où le corps a été trouvé gisant ; après avoir prêté serment entre les mains de M. le juge d'instruction, j'ai reçu communication de vingt-deux pièces énoncées dans l'état joint à la commission rogatoire ; ainsi que d'un scellé contenant le fragment de la poutre auquel est encore attachée la corde qui aurait servi à la pendaison de la femme C... ; et enfin, de trois pièces comprenant une deuxième déposition du docteur Abadie, et une note de M. le juge d'instruction de Bordeaux, pour faire suite à sa commission rogatoire, et un procès-verbal de constat des lieux.

Ces nombreux documents ont été de notre part l'objet de l'étude la plus attentive et la plus approfondie. Ils nous ont donné l'idée la plus complète et la plus exacte de tous les détails de la grave affaire qui nous est soumise. Mais nous devons le dire hautement, celle-ci se présente dans des circonstances si délicates, entourée de difficultés telles, que c'est seulement après une longue analyse de chacun des faits, et grâce à la précision avec laquelle ils nous ont été présentés dans les commentaires et annotations si remarquables dont M. le juge d'instruction a accompagné le texte de sa commission rogatoire, que nous sommes parvenu à résoudre les questions qu'il nous a fait l'honneur de nous poser, et à formuler des conclusions positives qui sont l'expression d'une conviction formelle et mûrement réfléchie. Qu'il nous soit permis d'ajouter qu'en faisant cette déclaration, nous tenons particulièrement à bien établir, dès le début, que nous comprenons mieux que personne les hésitations par lesquelles ont dû passer tous les médecins qui se sont occupés avant nous de cette affaire, les variations mêmes qui ont pu se produire dans leur opinion ; et que, si nous différons parfois d'avis avec eux, ce n'est jamais du moins sur les principes essentiels et sur le fond même des choses.

Exposé sommaire des faits. — Je résumerai très-succinctement les faits en insistant seulement sur les points qui sont l'objet du débat médico-légal et en vue de bien préciser les questions qu'il soulève.

Le 10 août, à huit heures et demie du matin, la femme C... âgée de quarante-huit ans, est trouvée sans vie dans un réduit attenant au grenier de sa maison. Les premiers témoins qui accourent aux cris de son mari, aperçoivent le corps assis et comme affaissé contre une pile de planches au-dessous d'une poutre à laquelle pend encore une corde fixée par une rosette et dont l'anse est rompue. Le corps est incomplétement vêtu, les cheveux dénoués ; il est froid et roide. Le mari emporte sa femme dans ses bras et la dépose sur le lit. Ce n'est que trois heures plus tard, à onze heures et demie, qu'un homme de l'art, M. le docteur Abadie, arrive et procède à des constatations régulières qui établissent d'une manière positive qu'à ce moment la face et le corps sont refroidis et la rigidité prononcée. Un examen plus attentif du cadavre, commencé par cette honorable médecin, poursuivi et complété le lendemain par MM. Desgranges et Lafargue, experts chargés de procéder à l'autopsie, démontrent l'existence au cou de traces évidentes de constriction, d'un sillon formé par un lien, et de meurtrissures avec extravasation de sang disposées d'une manière régulière au-dessous du sillon, qui, à ce niveau même, est réduit à une simple empreinte. Je reviendrai sur les autres détails consignés dans le procès-verbal d'autopsie ; je me contente de rappeler qu'il n'y a pas d'autres traces apparentes de violences. En présence de constatations matérielles aussi nettes, la question se posait d'elle-même. La femme C... était-elle morte étranglée ou pendue ? en d'autres termes, et pour aller au fond des choses, avait-elle été étranglée d'abord, et ensuite pendue par un meurtrier qui aurait tenté de laisser croire à un suicide ? ou avait-elle attenté à ses jours en se pendant ?

· Les opinions contradictoires qui se sont produites me font un devoir d'étudier chacune de ces questions, à tous les points de vue où il est possible de se placer. Je crois donc indispensable de reprendre en quelque sorte un à un chacun des faits qui ont été relevés, soit par les témoins, soit par les experts, soit par la logique de M. le juge d'instruction ; et de passer ainsi en revue l'état des lieux et les conditions physiques dans lesquels a été découvert le cadavre de la femme C..., la disposition du lien fixé à la poutre et qui aurait servi à la pendaison ; les signes extérieurs et intérieurs constatés sur le cadavre et propres à démontrer la cause réelle de la mort ; enfin, et subsidiairement, les circonstances qui sont de nature à permettre la détermination plus ou moins précise de l'époque de la mort. Je me livrerai à l'examen de chacun de ces points, avec la préoccupation constante de mettre en lumière les preuves sur lesquelles peut être légitimement fondée, dans le cas dont il s'agit, la distinction du suicide et de l'homicide.

Examen des lieux où a été trouvé le corps de la femme C... et des conditions matérielles dans lesquelles se serait opérée la pendaison.
— Je serai très-bref sur ce premier point : car une longue pratique

de la médecine légale et l'étude attentive des faits que la science a enregistrés, m'ont dès longtemps convaincu que, dans le cas de pendaison, et en ce qui touche les conditions matérielles dans lesquelles celle-ci s'est opérée, l'expert ne doit s'arrêter que devant les impossibilités démontrées; que dès qu'une circonstance, même la plus invraisemblable, la plus difficile à concevoir, est matériellement possible, il faut se garder de la contester en lui donnant une importance qu'elle ne saurait avoir. Le choix de l'endroit où a lieu la pendaison, du point où sera attaché le lien suspenseur; la manière dont celui-ci sera fixé; les difficultés apparentes ou réelles que l'on aura dû avoir à atteindre la corde, à passer la tête dans une anse ou dans un nœud coulant, toutes ces conditions et bien d'autres encore du même ordre, ne pourraient être formellement invoquées contre l'idée d'une pendaison volontaire. Ces remarques trouvent, en ce qui touche la mort de la femme C..., une application tout à fait directe.

L'endroit où le corps a été trouvé était étroit, encombré mais non inaccessible : les nombreux objets mobiles dont il était rempli n'avaient pas été renversés; mais un meurtrier portant un lourd fardeau, ou même simplement deux personnes au lieu d'une dans cet espace et au milieu de ces ustensiles, eussent eu plus de peine encore à n'y produire aucun dérangement que celle qui aurait concentré son œuvre suicide au voisinage de la poutre. C'est immédiatement au-dessous de celle-ci que le cadavre a été trouvé replié sur lui-même, position qui indique que la chute n'a pas été violente, et que le corps à comme glissé et s'est affaissé quand la corde s'est rompue. Quelques obscurités sur la position exacte des madriers comparée à celle du corps ont été dissipées par M. le juge d'instruction lui-même; et il demeure constant que la rupture de la corde a pu laisser tomber le cadavre là où il a été retrouvé.

Le fait même de la pendaison ne saurait être contesté. Sans parler des traces constatées sur le cou de la femme C... et sur lesquelles j'aurai à revenir, la rupture de la corde (*fig.* 2) avec élongation inégale des brins qui la composent, et plus encore la dépression très-manifeste qui existe à la partie supérieure de la poutre, et non pas seulement sur ses bords indiquent que la poutre et la corde ont eu à supporter un poids très-lourd. Je n'ai trouvé nulle part indiqué le poids exact ou probable du corps de la femme C..., à moins que M. le juge d'instruction n'y ait fait allusion en parlant de 45 à 50 kilogrammes; d'un autre côté, je ne vois pas que le cordier appelé en témoignage ait expérimenté la force de résistance de la corde que j'ai pu moi-même examiner, et s'il l'a évaluée à 250 ou 300 kilogrammes, c'est d'une manière tout hypothétique. Ce qui est certain, c'est qu'elle n'était pas neuve, l'examen de la partie rompue atteste même que sa solidité était

déjà atteinte. Enfin, j'ajoute qu'elle a résisté certainement beaucoup
plus longtemps qu'on n'a paru le croire : l'empreinte laissée sur le bois
de la poutre aussi bien que celle qui a été retrouvée sur le cou de la
femme C..., prouvent de la manière la plus évidente que la suspension
a duré un certain temps, et que, par conséquent, la corde ne s'est pas
rompu du premier coup sous le poids du corps. Une autre cause, d'ailleurs, sur laquelle je reviendrai, a pu contribuer activement à la rupture de la corde.

La manière dont le lien suspenseur était attaché à la poutre, n'a, je
l'ai dit déjà, qu'une signification très-secondaire : tout en pareille matière est possible. Mais s'il fallait tirer quelque induction du procédé
qui a été employé dans le cas de la femme C..., celui-ci serait à bien
des égards, favorable à l'idée du suicide. La corde n'était retenue à la
poutre que par une simple rosette, et il eût suffi de tirer d'un côté
pour la dénouer (*fig.* 1). D'une manière générale, il est permis de faire

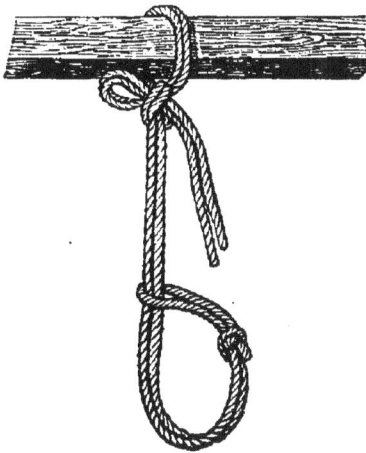
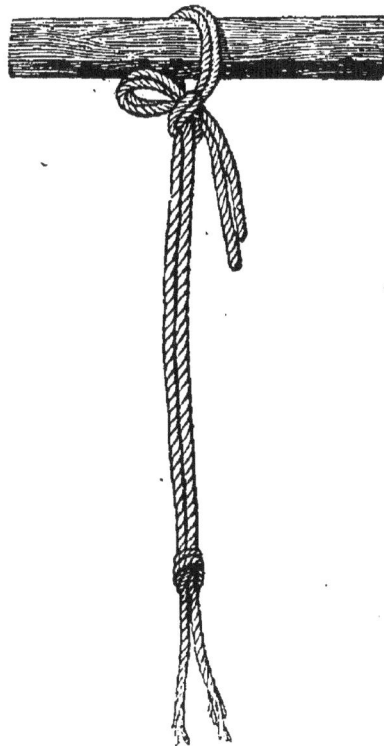

Fig. 1.   Fig. 2.

remarquer que les procédés de pendaison les plus simples, les moins
sûrs en apparence, appartiennent tous au suicide. Le meurtrier qui
pend sa victime, même privée de vie, attache plus solidement la corde.

D'ailleurs, si l'on veut bien réfléchir que le lien suspenseur avait été passé au cou en nœud coulant, on reconnaîtra que le nœud en floche ou la simple rosette était de tous le plus facile à faire, et pouvait même s'exécuter d'une seule main, ce qui vient bien, on en conviendra, à l'appui de la supposition du suicide.

Cette manière d'expliquer le procédé de ligature employé fait disparaître les difficultés prétendues, tirées de l'étroitesse de l'anse formée par le nœud coulant et du frôlement forcé de la tête, contre le dessous de la poutre, qui aurait dû enlever la couche de poussière et de toiles d'araignée que les témoins disent avoir trouvée intacte.

J'aurai terminé sur ce point en disant un mot de circonstances accessoires, absolument insignifiantes et dont je ne parlerais pas, si elles n'avaient été relevées avec une certaine insistance. Le peigne, les rubans, la coiffe retrouvés sur les planches et rangés comme avec ordre ne constituent pas le moins du monde un indice ; et, à quelque point de vue que l'on se place pour expliquer cette particularité, on ne peut échapper à des hypothèses dont le moindre inconvénient est d'être complétement stériles. Est-ce le dernier soin de la personne qui se prépare à la mort, ainsi que l'ont ingénieusement avancé nos honorables confrères de Bordeaux ? Est-ce le fait en quelque sorte involontaire de celui qui a le premier relevé le corps, et qui sans en avoir conscience, aura ramassé ces objets, tombés au moment de la chute dans laquelle les cheveux se seraient dénoués ?

Cela importe peu ; et de cet incident sans conséquence, pas plus que de la plupart des conditions matérielles que je viens de passer en revue, il n'est permis d'inférer le moindre soupçon de crime. Les indications que l'on pourrait en tirer semblent, au contraire, et c'est la seule remarque que je veuille faire, plutôt favorables à la supposition du suicide de la femme C...

Appréciation des signes extérieurs et intérieurs recueillis par l'examen du cadavre et propres à démontrer la cause réelle de la mort. — Si les conditions dans lesquelles a été trouvé le cadavre et les circonstances que l'on peut appeler extrinsèques ne servent en général que bien rarement et ne peuvent en rien, dans le cas qui nous occupe, servir à éclairer la question capitale de la distinction du suicide et de l'homicide, il n'en est pas de même des signes que fournit l'examen du cadavre. C'est à ceux-là seulement que je veux m'attacher.

Mais auparavant, et pour ne rien laisser dans l'ombre, je dirai ma pensée tout entière sur un élément que les habiles experts de Bordeaux ont introduit dans leur démonstration et que, pour ma part, je ne saurais admettre à aucun titre. Ils se sont fait un argument en faveur du suicide de la femme C... ou plutôt contre le crime imputé à son mari, de considérations purement morales telles que « l'honorabilité de l'accusé, sa position sociale, l'absence de motifs sérieux, etc. » Ces motifs ne sont pas du domaine de l'expertise médico-légale; et j'en appelle sur ce point aux principes mêmes énoncés par mes honorables confrères. Je tiendrais, au contraire, un très-grand compte des lésions d'organes capables de révéler une disposition maladive et une tendance reconnue au suicide. Mais j'avoue que malgré les constatations faites du côté du cerveau, de l'intestin et de la matrice, lors de l'autopsie cadavérique de la femme C..., il m'est impossible d'y voir les « traces évidentes d'altération organique profonde », et les caractères d'une « femme hystérique pouvant avoir des idées fixes et sombres ». Contentons-nous d'établir, s'il est possible, le fait du suicide sans prétendre à en pénétrer les causes; et tâchons d'échapper aux contradictions qui représentent la femme C..., d'un côté, comme ayant l'esprit inquiet et la santé dès longtemps altérée; de l'autre, comme douée d'un caractère heureux et qui, se plaignant parfois de maux d'estomac et de vomissements, riait et plaisantait la veille de sa mort, ce qui n'a rien d'absolument inconciliable.

J'arrive au point vraiment culminant de la question, à l'objet même du débat, l'appréciation raisonnée des lésions observées au cou.

Ce sont celles qui ont frappé tout d'abord les personnes qui ont les

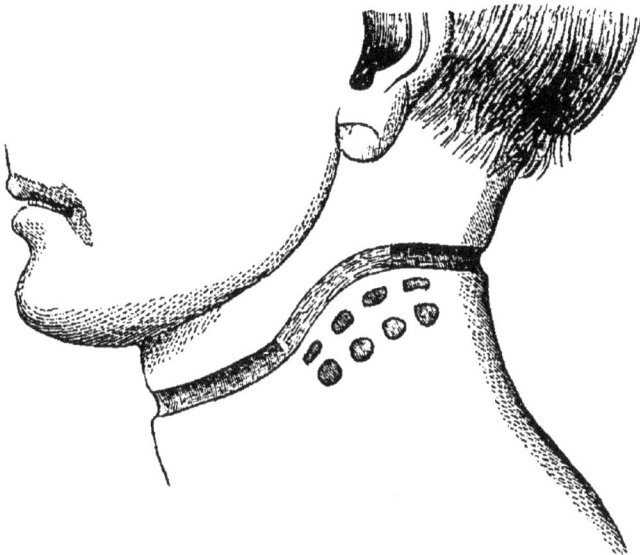

Fig. 3.

premières approché le cadavre de la femme C... Toutes ont constaté au cou l'existence d'un sillon circulaire; mais les descriptions qu'elles en ont données ne concordent pas exactement entre elles. Je m'en tiens, par des raisons que l'on comprendra, à celles qui émanent des

médecins, et je cite textuellement les termes du rapport de M. le docteur Abadie, d'une part, et, de l'autre, les expressions mêmes de
MM. Desgranges et Lafargue. Le premier décrit un sillon « très-profond surtout dans la partie postérieure du cou, unique, profond de
6 ou 7 millimètres, sans bourrelet intermédiaire et paraissant résulter
de l'action d'une corde unique. Dans un intervalle où le sillon était
moins marqué et allait en se relevant, existaient plusieurs ecchymoses
placées sur une même ligne à peu près horizontale. Une autre ecchymose intéressait le bout de l'oreille gauche, plus rouge que les autres,
qui ressemblaient plutôt à des meurtrissures. » Le rapport des experts
de Bordeaux mentionne « un sillon constitué par une dépression de
la peau, dont le tissu commence à se parcheminer et présente une
teinte brunâtre. Son ensemble est formé par deux dépressions ayant
les mêmes caractères physiques, et qui sont encore parfaitement appréciables quoique réunies. Le contour circulaire du sillon apparaît en
avant, à droite et en arrière ; à gauche, il rejoint le point de départ
après une certaine flexuosité et est en ce point moins profond et moins
parcheminé ; large de 1 centimètre environ en avant, un peu moins
en arrière ; plus profond en arrière et à droite qu'en avant et à gauche. Au-dessous du sillon, au niveau de la ligne irrégulière qu'il forme
à gauche, on voit plusieurs ecchymoses roussâtres de 1 centimètre environ, arrondies, séparées par des intervalles réguliers, et comme rangées sur deux lignes ou traînées transversales. Une tache ecchymotique
à peu près semblable existe à l'extrémité de l'oreille gauche. Par la
dissection on constate que le tissu cellulaire du sillon est parcheminé.
L'extravasation sanguine est, au contraire, évidente au niveau des taches de l'oreille et du côté gauche du cou (fig. 3). »

Tel est, en résumé, l'état de la région du cou chez la femme C... Je
remarque que les observations que je viens de reproduire ne diffèrent
que sur un point. Là, où MM. Desgranges et Lafargue notent une double
empreinte réunie dans le même sillon, M. Abadie ne reconnaît, avec
M. le maire d'Andrault et le gendarme Puybaraud, qu'une empreinte et
un sillon uniques. Cette divergence sur un point de fait peut s'expliquer par les conditions différentes d'observation dans lesquelles les uns
et les autres se sont trouvés placés. Les experts qui ont procédé à l'autopsie, qui ont disséqué les téguments, qui ont, par conséquent, été
en quelque sorte contraints à un examen plus approfondi, sont
trop formels et trop précis dans leur description pour que l'on
hésite à l'admettre. D'ailleurs, il existe un témoin plus irrécusable
encore que ces savants médecins légistes, c'est la corde elle-même dont
l'anse rompue est sous mes yeux pendant que j'écris ces lignes. Il
n'est pas contesté que cette corde ait été, à un moment quelconque,
serrée autour du cou de la femme C..., vivante ou morte. Lorsqu'on

l'examine, on voit que dans toute sa longueur là où elle est doublée,
les deux chefs sont si étroitement accolés qu'ils ne forment à vrai dire,
qu'une seule corde, et qu'il faut un certain effort pour les séparer.
comme s'ils adhéraient à l'aide de l'enduit graisseux qui les recouvre.
Et de plus, il faut bien se rappeler que la forme même du nœud coulant serré un peu fortement, tend à rapprocher et à confondre les deux
chefs de la corde. Ce ne serait pas d'ailleurs seulement une empreinte
simple ou double que l'on trouverait autour du cou si, avant l'application du lien suspenseur, la strangulation avait été opérée sur la femme
C... avec un lien autre que la corde fixée à la poutre. L'empreinte de
cet autre lien devrait se retrouver distincte du sillon formé par la corde
simple ou doublée.

Je n'insiste pas davantage, et je crois avoir démontré que le sillon a
bien en réalité été fait par la corde repliée en double et dont les deux
empreintes se sont rapprochées au point de se confondre. J'ai hâte de
discuter la valeur des autres signes tirés de la forme du sillon, de sa
direction, de sa profondeur et des autres traces qui l'accompagnent.
Il y a cependant une circonstance qu'il est impossible de passer sous
silence, car elle a paru embarrasser plus qu'aucune autre l'esprit judi-
cieux du magistrat qui nous a fait l'honneur de nous consulter. J'ai à
cœur de ne pas laisser subsister une difficulté qui, suivant moi, est
plus spécieuse que réelle. Sur la corde attachée à la poutre et dans la
partie qui a dû former le nœud coulant et servir à l'arrêter, on voit
un nœud qui comprend les deux chefs de la corde, et dont il semble
que l'empreinte devrait se retrouver dans le sillon du cou, qui est partout égal et ne reproduit nulle part la saillie et la largeur du nœud.
Je crois que l'on a beaucoup exagéré sur un point, d'une part, en
croyant que ce nœud aurait dû laisser une marque beaucoup plus large
et plus étendue que celle qu'il eût pu produire en réalité ; en effet,
dans la partie aplatie, la seule qui a dû porter sur la peau, le nœud ne
dépasse que de quelques millimètres la largeur des deux chefs de la
corde réunis, et il ne faut pas s'attacher aux différences d'épaisseur et
de saillie de la portion que j'appellerai extérieure de ce nœud ; d'une
autre part, pourquoi chercher la marque du nœud dans les parties du
cou où le sillon est très-profond et très-marqué, et où, en effet, les
saillies et les inégalités de la corde eussent été plus facilement saisis-
sables ? Il est impossible de dire sur quel point de la circonférence du
cou le nœud se sera trouvé arrêté ; et si c'est dans la partie où l'empreinte est le moins visible, où la constriction a été certainement interrompue, ne comprend-on pas qu'il n'y a plus à s'étonner de ce qu'on
ne retrouve plus la trace du nœud ?

De telle sorte, qu'en résumant tout ce qui est relatif à la corde, il me
semble impossible de ne pas admettre que celle qui a été trouvée atta-

chée à la poutre est bien la même qui a enserré le cou de la femme C...,
qu'elle a produit en un sillon unique la double empreinte formée par
ses deux chefs accolés ; que ceux-ci n'ont pas dû se séparer, et que la
forte traction exercée sur le nœud coulant les a maintenus accolés
dans toute la continuité de l'anse circulaire dans laquelle le cou a été
serré ; enfin, que la saillie du nœud existant le long de la corde n'a porté
qu'en partie sur la peau et dans un point qu'il est impossible de fixer,
peut-être même au niveau de l'interruption du sillon ; qu'il n'y a donc pas
lieu d'en rechercher la trace, ni de supposer que celle-ci fait défaut
parce que la corde aurait été appliquée seulement après la strangulation
opérée à l'aide d'un autre lien ; auquel cas la meurtrissure se fût aussi
bien produite sous la pression du nœud, sur le cadavre que sur le
vivant.

Ce sillon était circulaire, ainsi que je l'ai dit déjà, c'est-à-dire qu'il
était marqué à peu près également, sauf un point, sur tout le tour du
cou. Mais de plus, il était presque exactement horizontal, excepté le
même point correspondant à l'angle inférieur gauche de la mâchoire, où
il présentait une déviation et une flexuosité très-marquée mais peu
étendue. Cette forme et cette direction sont-elles incompatibles avec la
pendaison simple ou, pour mieux dire, avec la pendaison suicide ? Nullement ; et ici, pour peu que l'on veuille réfléchir, on reconnaîtra que les
deux caractères, continuité et direction horizontale, se tiennent et se
corroborent l'un l'autre. Sans doute, il est fréquent de trouver chez les
pendus un sillon oblique et non continu. C'est ce qui arrive lorsque la
pendaison a eu lieu avec une anse simple, sur laquelle le cou pèse seulement par une partie de sa circonférence ; ou encore, lorsque le lien
suspenseur étant peu souple ou trop large, un écartement se produit
presque forcément entre le lien et le cou, au point de réunion de la
portion verticale du lien suspenseur avec la portion oblique qui opère
la constriction du cou. Dans le cas qui nous occupe, les conditions
étaient tout autres.

Le lien était petit, très-souple, facilement glissant et s'appliquant par
le moindre effort exactement sur le cou de manière à l'enserrer dans
toute sa circonférence ; il devait donc nécessairement aussi former un
sillon à la fois continu et presque horizontal. C'est d'ailleurs là ce que
l'on observe dans un très-grand nombre de cas de pendaison dont le
caractère volontaire ne peut être suspecté. Et que l'on n'arguë pas
contre les observations qui précèdent, de ce que chez la femme C... le
sillon était interrompu ; qu'on n'attribue pas, à l'écartement du nœud
coulant au point opposé au plein de l'anse, l'apparente discontinuité du
sillon. Il est bien établi, en effet, qu'il y avait seulement une' empreinte moins marquée, mais cependant visible et continue du lien ; fait
d'une valeur considérable, mais non au point de vue de la question qui

m'occupe en ce moment. Ainsi, je ne crains pas d'affirmer que le sillon continu et horizontal n'exclut pas la pendaison à l'aide d'une corde formant nœud coulant, et que les traces constatées sur le cou de la femme C... sont parfaitement en rapport avec le fait de la suspension du corps de cette femme à la corde, qui pendait rompue à la poutre du grenier.

Un dernier trait, sur lequel il importe de revenir dans la description du sillon, c'est sa profondeur et l'état parcheminé des téguments dans les points où il était imprimé. Plusieurs considérations ressortent de cette double particularité. Avant tout, je reconnais que la constriction du cou exercée sur un cadavre à l'aide d'un lien, peut produire ce résultat, à savoir, un sillon profond et un état parcheminé de la peau, tout comme lorsque le lien aura été appliqué pendant la vie. Mais il faut aller un peu plus loin pour se bien rendre compte de ce résultat. Pour qu'il puisse appartenir à la mort aussi bien qu'à la vie, il faut qu'il se range parmi les phénomènes purement physiques, parmi ceux qu'engendrent les lois générales qui régissent la matière. C'est là, en effet, ce que l'observation démontre : la profondeur et l'aspect parcheminé du sillon sont la conséquence directe, et en quelque sorte la mesure de la durée de la constriction du cou. Ce double indice, chez la femme C..., s'ajoute donc à ceux que j'ai déjà examinés, pour prouver qu'elle a été pendue, et pendue pendant un temps assez long. Car c'est presque exclusivement chez les pendus que l'on rencontre le sillon profond et parcheminé que produit rarement la strangulation, et seulement dans les cas où le lien constricteur a été fortement serré et assujetti, et maintenu d'une manière fixe et persistante autour du cou, ce qui ne saurait être admis chez la femme C.... Il n'est pas inutile de faire remarquer que l'empreinte de la corde dans la peau et dans le tissu cellulaire sous-cutané, partout où le sillon était le plus profond, ne s'accompagnait pas d'ecchymoses, ce qui est à peu près constant dans la pendaison simple. Je réserve, bien entendu, les traces observées au côté gauche du cou et qui demandent à être étudiées à part.

Jusqu'ici, à vrai dire, il ne paraît pas que nous ayons rencontré de sérieuses difficultés : l'état des lieux, la disposition du lien suspenseur, le rapport entre ce lien et les marques, ou du moins le sillon profond et parcheminé, continu et horizontal, constatés sur le cou de la femme C... démontrent d'une manière qui me semble de tous points satisfaisante, le fait de la pendaison de cette femme. Et je me persuade que si les constatations judiciaires et médico-légales n'avaient rien produit de plus, le crime n'eût pas été un instant admis, ni même soupçonné. Mais il reste un seul point sur lequel se sont concentrées toutes les incertitudes, toutes les obscurités, toutes les menaces d'une accusation capitale, et qui, malgré les avis déjà donnés à la justice par les experts de Bordeaux, si dignes de sa confiance, appelle encore de nouvelles explications, de nouveaux éclaircissements, et exige de ma part la discussion la plus minutieuse, l'examen le plus approfondi, la démonstration décisive en un mot. Je ne l'aborde, j'ai besoin de le répéter, qu'après y avoir longuement réfléchi, et après avoir vu toutes les difficultés de cette affaire se dénouer en quelque sorte comme d'elles-mêmes et la lumière se faire jour par la simple analyse et l'interprétation naturelle du fait et de ses principales circonstances.

Je veux parler, on le comprend, des ecchymoses qui ont été constatées précisément au-dessous du point où l'empreinte du lien est le moins marquée et n'affecte plus la régularité et la direction qu'elle offre dans tout le reste de son parcours autour du cou. Il est à peine nécessaire de rappeler que la ligne que forme cette empreinte, au-dessous de la mâchoire et de l'oreille gauche, devient flexueuse, se relève pour s'abaisser vers la nuque, et surmonte une double série d'ecchymoses, les unes linéaires, les autres régulièrement arrondies, séparée entre elles par des intervalles égaux et parfaitement caractérisées par l'extravasation du sang infiltré dans le tissu cellulaire et dans la peau. L'extrémité inférieure de l'oreille gauche est le siège d'une ecchymose semblable. Qui dit ecchymose et extravasation sanguine, dit lésion faite sur un individu vivant, et, le plus souvent, indice et trace de violences. Dans le cas de pendaison notamment, où l'ecchymose ne résulte pas habituellement de la simple application du lien suspenseur, cette lésion acquiert une importance particulière et suppose la violence. Elle donne lieu souvent d'admettre la strangulation homicide, suivie ou non de pendaison du cadavre, c'est-à-dire de suicide simulé. Il n'y a donc rien que de très-naturel à ce que des médecins expérimentés, habitués aux recherches médico-légales, aient ressenti tout d'abord à la vue du cadavre de la femme C... l'impression que je viens de rendre : celle des violences meurtrières exercées sur le cou de cette femme. Cette impression, ils l'ont eux-mêmes reconnu avec une loyauté qui rend ma tâche bien facile aujourd'hui, n'a pas résisté à une étude plus réfléchie ; et le seul regret que puissent avoir MM. Desgranges et Lafargue, ce qu'eux seuls ont le droit de se reprocher, c'est d'avoir laissé percer lors de leurs premières constatations, et d'avoir traduit tout haut les incertitudes par lesquelles passaient leurs opinions avant de se formuler en jugement. Le rôle qui m'a été assigné dans cette affaire, m'a soustrait à ce péril ; mais ce n'était pas une raison pour en méconnaître la réalité. J'en profiterai, du moins, pour examiner en toute liberté les hypothèses très-diverses qui se sont produites, pour expliquer l'origine et indiquer la signification véritable de ces meurtrissures et ecchymoses, trouvées au côté gauche du cou de la femme C...

Il est une première remarque que je ne peux m'empêcher de faire au sujet de la multiplicité de ces hypothèses, c'est que leur nombre même devait les rendre suspectes; et qu'elles ont été présentées avec trop peu de fermeté pour entraîner la conviction. Il ne peut y avoir en pareil cas qu'une seule bonne raison à donner; il s'agit de la trouver et de s'y tenir. La sagacité de M. le juge d'instruction ne s'y est point trompée; ses objections s'adressent à des explications inadmissibles et portent très-souvent juste. Je passerai rapidement sur ces arguments purement théoriques qui, loin de servir la vérité, ont contribué à l'obscurcir et à l'étouffer, pour arriver à la démonstration qui, je l'espère, ne laissera plus place au doute sur la cause réelle des ecchymoses du cou, à l'endroit où le sillon cesse d'être profond et régulier.

Les ecchymoses ont été attribuées tour à tour à la pression opérée successivement en plusieurs points par le nœud fixe par suite des mouvements de la tête; au dédoublement de la corde qui aurait produit à gauche du cou à la fois le sillon et les ecchymoses; au plissement de la peau, qui dans l'intervalle des plis se serait aussi trouvée protégée contre l'action de la corde; enfin, à ce que les honorables experts de Bordeaux ont appelé d'une façon plus ingénieuse qu'exacte les hasards de la pendaison, avouant en termes formels qu'ils « admettaient la « possibilité du suicide, mais avec certaines circonstances qui manquent « et d'autres qu'ils ne pouvaient expliquer. »

Il est facile de montrer qu'aucune des hypothèses qui viennent d'être rappelées ne saurait être acceptée. La première, qui suppose la tête mobile dans le cercle du lien constricteur, non-seulement dans le sens horizontal, mais encore dans le sens vertical, puisque trois séries d'empreintes sont superposées dans ce même point, méconnaît ce fait capital, que le cou du pendu est absolument immobilisé et que c'est cette partie qui devient le point d'appui de tout le reste du corps. Il y aurait d'ailleurs une contradiction trop flagrante à croire que la pression la plus forte, celle qui a pu produire les ecchymoses, s'est exercée précisément là où l'empreinte de la corde est le moins marquée et par conséquent le moins énergique; cette seule contradiction suffirait à prouver que ce n'est pas la corde à laquelle la femme C... a été pendue qui a produit les ecchymoses. Comment expliquer d'ailleurs la régularité des intervalles qui séparent les ecchymoses. On ne peut pas davantage invoquer le dédoublement de la corde qui, dans cette même partie gauche du cou, aurait produit par l'un de ses chefs l'empreinte, par l'autre, les ecchymoses. D'abord cela n'expliquerait que deux rangées de marques alors qu'il y en avait trois, et de plus, l'empreinte qui continue le sillon, devrait être moins large que lui, ce qui n'a pas lieu, car elle est moins profonde et moins marquée, mais d'égales dimensions; et de même, les ecchymoses formées par un seul chef n'auraient cert ainement pas la largeur qui a été indiquée et figurée sur le dessin qui m'a été communiqué.

Enfin, l'hypothèse de la peau plissée est, s'il est possible, encore moins acceptable. Déjà M. le juge d'instruction a fait remarquer avec toute raison que, les ecchymoses existant simultanément avec le sillon la corde ne pouvait avoir fait à la fois le sillon qui est au-dessus et les taches ecchymotiques qui sont au-dessous. J'ajouterai que la peau en se déplissant aurait laissé non pas des marques arrondies, mais des segments coupés nets d'une ligne marquée par la corde sur la saillie des plis. D'ailleurs, ces plis de la peau fortement comprimés par la mort seraient certainement restés apparents sur le cadavre.

C'en est assez pour faire voir l'inanité de ces suppositions diverses qui se contredisent entre elles. Pour arriver à l'explication vraie du fait qui nous occupe, il faut que la cause reconnue rende compte à la fois de la coïncidence de l'empreinte continue du sillon avec les ecchymoses ; de la flexuosité de la ligne que suit l'empreinte en ce point ; de la moindre profondeur de cette empreinte ; de la forme et du nombre des ecchymoses qui constituent la ligne inférieure ; du siége et de la forme de celles qui sont intermédiaires ; de l'espacement régulier des unes et des autres ; enfin, de la meurtrissure du bout de l'oreille. Je ne crois pas avoir amoindri ni dissimulé aucune des conditions du problème. Je ne m'attribue pas non plus le mérite d'en avoir inventé la solution : car elle a été entrevue par mes habiles confrères. Il s'agit seulement de la faire revivre et de la placer dans son véritable jour.

S'il est une chose qui frappe dans cette difficile affaire, c'est qu'à la première exploration complète du cadavre de la femme C..., tous les assistants, hommes de l'art, magistrats, témoins, se sont accordés dans cette pensée que les ecchymoses symétriquement alignées au côté gauche du cou, reproduisaient d'une manière saisissante l'empreinte des saillies osseuses du dos d'une main fermée. Cette idée naturelle et simple est restée fixée dans l'esprit de ceux qui ont fourni ou reçu les premières déclarations ; elle est demeurée jusqu'ici la base du système très-logique que M. le juge d'instruction oppose aux hypothèses accumulées par les experts. Ceux-ci, malgré leur retour à des conclusions contraires, semblent néanmoins avoir conservé eux-mêmes une impression très-vive d'une expérience tentée par l'un d'eux sur le cadavre, et qui a consisté à rapprocher les saillies articulaires de la main des ecchymoses du cou de la femme C... Et, en racontant cette épreuve dans leurs seconds rapports, ils se laissent aller jusqu'à dire : « Nous ajouterons même que nous fîmes la réflexion que celui qui aurait exercé la torsion de la corde devait avoir la main peu volumineuse. » Cette réflexion, ils la faisaient en mesurant en quelque sorte la main appliquée sur les ecchymoses du cou; mais, préoccupés à ce moment de la main du meurtrier, ils ne pensaient pas à celle de la victime. Et c'est elle pourtant qui, ainsi qu'on l'a timidement insinué plus tard, a laissé son empreinte entre la corde à laquelle elle s'était pendue et son cou qui en ressentait l'étreinte.

J'aurais peut-être hésité moi-même à me laisser convaincre par des preuves uniquement déduites du raisonnement, quelque entraînantes qu'elles m'eussent paru. Mais un exemple que j'emprunte à la curieuse collection destinée aux besoins de mon enseignement, aidera, je l'espère, à la démonstration que je vais entreprendre, comme il m'a aidé à me former un jugement définitif.

Il s'agit d'un jeune homme de vingt-quatre ans, qui s'est pendu dans sa cellule à la prison de Mazas, et dont le suicide par conséquent n'est pas douteux. Le savant et honorable médecin en chef de cette maison d'arrêt, M. le docteur Jacquemin, qui a exactement recueilli les dessins et les observations des cas de ce genre malheureusement trop nombreux, a bien voulu me les communiquer, et je joins à ce rapport une reproduction fidèle de celui dont je viens de parler (voy. pl. IX). On y voit mieux que je ne pourrais le décrire le mouvement de ce malheureux, dont l'instinct de conservation se réveille au seuil d'une mort volontaire et qui, par un suprême effort, écarte de la main le lien que lui-même s'est attaché au cou. Ce n'est donc plus sur le terrain de l'hypothèse que je poursuivrai l'examen des circonstances qui me paraissent de nature à prouver que la femme C... a agi comme le détenu de Mazas, dont on peut voir ici l'image. Je reprends à ce point de vue chacun des termes du problème que j'ai posés plus haut, et que doit résoudre l'explication à laquelle je me suis arrêté et qui me semble décisive.

La femme C... suspendue à la poutre, le cou serré dans le nœud coulant, dans ce court instant durant lequel le pendu avant de perdre connaissance, sent l'étreinte mortelle, a porté la main et saisi la corde dans ses doigts repliés. Elle a réussi à l'écarter, sinon pendant tout le temps de la pendaison, du moins pendant une partie de ce temps. D'où résulte à la fois : en premier lieu, la coexistence de l'empreinte du sillon avec les ecchymoses, puisque avant ou après avoir été écartée par la main, la corde a certainement exercé une action directe sur le cou ; en second lieu, la flexuosité de la ligne formé par l'empreinte de la corde au niveau de l'endroit où sa pression continue a été interrompue et violemment dérangée ; en troisième lieu, la profondeur moindre du sillon là où la constriction moins prolongée a dû laisser une empreinte moins marquée. En ce qui touche la trace supérieure, c'est-à-dire la partie à demi effacée du sillon circulaire, tout devient, on le voit, facile à comprendre par le soulèvement momentané du lien constricteur.

Quant aux deux autres séries de traces formées par les ecchymoses superposées, les unes arrondies, les autres linéaires, très-régulièrement rangées à des intervalles égaux, pour prouver qu'elles ont été faites par les saillies osseuses articulaires pour les inférieures, et pour celles du milieu par la continuité des os des phalanges d'une main humaine, il me suffira d'invoquer l'expérience faite sur le cadavre de la femme C... par les experts, les témoignages du docteur Abadie et des autres témoins et l'argumentation de M. le juge d'instruction lui-même. Personne ne me contredira, quand je dirai que la main seule a pu laisser ces traces, dont le nombre, la forme, la position régulière indiquent si nettement la nature, et qui en dessinent, pour ainsi dire, l'image sur le cou du cadavre. Je sais qu'il est impossible de pousser jusqu'au bout la démonstration, et d'établir un rapprochement qui eût été si éloquent entre la main de la femme C... et les ecchymoses; de rechercher sur la peau des doigts de cette femme les marques, peut-être il est vrai peu apparentes, qu'aurait pu laisser, sur un épiderme épais, la corde saisie. Mais il ne faut pas oublier la remarque si expressive dans son impartialité qu'ont faite MM. Desgranges et Lafargue, sur l'exiguïté de la main qui avait dû laisser ces traces ; remarque qui permet au moins de supposer, sans grande chance d'erreur, que c'était plutôt la main d'une femme que celle d'un vieillard septuagénaire. Enfin, la meurtrissure de l'oreille est-elle le fait de la pression de la pulpe du cinquième doigt étendu, ou du frottement de la portion verticale du lien suspenseur? Cela importe peu en présence des preuves positives que je viens de grouper, et qui établissent si clairement que le dérangement de la corde et la pression du cou dans le point où existe la double rangée d'ecchymoses, sont le fait de la main de la femme C... cherchant à éloigner l'instrument du suicide. J'ajoute que la traction convulsive que cette main a exercée, n'a pas peu contribué, sans doute, à la rupture de la corde dont l'explication avait paru embarrassante.

J'ai dit que je ne voulais négliger aucun ordre de preuves. Quelque surabondantes qu'elles puissent paraître, je résumerai encore celles qui résultent de l'examen des organes internes; je le ferai avec d'autant plus de soin qu'elles sont trop souvent laissées dans l'ombre, et que, dans ce cas particulier, il ne me parait pas qu'on leur ait attribué toute l'importance qu'elles méritent; et cependant ce ne sont pas seulement les traces extérieures que l'on observe sur le cou, qui permettent de distinguer la mort par pendaison de la mort par strangulation. L'état du cadavre de la femme C... offre à cet égard les indications les plus précieuses.

La face était pâle, ce qui est l'ordinaire chez les pendus suicidés ; tandis que chez les étranglés, elle est le plus souvent rouge, pointillée,

avec des extravasations de sang dans les yeux. Il n'y avait pas, dans le
larynx ni dans la trachée, cette écume blanche ou sanguinolente qui
ne manque presque jamais dans le cas de strangulation, et qui se montre, au contraire, rarement chez les pendus. Enfin, les poumons ne présentaient qu'un engouement sanguin dans les parties inférieures, comme
il arrive par le fait de la suspension, et nullement ces ruptures des vésicules superficielles, ces suffusions sanguines qui sont les lésions caractéristiques de la mort par strangulation; ni ces ecchymoses sous-
pleurales que les experts ont eu le soin de chercher, et dont l'absence
exclut également la mort par étouffement ou par occlusion forcée des
voies aériennes. D'où cette conséquence déduite, non-seulement des
circonstances extérieures et des lésions du cou, mais encore de l'état
des organes internes, que la femme C... est morte pendue et non
étranglée ou étouffée.

Détermination de l'époque de la mort. — Parmi les questions de
médecine légale qui ont été posées aux experts, il en est qui ont pour
objet de déterminer à quel moment précis remontait la mort de la
femme C..., lorsqu'elle a été trouvée sans vie à huit heures du matin;
et si, notamment, il est permis de croire aux allégations de son mari,
qui prétend lui avoir parlé un peu après cinq heures du matin. Je cher-
cherai dans les faits constatés, et uniquement dans les faits, jusqu'à quel
point il est possible d'arriver à cette détermination.

Les signes auxquels on s'est attaché dans le cas actuel pour résoudre
cette question, sont le refroidissement du corps et la rigidité cadavérique. L'état de plénitude ou de vacuité de l'estomac qui a, en général,
une si grande valeur, n'a fourni ici qu'une donnée négative. Je ne
m'explique pas comment des témoins ont parlé d'aliments retrouvés,
non complétement digérés, quand les experts chargés de l'autopsie ont
formellement déclaré qu'ils avaient trouvé l'estomac absolument vide.

Je m'en tiens donc aux deux phénomènes précédemment indiqués.
Mais je suis obligé de déclarer qu'ils n'ont à mes yeux qu'une signification bien incertaine et toute relative dans la question dont il s'agit.
C'est, en effet, une grave erreur de croire que la rigidité soit liée au
refroidissement du corps; le cadavre peut devenir roide bien avant que
la chaleur soit éteinte; et, c'est seulement avec la contractilité musculaire qui persiste même après la mort, que la rigidité cadavérique a des
rapports constants. Aussi est-elle sous la dépendance de toutes les causes qui ont pu, dans les derniers moments de la vie, hâter ou retarder
la dépense de contractilité musculaire. Quant au refroidissement, il
tient en grande partie, au moins dans les premières heures qui suivent
la mort, aux conditions physiques dans lesquelles le corps est placé et
aux circonstances extérieures qui peuvent agir sur lui.

Il n'est pas très-facile de faire de ces principes généraux une application sûre au cas de la femme C... J'avoue que, pour moi, les faits ne sont pas suffisamment établis pour que je me prononce avec certitude. Je vois bien que son mari l'a trouvée froide probablement aux parties découvertes, au visage, aux mains qu'il aura seules touchées ; et je ne m'en étonne pas, car, à la fin d'une nuit d'été, dans un lieu obscur, un corps incomplétement vêtu peut perdre très-vite la chaleur, surtout aux extrémités. Mais je suis beaucoup moins certain qu'à huit heures et demie le cadavre ait été bien réellement rigide, au sens où l'entendent les médecins légistes. Les témoins qui déclarent ce fait sont des femmes qui, accourues aux cris du sieur C..., l'ont vu emporter dans ses bras le corps inanimé de sa femme, et qui, en disant que ce corps était roide, ont bien pu confondre l'immobilité avec la rigidité. Je ne trouve de constatations positives que dans le rapport de M. le docteur Abadie, qui signale le refroidissement de la face et du corps, la rigidité prononcée, et des lividités cadavériques dans les parties postérieures et inférieures du tronc et des membres. On sait ici à quoi s'en tenir : mais il est bon de faire remarquer que M. Abadie n'a examiné la femme C... qu'à onze heures et demie, c'est-à-dire six heures après le moment où les déclarations du mari placeraient le suicide de cette femme. Nous rentrons ici, il faut bien le reconnaître, dans des limites où, en tenant compte de l'heure matinale, du lieu de la mort, de la nudité partielle du corps pour le refroidissement, de la saison, de la constitution individuelle et du genre de mort, pour la rigidité cadavérique, il est fort possible d'admettre qu'à onze heures et demie du matin, le 16 août, le corps de la femme C..., morte entre cinq et six heures du matin, ait pu être trouvé froid et roide. La rigidité durait encore lorsque les experts de Bordeaux ont procédé à l'autopsie vingt-quatre heures après, ce qui permet de croire qu'elle commençait lors du premier examen du docteur Abadie. Je m'en tiens à ces observations, en renouvelant les réserves que je crois toujours nécessaire de faire touchant la valeur du refroidissement et de la rigidité, comme signes précis de l'époque de la mort.

Conclusion. — Dans le cours de cette longue discussion, où j'ai passé en revue toutes les questions médico-légales auxquelles pouvait donner lieu la mort de la femme C..., tous les faits, tous les arguments qui pouvaient être ou avaient été déjà produits pour ou contre l'hypothèse de l'homicide ou du suicide de cette femme ; j'ai donné avec trop de développement, sans doute, mais avec tout le soin et toute la conscience dont je suis capable, les motifs des opinions qui m'ont paru devoir être adoptées sur chacun des points de cette délicate et grave affaire. Je n'ai plus, pour achever ma tâche, qu'à les résumer dans des conclusions très-courtes, qui en rappelleront les principaux points :

1° Des conditions matérielles dans lesquelles a été trouvé le corps de la femme C..., des traces et lésions qui existaient tant au cou que dans les organes internes, et notamment, dans les voies respiratoires, il résulte que la mort de cette femme est le fait de la pendaison simple, et qu'elle n'a été ni étranglée ni étouffée;

2° La manière dont la pendaison a été opérée, la disposition du lien suspenseur autour de la poutre à laquelle il était fixé, la forme, la profondeur, la continuité, la direction du sillon que ce lien a imprimé autour du cou, donnent tout lieu d'attribuer la pendaison de la femme C... à un suicide;

3° Les marques de pression violente qui ont été constatées au côté gauche du cou, et qui ont pu faire penser à un crime, ont été faites par la propre main de la femme C..., cherchant à écarter de son cou la corde à laquelle elle s'était pendue;

4° S'il est impossible de préciser avec certitude le moment où la femme C... a cessé de vivre, rien dans les constatations qui ont été faites sur le cadavre, ne s'oppose absolument à ce que la mort ait eu lieu, le 10 août dernier vers cinq heures du matin.

Ces conclusions seront, je l'espère, adoptées par tous les médecins légistes qui auront pris la peine de lire la consultation qui précède. J'ai eu la vive satisfaction de les voir acceptées par le magistrat qui m'avait fait l'honneur de me demander mon avis. Je ne résiste pas au désir de citer, non par une vaine préoccupation personnelle, mais comme une consécration de l'opinion que j'ai soutenue, un passage de la lettre par laquelle M. le juge d'instruction de Bordeaux, O. Le Roy, a bien voulu me faire connaître sa décision : « Vous avez entraîné ma conviction, dissipé mes doutes ; votre judicieuse hypothèse explique tout et répond à mes objections si complétement, que le jour même de la réception de votre rapport, j'ai levé le mandat de dépôt de C..., ne voulant pas que sa détention préventive fût prolongée. »

EXEMPLES DE PENDAISON AVEC PRÉSOMPTION D'HOMICIDE.

J'ai donné avec une entière conviction les faits qui précèdent pour des exemples de suicide avéré. Dans ceux qui vont suivre, s'il y a de fortes présomptions d'homicide, il faut reconnaître que les signes n'ont pas offert assez de certitude pour permettre des conclusions formelles. Mais il nous paraît que l'expert, dans les faits de ce genre, ne peut pas aller au delà du doute et, sans rien affirmer, doit se borner à indiquer dans quel sens du suicide ou de l'homicide inclinent ses présomptions. C'est là le seul motif du désaccord qui s'est produit entre MM. Bidault (d'Évreux), et Devergie et moi, dans le cas si intéressant que je vais rappeler.

IV. *Affaire Duroulle.* — *Pendaison de la femme. Présomption d'homicide. Arrestation et acquittement du mari.* — Je dois commencer, en rapportant cette affaire, par rappeler que l'accusation d'assassinat sur la personne de sa femme contre le sieur Duroulle a été mise à néant par le verdict du jury de la Seine-Inférieure, grâce aux efforts réunis de Berryer et de M. Devergie. Mais les décisions du jury laissent intactes les questions scientifiques, et c'est au point de vue de la science que je vais revenir sur le fait de la mort de la dame Duroulle. Le 23 février 1854, cette dame était trouvée dans son grenier, la face contre terre, un bout de corde autour du cou. Une corde semblable était fixée autour d'une filière de ce grenier et faisait deux tours autour de cette filière, à une hauteur de 1 mètre 85 centimètres. Bien que la première constatation avait conclu à un suicide, le justice ne tarda pas à s'emparer de cette affaire. Le mari, mis en accusation, et condamné une première fois par la cour d'assises de l'Eure, fut renvoyé, après cassation de ce premier arrêt, devant la cour d'assises de la Seine-Inférieure. C'est dans cette dernière phase de la procédure que je fus appelé, par ordonnance de M. le président en date du 10 mars 1855, à examiner les rapports de MM. les docteurs Bidault et Boulard, relatifs à la mort de la dame Duroulle, et à exprimer mon opinion sur les conclusions auxquelles sont arrivés ces deux médecins; en conséquence, dire si la mort de la dame Duroulle doit être attribuée à la suspension, et, dans le cas de l'affirmative, si la suspension doit être considérée comme le fait de madame Duroulle elle-même ou comme le fait de mains étrangères; en d'autres termes, si, dans le procès, on doit conclure au suicide ou à l'homicide; commis, en outre, pour examiner les questions suivantes, qui ne sont pas résolues dans les deux rapports transmis, mais que le procès donne lieu de soulever : 1° Dans quel espace de temps se produisent la rigidité cadavérique et la disparition de la chaleur? 2° Après ce genre de mort, serait-il possible, à

l'aide de vêtements chauds et de couvertures, d'empêcher le développement de la rigidité et de maintenir la chaleur du corps pendant un
temps assez long, même vingt-quatre heures ?

Ces documents consistent en un procès-verbal succinct, dressé par
M. Boulard au moment même où la mort de la dame Duroulle fut
connue et en un rapport signé par MM. les docteurs Bidault et Boulard concernant l'autopsie cadavérique faite dix jours plus tard et
après exhumation. C'est là que nous devons trouver l'exposé des faits
matériels que nous avons à apprécier. Ce sont là les seuls éléments
sur lesquels nous voulions faire porter notre jugement, laissant avec
soin de côté les circonstances de toute nature et même les considérations morales que n'a pas à invoquer ici le médecin expert. En effet,
si, dans certains cas, le médecin peut être autorisé à faire intervenir,
pour établir la réalité du suicide, les faits de l'ordre moral, c'est seulement lorsque ceux-ci sont de nature à constituer une perversion de
l'état mental, une véritable maladie dont les causes, les symptômes,
la marche sont du domaine de la médecine. Dans le cas qui nous est
soumis, les raisons morales qui ont pu être invoquées sont d'une tout
autre nature et ne doivent pas nous occuper. Nous nous renfermerons
donc strictement dans les termes mêmes des questions qui nous ont
été posées, et nous chercherons dans les seules constatations faites sur
le cadavre les moyens de juger si les conclusions qu'en ont déduites
les premiers experts sont bien fondées et répondent à la fois aux données générales de la science et aux circonstances spéciales du fait auquel elles se rapportent.

Avant d'entrer dans cet examen, nous devons cependant faire encore
une remarque préalable : c'est que ces constatations matérielles, ces
éléments anatomiques, base fondamentale de toute discussion médico-
légale, pour permettre une conclusion absolue dans un sens ou dans
l'autre, doivent être non-seulement exactes, ce que nous ne révo-
quons pas en doute un instant, mais encore aussi précises et aussi
complètes que possible; et, sur ce dernier point, nous ne pouvons
nous dispenser de faire observer que des lacunes très-regrettables
existent dans les deux rapports, et que des renseignements très-im-
portants y font absolument défaut. Dans l'impossibilité où nous sommes et où seraient eux-mêmes, aujourd'hui, les premiers experts de
combler cette lacune, de réparer ces omissions, nous aurons soin, du
moins, de ne pas ajouter aux chances d'erreur qui en peuvent résulter, en interprétant et en étendant le sens des termes employés dans
les deux rapports; nous nous attacherons à la lettre même, qui seule
ici peut faire foi en l'absence du corps dont nous ne pouvons plus in-
terroger les restes.

Nous ne croyons pas utile de reproduire une fois de plus les faits
consignés dans les premiers rapports; nous entrerons sur-le-champ

dans l'examen des questions qui nous sont posées en rappelant, à mesure qu'ils se représenteront, les éléments du problème à résoudre.

Première question. — La première question, celle qui domine toutes les autres, est de savoir si la pendaison est bien la cause réelle et unique de la mort de la dame Duroulle, et si nulle autre cause n'a pu agir seule ou concurremment avec la pendaison.

Cette question, considérée d'une manière générale et en quelque sorte théorique, est, de l'avis de tous les auteurs, l'une des plus difficiles à trancher d'une manière absolue, l'une de celles où la réserve ou le doute même sont le plus impérieusement commandés, alors même que l'on possède la notion exacte et complète de toutes les circonstances du fait. Que sera-ce donc dans le cas où, comme pour la mort de la dame Duroulle, on sera privé d'éléments importants? En effet, ni la position du cadavre, ni le mode d'application du lien autour du cou, ni la spontanéité, ni la réalité même des évacuations auxquelles on a attaché une certaine importance, ni la prétendue chute du corps, n'ont été constatés. Et toutes les hypothèses que l'on peut faire à cet égard, ne suppléeront jamais au silence des faits.

Réduits aux signes tirés de l'inspection et de l'état du cadavre, les experts en trouveront-ils qui autorisent une conclusion absolue? Nous répondrons qu'il eût été prudent de ne pas oublier un principe que nous empruntons à M. le docteur Devergie. Pour qu'un signe puisse prouver que la suspension a eu lieu pendant la vie, il faut que sa formation entraîne avec elle l'idée d'un phénomène vital, il faut, de plus, que ce phénomène n'appartienne qu'à la suspension, et enfin, qu'il soit constant, pour parvenir à prouver dans tous les cas, que la mort est bien le fait de la suspension. Mais nous sommes loin de posséder encore un caractère d'une telle valeur. L'auteur conseille alors d'examiner non-seulement les lésions isolées, mais leur ensemble, pour voir dans quelles circonstances on peut résoudre la question qui nous occupe. Faisons l'application de ces principes à l'état du cadavre de la dame Duroulle.

Les signes sur lesquelles les experts se fondent pour admettre que la suspension a été la cause de la mort, sont la teinte rouge violacée de la peau, la bouffissure de la face, la saillie et l'injection des globes oculaires, la coloration rouge vineuse de la conjonctive, la teinte violacée des lèvres, le gonflement de la langue dont la pointe est appliquée contre les arcades dentaires, la présence d'écume dans les voies aériennes, l'engorgement sanguin des poumons et du cerveau, la fluidité du sang, l'excrétion supposée des matières fécales, joints à la présence circulaire autour du cou avec injection de la peau au-dessus et au-dessous de l'empreinte et intégrité du tégument dans un point que l'on suppose correspondre au nœud formé par la corde, et enfin une ecchymose dans le tissu cellulaire sous-cutané, ce sont là, à ce que l'on avoue, autant de preuves surabondantes de la mort par suspension.

Nous n'hésitons pas à déclarer dès le principe qu'une telle conclusion n'est nullement légitime, qu'elle est fausse, par cela même qu'elle est absolue : et qu'il n'est aucun de ces signes qui, soit isolément, soit réuni aux autres, ne puisse être tout aussi justement invoqué comme preuve de la strangulation et de la suffocation suivies ou non de pendaison, c'est ce que va démontrer l'examen de chacun d'eux.

Nous laissons de côté les traces de congestion sanguine du cerveau et des poumons, aussi bien que la fluidité du sang, phénomènes qui appartiennent à la plupart des asphyxiés, de quelque nature qu'elles soient. Nous ferons toutefois remarquer qu'une description plus détaillée de l'état des poumons, et moins sommaire qu'on ne la trouve dans le rapport de MM. Bidault et Boulard, eût pu fournir des signes importants, notamment au point de vue de la suffocation.

La bouffissure et la coloration de la face, l'injection et la saillie des yeux, la propulsion de la langue en avant et l'écume sanguinolente à la bouche peuvent sans doute exister chez les pendus, mais c'est là le cas le plus rare. La face est généralement pâle, les yeux sont entr'ouverts et la bouche béante. Il est une double circonstance cependant qui peut amener l'état de la face et de la langue qui a été noté chez la dame Duroulle : c'est, d'une part, le cas où le lien serait resté longtemps appliqué autour du cou après la mort et, d'une autre part, lorsqu'il aurait été placé au-dessous des attaches de la langue, c'est-à-dire beaucoup plus bas que dans le cas qui nous occupe. Nous n'avons pas besoin de faire ressortir l'importance capitale que peut avoir ce fait au point de vue de la détermination de l'époque de la mort et des violences homicides. Nous aurons à y revenir. Ajoutons, toutefois, que si cet état de la face, coïncidant avec la présence du sillon dénotant l'application d'un lien, pouvait établir la présomption de la suspension pendant la vie, M. Devergie, que nous nous plaisons à citer, fait lui-même cette sage restriction qu'il resterait cependant « le cas où on aurait fait périr par asphyxie un individu en lui comprimant avec les mains la trachée-artère, et que l'on aurait pendu ensuite. »

L'excrétion des matières fécales et même celle de l'urine, si elle a eu lieu, en admettant que ces évacuations proviennent bien réellement du corps de la dame Duroulle, n'ont, dans le cas présent, aucune signification, pas plus comme indice de la pendaison pendant la vie, que du moment où elle aurait rendu le dernier soupir. Nous nous bornerons sur ce point, quant à présent, à cette seule observation, que le cadavre ayant été, de l'aveu de tout le monde, déplacé, manié, transporté, il est absolument impossible de savoir comment et à quel moment ces matières seraient sorties du corps. La pression sur le bas-ventre, le développement des gaz dans l'intestin suffiraient parfaitement pour donner l'explication de cette circonstance tout à fait secondaire.

Nous arrivons à des signes plus importants et sur lesquels certainement les experts ont pu compter davantage pour soutenir leur opinion exclusive.

L'existence d'un sillon produit par un lien autour du cou est un fait constant. Ainsi, ni le siége, ni la forme, ni la direction de ce sillon, ni l'injection de ces bords, ni l'état de la peau qui en porte l'empreinte, ne peuvent servir le moins du monde à établir avec quelque certitude qu'il ait été appliqué primitivement et uniquement dans le but d'opérer la suspension, ni même qu'il ait été appliqué sur la dame Duroulle encore vivante.

En effet, les expériences les plus positives et le consentement unanime des auteurs ont mis depuis longtemps hors de doute que toutes les formes et toutes les directions des sillons peuvent se présenter indifféremment dans le cas de strangulation ou de pendaison, et qu'il n'est nullement nécessaire qu'il y ait deux empreintes pour que l'on admette qu'il y ait eu successivement l'une et l'autre; que l'état de la peau est exactement le même, soit que le lien ait été appliqué sur le cadavre ou sur le vivant, et que l'injection même des lèvres du sillon se produit après la mort, pour peu que la constriction ait été opérée dans les premiers moments qui la suivent. Tout au plus la direction et la forme du sillon peuvent-elles fournir quelques probabilités de strangulation ou de suspension suivant qu'il est plus ou moins horizontal, plus ou moins complet et placé plus ou moins haut. Mais on comprend que toutes ces circonstances s'effacent devant la possibilité de la suffocation préalable, et de l'application du lien suspenseur sur une personne évanouie ou déjà privée de vie. Nous nous contenterons de faire remarquer que l'obliquité du sillon chez la dame Duroulle était loin d'être très-prononcée, et qu'il n'y avait que deux centimètres au plus entre le point le plus élevé et le point le plus bas. Quant à l'interruption qu'il présentait dans l'étendue de 1 centimètre environ, le premier médecin appelé en a fixé la place à la partie moyenne de la région maxillaire inférieure, tandis que, dans le rapport d'autopsie, elle est indiquée comme existant sur la partie latérale gauche du cou. Quoi qu'il en soit, elle n'a aucune valeur, et l'on comprend, sans qu'il soit besoin d'y insister, que la pression directe du lien sur ce point a pu être interrompue par trop de causes secondaires pour que l'on puisse faire autre chose que des hypothèses sur cette preuve des conséquences de la position et de la direction du lien dans la suspension de la dame Duroulle.

La formation d'écume dans les voies aériennes est un phénomène exceptionnel dans la pendaison. M. Devergie n'en a observé que dans quelques cas ; et encore était-elle très-peu abondante et composée de bulles larges et épaisses, ce qui est le contraire de ce que l'on a observé dans les organes de la dame Duroulle, où, suivant les termes mêmes du rapport, il existait une quantité notable de mousse à bulles très-fines dans la trachée-artère et le larynx. C'est là précisément une disposition presque constante dans la strangulation et la suffocation.

Enfin, une ecchymose a été constatée au cou, et cette circonstance est celle qui peut donner lieu aux interprétations les plus contradictoires. Aussi est-il nécessaire d'en bien préciser la valeur, et pour cela nous devons rappeler, avant tout, le principe que nous avons cité en commençant. Le signe appartient-il en propre à la pendaison et s'y montre-t-il dans la plupart des cas ? La doctrine admise très-généralement aujourd'hui est loin de répondre à cette question par l'affirmative. Nous nous rangeons pleinement, pour notre part, à cette conclusion qui est celle d'Esquirol, Ollivier (d'Angers), Orfila, Briand et Chaudé et de M. Devergie, à savoir que, « dans le plus grand nombre des cas, il n'y a pas d'ecchymose ; qu'il n'y a, en général, ecchymose que lorsqu'à un fait de suspension se joint quelque circonstance de violence, lors, par exemple, que la suspension est l'œuvre de meurtriers qui ont exercé une traction violente sur le corps de leur victime. » C'est là le fait général, la règle ; mais on admet des exceptions, et il nous reste à rechercher si le fait de la dame Duroulle est de ce nombre. Il importe, à cet égard, de rappeler les caractères précis qu'offrait cette ecchymose. Elle est située « au niveau de l'angle maxillaire inférieur, dans le tissu cellulaire sous-cutané et large de 1 centimètre environ. » Les experts ajoutent qu'elle paraissait avoir été produite par la pression d'un nœud de la corde. En laissant de côté cette explication, qui n'est qu'une hypothèse de plus sur la position du lien, il est impossible de ne pas reconnaître qu'une semblable ecchymose peut avoir été produite par des causes tout autres que la suspension, qu'elle n'a aucun des caractères de siége, de forme, d'étendue, de direction qu'ont présentés celles que nous rencontrons dans quelques cas de pendaison simple ; qu'elle répondrait tout aussi bien à une pression limitée de quelque nature qu'elle soit. Enfin il est bon d'ajouter que la corde appliquée pendant l'évanouissement ou au moment où la vie vient de cesser, pourrait déterminer la même lésion ; qu'ainsi ce signe n'a pas plus de valeur que les autres, soit à un point de vue général, soit dans le cas particulier qui nous occupe.

Première conclusion. — Sur la première question qui nous est soumise, et après la discussion à laquelle nous venons de nous livrer; nous sommes donc parfaitement en droit de conclure que:

Les caractères anatomiques tirés de l'état du cadavre et les lésions constatées à l'autopsie, pris isolément ou dans leur ensemble, ne permettent en aucune façon d'affirmer que la mort de la dame Duroulle doive être attribuée à la suspension et peuvent aussi bien, et plus légitimement peut-être, conduire à admettre qu'elle a succombé à une strangulation ou à une suffocation suivie de pendaison.

Deuxième question. — La seconde question a pour objet de rechercher si, dans le cas où il y aurait lieu d'admettre la mort par suspension, celle-ci doit être considérée comme le fait de madame Duroulle elle-même, ou comme le fait de mains étrangères ; en d'autres termes, si dans le procès on doit conclure au suicide ou à l'homicide.

La réponse que nous venons de faire à la première question simplifie singulièrement et abrége notre tâche, puisqu'elle montre que la mort peut avoir eu lieu autrement que par pendaison et qu'elle transforme ainsi le problème ordinairement si obscur de la pendaison volontaire ou criminelle. Nous sommes dispensé de réfuter cette objection banale qui consiste à tracer le tableau imaginaire de la lutte qu'aurait à soutenir contre sa victime le meurtrier qui n'accomplirait son crime qu'à l'aide d'une suspension volontaire. Nous n'avons pas à montrer la fausseté de cette proposition singulière, et chaque jour contredite par l'évidence qu'il n'y a pas de mort violente sans traces de violences. Nous pouvons nous borner à rappeler que dans tous les cas, assez nombreux aujourd'hui, où la pendaison a été notoirement criminelle, les assassins avaient d'abord étouffé ou étranglé, avant de les pendre, ceux qu'ils voulaient faire périr. Et il nous sera facile de montrer que la mort de la dame Duroulle peut avoir eu lieu de la même façon.

Nous sommes privé, il est vrai, de la lumière que pourrait répandre sur ce fait une connaissance exacte et certaine de la position dans laquelle se trouvait le corps suspendu. Mais sur ce point nous n'avons aucune donnée précise, et nous croyons d'autant plus inutile de discuter les hypothèses diverses qui ont pu se produire, que ces circonstances sont en réalité tout à fait accessoires. Personne ne conteste que la mort puisse survenir dans les conditions de suspension les plus diverses, les plus invraisemblables en apparence, et que celles-ci ne peuvent le plus souvent fournir aucun indice propre à distinguer sûrement le suicide de l'homicide. Il est donc tout à fait superflu de se livrer à des suppositions stériles sur la manière dont la dame Duroulle aurait pu attacher elle-même le lien, disposer ses jambes et s'abandonner à ce lien qui, assez fort pour déterminer l'asphyxie, se serait rompu à un moment donné. Il vaut mieux rechercher si le cadavre porte quel-

que trace matérielle qui puisse éclairer d'un jour moins faux cette
. obscure question.

Par malheur, l'une des constatations qu'il eût été le plus utile de
faire à ce point de vue, a été omise par les experts auxquels l'autopsie
cadavérique a été confiée. Nous voulons parler de l'état de la colonne
vertébrale dans la région du cou, là où se rencontre quelquefois, et
presque exclusivement dans le cas de pendaison homicide, des lésions
véritablement caractéristiques. A défaut de renseignements, nous devons
insister sur quelques-uns de ceux que nous avons déjà cités. L'ecchymose au-dessous de la mâchoire dans le tissu cellulaire sous-cutané
peut, en effet, avoir été produite par une pression exercée directement
sur la bouche pour étouffer des cris, qui, de moins en moins énergiques, n'auraient cessé que lorsque la suffocation ou la strangulation
eût été complète. Sa forme arrondie, ses dimensions limitées, son siége,
sa profondeur, se réunissent pour lui donner cè caractère, bien plutôt
que celui des ecchymoses circulaires, étendues, superficielles, que
produit dans quelques cas rares de pendaison la simple constriction du
lien. Enfin on pourrait encore l'expliquer par quelqu'une de ces violences auxquelles les auteurs s'accordent à attribuer les ecchymoses
lorsqu'elles existent sur le cou des pendus.

L'idée d'une occlusion des voies aériennes opérée, soit immédiatement avec la main, soit médiatement à l'aide d'un corps quelconque,
fournirait en outre une explication très-simple et beaucoup plus plau-
sible que celle qui a été donnée à la légère blessure qui existait sur
l'aile gauche du nez de la dame Duroulle. Cette excoriation superficielle
ne serait-elle pas le fait d'un coup d'ongle ou de la compression des
mains, plutôt que la trace, et la trace unique, de la chute du corps sur
la face au dernier moment de l'agonie, lorsque la corde s'est rompue.

Cette circonstance même n'est-elle pas singulièrement suspecte,
quand on considère l'état du cadavre sur lequel le premier médecin
appelé s'étonnait lui-même de ne pas trouver les marques qui auraient
pu résulter de cette prétendue chute spontanée. Que l'on compare le
fait de la dame Duroulle avec cette expérience de M. Devergie dans laquelle la corde s'étant rompue, le cadavre d'une femme, pendue peu de
temps après sa mort, tomba la face contre terre. Une quantité notable
de sang s'écoula par le nez où une petite plaie s'était formée, et la
pommette gauche devint en même temps le siége d'une ecchymose assez considérable, et une infiltration sanguine s'étendit dans le tissu cellulaire, sur toute la pommette et jusqu'à l'os. Que penser après un tel
exemple de cette chute du corps de la dame Duroulle, qui, dans des
circonstances si exactement comparables, n'aurait laissé d'autre trace
que l'écorchure superficielle, non pas même de la partie la plus sail-
lante du visage, mais d'une des ailes du nez.

Enfin nous ne pouvons oublier toutes ces traces de violences extérieures qui, malgré leur peu d'étendue, ne doivent cependant pas être négligées. La présence de l'écume dans les organes respiratoires, jointe à la coloration rouge de la face et à la saillie de la langue, constitue une présomption de mort par strangulation, et comme une marque intérieure de ces violences qui excluent l'idée d'une mort volontaire.

Deuxième conclusion.— En résumé, en admettant même que la mort de la dame Duroulle doive être attribuée à la suspension, rien n'autorise à conclure d'une manière absolue que la pendaison ait été volontaire ; bien des circonstances au contraire, tendraient à faire admettre qu'elle a été opérée par des mains étrangères sur un corps préalablement privé du sentiment ou de la vie par la strangulation ou l'occlusion forcée des voies respiratoires.

Questions subsidiaires.—Il nous reste à examiner les deux questions subsidiaires énoncées en ces termes dans l'ordonnance de M. le président des assises de la Seine-Inférieure :

1° Dans quel espace de temps se produisent la rigidité cadavérique et la disparition complète de la chaleur dans la mort par suspension?

2° Après ce genre de mort serait-il possible, à l'aide de vêtements chauds et de couvertures, d'empêcher le développement de la rigidité et de maintenir la chaleur du corps pendant un temps assez long, même vingt-quatre heures?

Si nous bornions notre réponse à des considérations théoriques qui ne pourraient fournir qu'une solution abstraite de ces deux questions, nous ne remplirions qu'imparfaitement la mission qui nous a été confiée. Il est évident, en effet, qu'elles n'ont l'une et l'autre qu'un même but : arriver, par l'appréciation des phénomènes cadavériques, à déterminer autant que possible l'époque précise de la mort de la dame Duroulle. Aussi croyons-nous devoir ramener à ces termes véritables le problème que nous devons agiter, et si nous trouvons dans les organes quelque autre indice propre à nous éclairer, nous n'hésiterons pas à le faire ressortir, afin de fortifier, en les réunissant, les éléments d'appréciatio et d'asseoir notre jugement sur des bases plus profondes et plus solides.

En thèse générale, si les phénomènes qui se produisent après la mort dans le corps humain se succèdent dans un ordre régulier, sinon absolument constant ; si le refroidissement graduel, la rigidité cadavérique et la putréfaction se suivent ordinairement, il s'en faut de beaucoup que l'enchaînement de ces phénomènes ait lieu d'une manière toujours identique et immuable. Tout au contraire, les rapports de développement, de durée, de disparition qui existent entre eux sont essentiellement variables et changeants ; et, s'il existe quelque loi à laquelle il semble possible de les rattacher, telle que la cause de la mort, l'état de santé antérieure et les conditions dans lesquelles le corps était placé au moment où la vie l'a abandonné, il n'en est pas moins vrai qu'ils n'ont rien d'assez certain, rien d'assez fixe pour qu'on leur attribue une valeur réelle dans la détermination de l'époque de la mort. Aucun auteur n'a songé à le faire, et nous ne craignons pas de dire qu'il y aurait une insigne légèreté à le tenter. Ce sont là des principes tellement incontestés, et dont nous avons tant de fois nous-même constaté la justesse, que nous croirions tout à fait inutile d'y insister. Cependant précisons davantage et rappelons que la rigidité survient dans un très-grand nombre de cas alors que la chaleur n'a pas encore disparu.

D'un autre côté, sa durée est bien incertaine puisqu'elle a varié de deux heures jusqu'à sept jours. Plus elle paraît rapidement, plus elle disparaît promptement. Quant à la chaleur, elle peut persister à un degré plus ou moins abaissé pendant plus de vingt-quatre heures. De sorte que si la rigidité, par exemple, était survenue après trois ou quatre heures sur un corps non encore privé de chaleur et qu'elle n'eût duré que six ou sept heures, on pourrait, en examinant le cadavre seulement au delà de ce temps, considérer comme non encore développé un phénomène qui aurait déjà disparu depuis un temps plus ou moins long.

Nous avons dit que certaines circonstances pouvaient influer sur l'enchaînement et la durée relative de ces divers phénomènes. Elles sont loin d'avoir toutes la même importance. Aussi le genre de mort ne fournit à cet égard que des données très-incertaines, et pour la suspension en particulier il n'existe aucun fait, aucune expérience qui permettent d'apprécier, même approximativement, l'influence qu'elle peut avoir sur l'époque d'apparition et la durée de la rigidité. Mais il en est d'autres dont l'action est moins douteuse, nous voulons parler des conditions mêmes dans lesquelles le corps est resté placé après la mort. Pour ce qui est de la rigidité, par exemple, surtout si elle est peu prononcée, des mouvements imprimés aux diverses parties du cadavre, pour le déplacer ou pour toute autre cause, avaient pour effet de la faire disparaître plus vite et sans retour.

Quant à la chaleur, personne n'ignore qu'elle persiste d'autant plus que le corps a été plus à l'abri du refroidissement extérieur. Ce n'est pas seulement de la saison et de l'état de l'atmosphère qu'il faut tenir compte, mais encore, et bien plus, de l'état de nudité ou d'enveloppement du cadavre. Alors que dans les amphithéâtres, où se sont faites la plupart des expériences des savants, le refroidissement est complet dans un court espace de temps; dans un lit, sous des couvertures, enveloppé de vêtements, un corps peut garder plus de vingt-quatre heures une certaine chaleur. C'est là, est-il besoin de le rappeler, la cause de ces doutes qui naissent bien souvent sur la réalité de la mort, et qu'une pieuse sollicitude signale· dans plus d'un cas à la science. En effet, il est bon de le répéter, le corps privé de vie retombe sous l'empire exclusif des lois physiques et se refroidit· comme la matière inerte. La rigidité, phénomène d'un autre ordre et soumis aux lois organiques, est indépendante du refroidissement du corps. On voit donc, si nous nous sommes bien fait comprendre, que l'homme de l'art, placé devant un cadavre rigide ou non (hors le cas de décomposition, que nous laissons à dessein de côté) ne peut, *a priori*, et pour la seule considération du phénomène de la rigidité, se prononcer sans témérité sur l'époque de la mort.

Ces observations préliminaires étaient nécessaires pour faire mieux comprendre les circonstances dans lesquelles s'est présenté le cadavre de la dame Duroulle et les renseignements plus ou moins précis que l'inspection a pu fournir sur l'époque de la mort.

Le médecin appelé le premier à examiner le cadavre, très-peu de temps, une heure environ, après le moment où la mort était censée avoir eu lieu, trouve le corps de la dame Duroulle, ce sont ses expressions mêmes, déjà presque froid. Il ne fait pas mention de l'existence ou de l'absence de la rigidité. C'est à ce seul témoignage, recueilli par un homme de l'art et consigné par lui comme impression première, que nous pouvons nous en rapporter. Par quel abus de langage, par quelle inadvertance pourrait-on transformer cet état de froid presque complet en celui de chaleur persistante. Et comment ne ferait-on pas la remarque que si la mort eût été toute récente, datant d'une heure seulement, ce corps, vêtu de ses vêtements accoutumés et couché sur un matelas, eût gardé encore, non pas un reste de chaleur, mais la chaleur même de la vie. Cette seule observation ne dispense-t-elle pas de toute discussion et ne suffit-elle pas à lever de prétendues difficultés, et, en particulier, cette impossibilité de voir la chaleur persister plus de vingt-quatre heures? Non la chaleur ne persistait pas après vingt-quatre heures, mais elle eût persisté après deux, et il est fort possible que, même après vingt-quatre heures, dans les conditions indiquées, le refroidissement ne fût pas complet.

La rigidité n'existait pas au moment de l'examen fait par le docteur Boulard. Mais sur quelle preuve matérielle, en vertu même de quel raisonnement pourrait-on affirmer sans crainte qu'elle n'avait pas existé déjà, suivi plus ou moins rapidement son cours, et disparu depuis un temps plus ou moins long? Dans ce cas, on le voit, il n'y aurait plus à s'étonner de l'apparition tardive de la rigidité, et à faire de cette hypothèse la base du système de la mort récente de la dame Duroulle.

Déjà, d'après ces seules considérations sur l'état de refroidissement incomplet et de non-rigidité du cadavre, nous voyons qu'il serait im-

possible de nier absolument que la mort de la dame Duroulle remon-
tât à vingt-quatre heures et plus, au moment du premier examen.
Mais il est d'autres signes qui peuvent donner à ce fait un caractère
de très-grande probabilité, sinon de certitude.

Le gonflement et la coloration bleuâtre, notés dès le principe par
M. Boulard et constatés lors de l'autopsie, l'injection des oreilles et des
yeux, attestent, ainsi que nous l'avons dit, outre la probabilité des violences, la permanence et la durée de la constriction du cou. Nous avons
montré l'unanimité des auteurs à reconnaître que cet état ne se rencon-
trait guère que dans les cas où le lien était resté longtemps appliqué
après la mort. Comment concilier ces caractères si nettement, si explicitement décrits à deux reprises par les experts, avec l'hypothèse
d'une mort récente et d'un lien appliqué tout au plus pendant une
demi-heure? N'y a-t-il pas là une preuve de plus que le lien était
resté beaucoup plus de temps autour du cou, et que la mort de la
dame Duroulle remontait par conséquent à une époque plus éloignée?

Enfin il est un dernier fait qui ne doit pas être négligé et qui résulte,
comme tous ceux que nous avons invoqués dans le cours de cette discussion, de constatations matérielles. On lit dans le rapport des médecins
qui ont procédé à l'autopsie : « La personne qui avait enseveli le corps
de la dame Duroulle ayant signalé des traces de contusions qu'elle aurait remarquées sur la poitrine et sur les reins, nous l'avons invité à
nous faire voir ce qu'elle avait observé. Ce sont des taches violacées
évidemment dues à un effet cadavérique. » Ainsi, de l'aveu des experts,
il existait, au moment où a eu lieu l'ensevelissement, des signes d'un
commencement de décomposition putride peu compatible avec une mort
encore récente, et très-facile à comprendre si la mort n'avait eu lieu que
vingt-quatre heures, et même plus, avant le premier examen. Ce serait
là, il est permis de le dire, une nouvelle et bien forte preuve à ajouter à
celles que nous avons réunies pour démontrer que, très-probablement,
la mort de la dame Duroulle n'était pas toute récente, malgré la persistance d'un reste de chaleur et la non-rigidité du cadavre.

Conclusions. — Nous avons terminé ce long examen des questions
soumises à notre appréciation ; nous avons cherché à ne jamais nous
écarter des faits et de leur interprétation rigoureuse ; nous n'hésitons
pas à conclure que :

1° La mort de la dame Duroulle ne peut être attribuée d'une manière
certaine et exclusive à la suspension.

2° Il n'existe aucune preuve positive que la suspension de la dame
Duroulle ait été opérée par elle-même. Il ressort, au contraire, de l'état
du cadavre, plus d'une raison de penser qu'elle a été opérée par des
mains étrangères.

3° Les phénomènes cadavériques, notamment la non-rigidité et le

refroidissement incomplet observés chez la dame Duroulle, n'autorise-
raient en aucune façon à affirmer que sa mort fût récente au moment
où le corps a été examiné pour la première fois. Ces caractères peuvent
servir au contraire à démontrer que la mort remontait à une époque
plus éloignée.

V. *Pendaison. Présomption d'homicide.* — La femme Laruelle
est morte au mois d'août 1868, dans des conditions que son mari
rapporte ainsi : Il prétend que sa femme et lui ont diné de sept
heures et demie à huit heures et demie. Celle-ci ne s'était pas
enivrée et n'avait pas eu d'attaque épileptique, ainsi que cela lui arri-
vait de loin en loin. Il ajoute qu'ils n'avaient pas eu de dispute et que
sa femme, couchée vers neuf heures, était encore très-calme vers
dix heures, quand il s'est endormi. Vers trois heures et demie, il
l'aurait trouvée pendue ; ses pieds touchaient le lit ; le corps était affaissé sur lui-même et son poids faisait fléchir fortement les genoux ;
la langue sortait un peu de la bouche, la face était noirâtre. Il n'a pas
remarqué comment la corde était passée autour du cou. Le corps,
les jambes surtout étaient froids.

Ce fait n'a pas été vérifié par les témoins. Ceux-ci contredisent en
effet les déclarations du mari. Vers onze heures du soir, ils auraient
entendu des coups répétés contre la cloison ; et en même temps la
femme s'écrier par deux fois « Laruelle ! Laruelle ! » puis se débattre
et pousser des gémissements étouffés. Il semble également établi que
le sieur Laruelle est descendu chercher du vin à neuf heures et qu'il
s'est levé à onze heures et demie, heures auxquelles il se disait couché
et endormi. La femme était enceinte et prenait grand soin d'elle-même,
ne voulant pas, disait-elle, compromettre l'enfant qu'elle portait.

L'autopsie ordonnée par la justice ne put être faite que quatre jours
après la mort et par une température excessive qui avait singulièrement avancé la putréfaction. Les constatations ont été rendues très-
difficiles. On voyait cependant à la partie antérieure du cou un sillon
transversal interrompu en arrière où les cheveux avaient préservé la
peau. On n'y reconnaissait pas d'ecchymoses.

Les poumons gorgés de sang sont le siége d'un emphysème putride.
Il n'y a pas possibilité de distinguer s'il existe des ecchymoses sous-
pleurales. Des aliments, des pommes de terre, non digérés et du vin
non altéré remplissent l'estomac. Un fœtus de cinq mois est expulsé
après la mort. Mes conclusions bien incomplètes sont ainsi formulées :

1° La femme Laruelle porte les traces de la pendaison ;

2° Mais il est impossible de déterminer avec certitude, en raison de
l'état de décomposition du cadavre, si elle a été étranglée ou étouffée
avant d'être pendue ;

3° Il n'existait pas de traces appréciables de rixe, de lutte ni de violence quelconque, ayant précédé la pendaison;

4° La mort a eu lieu moins de trois heures après le dernier repas;
et du vin avait été ingéré en assez grande quantité peu de temps
avant la mort;

5° Quant aux circonstances relevées, la position dans laquelle le
corps aurait été trouvé, ne permet pas de supposer que les coups re-
tentissant contre la cloison, aient pu provenir des convulsions que
l'on observe souvent chez les pendus; d'un autre côté, il est impossible d'admettre que la femme Laruelle ait pu faire entendre des cris et
même articuler une seule parole après qu'elle a été pendue;

6° En résumé, si les constatations faites sur le cadavre ne prouvent
pas d'une manière irréfragable que la mort de la femme Laruelle soit
le résultat d'un crime, elles n'en éloignent nullement la possibilité,
surtout quand on les rapproche des circonstances précédemment
relevées.

*Indices tirés de violences meurtrières autres que la pen-
daison.* — Jusqu'ici, j'ai recherché dans les signes propres
à la pendaison, c'est-à-dire dans les circonstances et les
traces de la suspension elle-même, les éléments de la réponse que l'expert doit faire à la question qui nous occupe
en ce moment, à savoir, la distinction du suicide ou de
l'homicide dans le cas de pendaison. On a pu voir que ces
éléments sont souvent bien pauvres et peuvent même faire
complétement défaut. Il reste heureusement au médecin
légiste une autre source d'informations qui, dans le plus
grand nombre des cas, lui fournira les données les plus
précieuses, et le mettra en possession de preuves vraiment
décisives, les seules qui lui permettent d'établir d'une
manière certaine que le pendu qu'il a examiné est la victime d'un crime et non d'une mort volontaire.

Ces preuves consistent dans la constatation d'une cause
de mort autre que la pendaison et de violences manifestement faites par des mains étrangères avant que le corps
ait été pendu. C'est là que se trouve la solution vraie et
pratique de ce grave et difficile problème.

La pendaison, en effet, n'est pas le procédé auquel recourent les meurtriers. Ceux-ci ne pendent que le cadavre de leur victime en vue de faire croire à un suicide. Mais les moyens par lesquels ils ont fait ce cadavre ont laissé des traces que l'expert doit rechercher et qu'il saura découvrir. Presque toujours, c'est à la strangulation ou à la suffocation qu'il faut les demander ; et la connaissance que nous avons aujourd'hui des signes particuliers de ces deux genres de morts violentes, est singulièrement propre à faciliter l'étude différentielle que nous avons à faire ici.

Dans les cas dont il s'agit, la *strangulation* est toujours opérée à l'aide d'un lien et non par la pression des mains dont la trace serait trop visiblement différente de celle de la pendaison, s'il y avait simplement strangulation sans simulacre de pendaison, les signes qui permettraient de le reconnaître seraient principalement tirés de l'état du cou, la direction horizontale et la forme circulaire de l'empreinte, la profondeur moindre du sillon, les ecchymoses pointillées de la face, de la région cervicale et de la partie supérieure de la poitrine. Dans le cas où il y a eu pendaison après la strangulation opérée, les traces sont plus complexes. Le lien d'abord employé par pression directe, puis par suspension, peut laisser une double trace horizontale et oblique ; la direction de celle-ci est importante à noter. On se rappelle que, dans la pendaison simple, l'obliquité dépend de la position du lien, et que le sillon remonte du plein de l'anse au nœud, celui-ci étant le plus souvent en arrière, le sillon est oblique d'avant en arrière et de bas en haut. C'est en tenant compte de cette circonstance avec sa rare sagacité que M. Caussé (d'Albi), fut mis sur les traces du crime de la femme Couronne, qui finit par avouer qu'elle avait tué son mari en l'assommant et en l'étranglant ensuite avec une corde. Or celle-ci était nouée en avant, et cependant l'empreinte se dirigeait obliquement

en arrière et en haut, c'est-à-dire qu'au lieu de remonter
du plein de l'anse au nœud elle remontait de ce celui-ci
au plein de l'anse ; le contraire de ce qui eût dû arriver
dans le cas de pendaison simple.

Il est très-important de remarquer que la strangulation
homicide s'accompagne toujours d'ecchymoses et d'infiltrations de sang coagulé, tant à l'extérieur que dans l'é-
paisseur du cou. Elle détermine enfin d'une manière
presque constante l'exhalation d'une écume fine et sanguinolente dans les voies aériennes, de suffusions sanguine et de noyaux apoplectiques à la surface et dans la
profondeur des poumons ; enfin un emphysème étendu
par rupture des vésicules pulmonaires les plus superficielles, lésions qui manquent dans la pendaison.

Ces différences tirées de l'état des organes internes ont
une valeur réelle et de beaucoup supérieure à celle des
traces extérieures notées sur le cou. J'ai montré en effet
que les caractères de l'empreinte que l'on trouve sur le
cou des pendus varient beaucoup, et que, ni l'obliquité,
ni l'interruption de l'empreinte n'étaient constantes ;
qu'elle pouvait même être double, bien que le lien suspenseur fût unique. Il s'en suit que, à moins d'un défaut
de concordance absolue entre les traces constatées sur le
cou et le lien suspenseur, comme dans le cas de la femme
Couronne, il faut se garder d'accorder une trop grande
confiance à ces signes extérieurs dans la distinction de
la strangulation et de la pendaison. Je n'ai pas besoin de
dire que l'émission du sperme et l'évacuation de l'urine
ou des matières fécales n'en mérite aucune.

C'est donc presque exclusivement par les traces de violences à l'extérieur et dans la profondeur du cou, ainsi
que par les lésions caractéristiques des organes respiratoires que l'on reconnaîtra la strangulation. C'est à l'aide
de ces signes que l'on pourra établir la cause réelle de la

mort, et prouver que la victime avait été étranglée avant
d'être pendue, le fait même de la pendaison étant d'ailleurs démontré par les caractères qui lui sont propres.

EXEMPLES DE PENDAISON PRÉCÉDÉE DE STRANGULATION.

Je vais citer quelques exemples de ces violences meurtrières, à la suite desquelles le corps a été pendu pour faire
croire à un suicide, cas toujours difficiles, et où l'expert
ne saurait apporter trop d'attention et trop de réserves.

VI. *Tentative de meurtre. Strangulation suivie de pendaison,
traces de violences.* — La femme Pariet, dite femme Touzé, vivait
avec un individu nommé Sarre, qui la maltraitait de la façon la plus
grave. Le 13 juillet 1860, on la trouva pendue dans sa chambre : elle
put être rappelée à la vie et déclara qu'après avoir cherché à l'étrangler, cet homme l'avait pendue pour faire croire qu'elle avait elle-
même voulu mettre fin à ses jours. Elle fut transportée à l'hôpital
Necker, où je la visitai.

La femme Pariet était étendue sur le dos dans un grand accable-
ment ; répondant lentement, et non sans quelque trouble, aux questions qu'on lui adresse. Sa voix est brisée et sa respiration courte et
embarrassée. Elle se plaint de douleurs dans le cou et dans la mâchoire et d'un brisement général. La première chose qui frappe lorsqu'on examine la femme Pariet, c'est l'empreinte qu'elle porte au cou.
Celle-ci forme une ligne circulaire légèrement sinueuse, mais nullement oblique en arrière et en haut, et qui entoure le cou sans interruption et comme un collier, au-dessous du cartilage thyroïde.
L'empreinte est étroite et partout égale ; elle n'a pas plus de 3 à 4 millimètres de large, elle est assez profonde pour que la peau coupée de
quelques points soit excoriée dans toute son étendue et recouverte
d'une croûte épaisse et récemment desséchée. Au-dessous de cette
empreinte linéaire, on remarque deux ou trois petites excoriations superficielles.

Cette trace de violences n'est pas la seule que présente la femme
Pariet. Un examen attentif de toutes les parties du corps, nous permet
de reconnaître qu'il existe de nombreuses contusions, dont le siége est
véritablement caractéristique. Au front, une large ecchymose se retrouve au milieu de la bosse frontale du côté gauche. En arrière du
moignon de l'épaule des deux côtés et dans une situation tout à fait
parallèle ; aux deux coudes en avant et en arrière ; aux deux poignets

circulaires, aux deux pieds autour de l'articulation de la jambe et au-dessous des chevilles, on voit l'empreinte ecchymotique laissée par une forte pression exercée simultanément sur ces différentes parties qui sont précisément celles par lesquelles le corps, pressé et maintenu en même temps que toute résistance pouvait être paralysée.

Il existe, en outre, aux deux genoux, une ecchymose avec gonflement et excoriation résultant de la chute et de la traction du corps sur le sol.

L'état de maladie dans lequel se trouve la femme Pariet et qui remonterait, suivant ses déclarations, à plus de quinze jours, consiste en une affection grave de la poitrine; et, lorsque nous la faisons asseoir sur son lit pour l'examiner, nous pouvons juger du degré de faiblesse auquel elle est arrivée. L'auscultation nous montre en outre que les deux poumons sont tuberculeux et que la respiration s'exécute très-imparfaitement.

De l'examen auquel nous nous sommes livré, nous concluons que :

1° La femme Pariet porte sur le corps de nombreuses traces de violences, qui ne peuvent, en aucune façon, être considérées ni comme volontaires, ni comme accidentelles ;

2° L'empreinte qu'elle porte au cou est le résultat d'une tentative de strangulation, opérée à l'aide d'un lien très-fortement serré autour du cou ;

3° Le siége de cette empreinte au-dessous du point où se marque le sillon que l'on trouve chez les pendus; sa direction transversale, sinueuse et nullement oblique, sa profondeur telle, que la peau est coupée et excoriée, démontrent de la manière la plus évidente, que le lien a été appliqué et serré par une main étrangère et dans le but de produire la strangulation. Les douleurs qu'accuse la femme Pariet dans le cou et dans la mâchoire, sont encore un indice de la tentative de strangulation et non de la pendaison ;

4° De nombreuses contusions existent en outre au front, en arrière des deux épaules, aux coudes, aux poignets, aux genoux et aux pieds. Elles ont toutes une forme et une disposition caractéristiques, qui indiquent leur origine et doivent les faire attribuer à une forte pression exercée sur les parties, pour maintenir le corps et paralyser toute résistance ;

5° Si quelques-unes de ces contusions peuvent être rapportées à une chute comme celles des genoux et du front, il est impossible d'assigner la même cause à des contusions qui existent précisément à l'opposé à la partie postérieure du corps qui n'a pu être atteint à la fois en avant et en arrière, autrement que par des coups portés ou des violences exercés de la façon qui vient d'être indiquée ;

6° La femme Pariet est en outre dans un état de maladie très-grave, mais qui remonte à plusieurs jours et qui est indépendant de la strangulation et des violences dont nous avons constaté les traces.

Cette femme succomba, et l'autopsie cadavérique à laquelle nous procédâmes le 27 juillet 1860, nous donna les résultats suivants :

Autopsie. — 1° La femme Pariet a succombé à une inflammation pulmonaire, compliquée de congestions sanguines et séreuses, dans les poumons et dans le cerveau ;

2° Cette maladie, qui peut dater de plusieurs semaines, a été modifiée dans sa marche et aggravée par l'altération profonde et ancienne de la constitution dès longtemps appauvrie ;

3° Il existe en outre sur le corps, les traces non encore effacées des contusions précédemment notées à la tête, aux épaules, aux coudes, aux poignets, aux genoux et aux pieds ; et des marques devenues visibles de coups disséminés au-devant des deux jambes ;

4° Ces diverses et si nombreuses contusions, attestent des violences graves, multipliées et d'une nature spéciale ;

5° La strangulation, qui a laissé une empreinte si caractéristique et si distincte de la pendaison, sur le cou de la femme Pariet, a pu aggraver sa maladie et en hâter la terminaison funeste.

VII. *Assassinat par strangulation succédant à un viol consommé. Pendaison du cadavre simulant le suicide.* — Je dois à M. le docteur P. Lorain la communication du fait suivant, qui offre un exemple des plus frappants des difficultés que peut présenter l'étude des cas de strangulation homicide, et dont il a su démêler avec beaucoup de sagacité les circonstances si obscures.

Il s'agit d'une fille de 15 ans dont le cadavre fut trouvé pendu le 30 août 1858. L'autopsie démontre de la manière la plus évidente que la pendaison n'avait eu lieu qu'après la mort, et dans le but de dissimuler un double crime de viol consommé et d'assassinat commis par strangulation. Je laisserai de côté tout ce qui a rapport aux premières violences, pour retracer seulement les signes caractéristiques de la strangulation, en insistant sur les caractères essentiels à l'aide desquels l'habile expert a pu distinguer l'homicide du suicide et reconnaître que la pendaison du cadavre n'avait été qu'un moyen de cacher le crime et d'égarer la justice.

La tête porte des traces de violences nombreuses. Sous le cuir chevelu, autour de l'œil gauche, au front et à la joue, on trouve de larges ecchymoses provenant de coups de poing ou de pied. Du sang s'écoule par l'oreille gauche. Le cerveau présente un léger piqueté et les veines sont gorgées de sang noir, épais et poisseux. La langue mordue et sanglante fait saillie entre les dents.

Au-devant du cou, la peau est marquée de deux demi-colliers, l'un

inférieur formé d'impressions digitales très-rapprochées, presque non
interrompues et qui ont martelé, meurtri, aplati et comme tanné la
peau. Le derme en ces points est desséché, puis durci, et, vu par transparence, laisse passer la lumière comme une mince lame de corne.
Cette lésion est placée au-dessus de la salière susternale et s'étend
presque sur les parties latérales du cou avec une telle régularité dans
la courbe et une telle netteté d'empreintes qu'on reconnait à leur
nombre plus considérable à gauche qu'elles ont été faites par la main
droite. Au-dessus de ce premier sillon, sous le menton, on voit une
sorte de traînée un peu moins étendue, plus régulière, une meurtrissure de la même nature que les précédentes, mais continue, résultant de la pression de l'index et du pouce de la main gauche fortement étendue sur la partie antérieure du cou. Enfin un peu au-dessous
et tout à fait près de la mâchoire, une trace superficielle, d'un rouge
livide, sans altération du derme est manifestement produite par le lien
roulé autour du cou après la mort. En arrière, il n'y a nulle trace de
compression ou de ligature, ni bourrelet, ni sillon livide, rien qui indique l'action circulaire d'un lien. Le larynx et les bronches contiennent de l'écume. Les poumons qui ne sont ni plus denses ni plus volumineux qu'à l'état normal, n'offrent rien qui ressemble à de l'engorgement ou à de l'infiltration. Des matières alimentaires ont reflué de
l'estomac dans l'œsophage et jusque dans les voies aériennes.

VIII. *Assassinat. — Strangulation.— Pendaison du cadavre imitant
le suicide.* — Le 11 juin 1845, vers sept heures du soir, M. le maire
de la commune de Lusignan-Grand fut informé que Marie Castagné,
veuve Farganel, avait été trouvée pendue dans la chambre qu'elle habitait chez Barthélemy Buscatel, au hameau de Mauriac. Ce fonction-
naire se transporta aussitôt sur les lieux pour constater ce fatal événement. Mais ayant remarqué certains indices qui lui firent penser que la
mort de M. C... pouvait être le résultat d'un crime, il se hâta d'en donner avis à M. le procureur du roi. Sur cet avis, M. le juge d'instruction se rendit à Mauriac, accompagné de M. le procureur du roi et de
M. Pons, docteur-médecin.

Les magistrats instructeurs constatèrent d'abord l'état des lieux. Il
résulte de ce rapport que la maison de B. B... se compose de deux
chambres au rez-de-chaussée ; la première, dans laquelle donne la
porte principale d'entrée, était habitée par B... et sa famille; la seconde chambre était occupée par M. C.., Ces deux pièces communi-
quent entre elles par une porte qui ne se ferme qu'avec un loquet.
Celle qu'habitait M. C... a en outre une porte extérieure qui s'ouvre
sur une prairie. Au-dessus de cette chambre est un grenier qui n'est
pas planchéié; quelques-unes des planches non fixées aux poutres

avaient seulement été placées au-dessus du lit dans lequel couchait M. C... Le cadavre était suspendu à l'un des chevrons, vers le milieu de la chambre, au moyen d'une corde qui formait un nœud coulant autour du cou. L'autre extrémité de la corde, après avoir été roulée six fois autour par un nœud double, vulgairement appelé *demi-clé*, et le bout qui restait libre avait été rejeté au-dessus du chevron, sur quelques fagots de sarment qui étaient déposés en cet endroit.

La pointe des pieds du cadavre était élevé au-dessus du sol d'environ 20 centimètres ; à 25 centimètres de leur extrémité, en avant du cadavre, on voyait une chaise renversé à terre, le dossier touchant le sol.

Derrière le cadavre était une échelle appuyée contre la poutre, sur laquelle repose l'extrémité du chevron auquel la corde était attachée.

La tête du cadavre était nue, les cheveux épars ; son visage était souillé par le sang qui s'était échappé de ses narines et de ses oreilles. Quelques gouttes de ce sang avaient coulé sur le haut de la poitrine, qui était à découvert. La coiffe de M. C... était à ses pieds, un peu à gauche. La partie correspondante à l'oreille gauche était taché d'un peu de sang.

Sur le mouchoir qui couvrait la coiffe, à un point correspondant au-dessus de l'oreille gauche, il existait une tache de sang assez large, dont une partie était coagulée et encore humide. On ne voyait sur le sol aucune tache de sang.

La corde avec laquelle le cadavre était suspendu présentait aussi deux taches de sang. L'une, appliquée comme par frottement, existait à 55 centimètres environ au-dessus de la tête du cadavre et hors de la portée des mains de M. C... L'autre se trouvait à l'extrémité libre de la corde, qui avait été rejetée sur les fagots de sarment ; au nœud qui termine cette extrémité adhérait un cheveu blanc semblable à ceux du cadavre.

On voyait aussi au-dessus de la première tache de sang deux ou trois cheveux blancs adhérents à la corde.

Le cadavre était entièrement vêtu. La manche droite de son juste-au-corps présentait une tache de poussière qui se prolongeait sur le bord cubital de la main du même côté. Des traces encore plus apparentes de poussière humide et fortement adhérente, existaient à la face dorsale de la seconde phalange des quatre doigts de la main gauche. Sur le devant de la jupe, il y avait une large tache de poussière ou de terre boueuse descendant de droite à gauche, un grain d'avoine, une balle d'avoine et un petit brin de paille étaient adhérents vers le milieu de cette tache de boue encore humide sur cette partie. Vers le bas de la jupe toujours à gauche, on voyait deux longs plis très-bien indiqués par deux lignes très-prononcées de poussière.

En arrière du cadavre, sur la droite, à 40 centimètres environ, il existait sur le sol de la chambre une petite cavité dans laquelle on a trouvé quelques grains d'avoine, des balles d'avoine et des brins de paille semblables à ceux qui étaient adhérents à la jupe de M. C... Dans cette partie le sol était humide et paraissait avoir été mouillé sur une longueur de 50 centimètres et sur 10 centimètres de largeur.

Le genou droit du cadavre présentait aussi une tache de boue desséchée ; on ne voyait, au reste, aucune trace extérieure de blessures ni de contusions.

La réunion des diverses circonstances qui viennent d'être rappelées dut éloigner toute supposition d'un suicide. Il paraissait, en effet, sinon impossible, du moins très-difficile que du lieu où se trouvait l'échelle. M. C..., âgée de quatre-vingts ans, et de petite taille, eût pu disposer la corde comme elle l'était autour du chevron. D'ailleurs cette corde était arrêtée par une sorte de nœud que les femmes savent rarement faire, et les six tours qu'on avait fait sur le chevron, avant de le nouer, paraissent indiquer qu'on avait voulu, par ce moyen, vaincre la résistance qu'offrait le poids du corps, afin de pouvoir ensuite arrêter la corde sans difficulté. Les taches de sang qu'on a remarquées sur la corde prouvent, en effet, qu'elle a été liée par une main étrangère. Ces taches n'ont pas pu être imprimées par les mains de la victime, puisqu'elles étaient hors de la portée de ses bras ; d'ailleurs, les mains de M. C... ne présentaient aucune trace de sang ; les cheveux adhérents à la corde, le sang qui souillait la coiffe de la victime jetée à terre, indiquaient la présence d'une main homicide ; enfin, les taches de poussière et de boue qui existaient sur les vêtements, sur la main et sur le côté gauche du visage de M. C... démontraient que cette femme avait été terrassée avant d'être pendue.

Tous ces indices prouvaient déjà que la mort de M. C... devait être attribuée à un crime. Mais l'autopsie du cadavre n'a pas laissé à cet égard le moindre doute.

Il résulte, en effet, du rapport de M. Pons, docteur en médecine, chargé de faire cette opération, que la base de la langue était ecchymosée, et que cette ecchymose s'étendait même sur les côtés jusqu'aux piliers du voile du palais, près des amygdales, surtout à gauche ; la membrane muqueuse du pharynx était injectée de sang. Le tissu cellulaire et la membrane muqueuse entre l'os hyoïde et le larynx étaient également injectés à la partie postérieure ; l'épiglotte offrait à sa base quelques légères ecchymoses, et la membrane muqueuse qui la revêt était rouge.

Ces diverses ecchymoses n'ont pu être produites par l'action de la corde, car cette corde était placée au-dessous de l'os hyoïde, et n'ayant pas brisé cet os, n'avait pas pu atteindre les piliers du voile du palais et la région des amygdales, ni même la base de la langue.

Il existait enfin, sur la face postéro-supérieure des clavicules, deux ecchymoses, avec épanchement de sang dans le tissu cellulaire. Ces ecchymoses, de l'étendue de 3 centimètres environ, n'ayant laissé aucune trace extérieure, ne pouvaient avoir été produites que par la pression d'un corps mou, pulpeux et de forme crochue, tel que les doigts recourbés de deux mains appuyées sur les clavicules.

La nature de ces diverses lésions et les autres circonstances qui ont été précédemment rappelées, ont déterminé M. Pons à conclure que M. C... ne s'est point suicidée; que sa mort, causée par l'asphyxie, est le résultat d'un homicide; que la strangulation a été produite par l'action d'une main, qui, ayant comprimé toutes les parties du fond du gosier, du pharynx, de l'ouverture du canal aérien, a empêché l'air de pénétrer dans les poumons, et amené, par ce moyen, l'anéantissement des forces, et que, bientôt après, la suspension a eu lieu; qu'à la rigueur, il est croyable qu'un seul homme a pu opérer cette strangulation et la suspension qui l'a suivie.

Ce qui se passe dans la strangulation homicide arrive également pour la *suffocation*, et l'on a vu des individus qui avaient péri étouffés être ensuite pendus, en vue de faire croire à un suicide. La découverte de la vérité, dans ces cas est loin d'être facile ; elle était à peu près impossible alors que la science n'était pas en possession des signes anatomiques propres à la mort par suffocation. On sait, en effet, que les traces extérieures dans ce genre de mort peuvent faire complétement défaut, et l'on n'avait pour se guider que les indices tirés du fait même de la pendaison et propres à démontrer si elle avait eu lieu pendant la vie ou après la mort, indices fort incertains, on a pu en juger. Plus d'un fait ancien de cette nature est resté douteux par suite de l'insuffisance ou de l'absence de ces signes extérieurs. Aujourd'hui l'erreur pourrait être souvent et à peu près toujours évitée par la recherche et la constatation des lésions caractéristiques et connues de tous de la mort par suffocation : je veux dire les ecchymoses ponctuées disséminées sous la plèvre et sous le péricarde.

J'ai récemment cherché à préciser la valeur de ce signe (1), et je crois l'avoir fait d'une manière définitive ; je n'y reviendrai pas. Je me contente de maintenir de nouveau, en ce qui touche la pendaison, que jamais je n'ai rencontré dans mes nombreuses observations, et qu'aucun auteur n'a mentionné sur les poumons des pendus des taches ecchymotiques ponctuées, régulièrement arrondies, plus ou moins nombreuses sous la plèvre ou sous la péricarde ; car tous ces caractères réunis sont indispensables pour établir la spécificité de la lésion propre à la suffocation ; et il ne suffirait pas pour en contester la signification de lui opposer l'engouement plus ou moins considérable ou même quelques suffusions sanguines superficielles que l'on pourrait rencontrer sur les poumons d'un pendu.

Enfin on n'oubliera pas que certains procédés de suffocation homicide, l'occlusion forcée des voies aériennes, la compression violente des parois de la poitrine et du ventre laissent habituellement des traces apparentes qui, toutes les fois qu'elles existeront, seront d'un grand secours pour établir que la pendaison n'a eu lieu qu'après la mort et a eu pour objet de simuler le suicide, après le meurtre commis et la victime étouffée.

EXEMPLE DE PENDAISON SIMULANT LE SUICIDE ET PRÉCÉDÉE DE MORT PAR STRANGULATION.

L'exemple que je vais rapporter mérite de figurer dans cette étude, car nul n'est plus propre à montrer les difficultés que présentaient, même aux plus habiles, les faits que je viens de rappeler et à faire comprendre quelle lumière eussent jetée sur l'expertise des notions positives touchant les signes anatomiques de la mort par suffocation.

(1) A. Tardieu, *De la valeur des ecchymoses sous-pleurales comme signe de la mort par suffocation (Ann. d'hyg. et de méd. lég. 2e série, t. XXIX, p. 104).*

IX. *Affaire Dauzats.* — *Suffocation homicide.* — *Pendaison simulant le suicide.* — *Dislocation du cou.* — *Avis contradictoires.* — Dans la journée du 15 septembre 1839, vers une heure de l'après-midi, on apprit que le nommé Dauzats venait d'être trouvé pendu dans l'écurie de sa maison. On accourt, la porte de l'écurie est ouverte ; on trouve le cadavre suspendu par le cou à l'aide d'une corde, à une poutrelle du toit de l'écurie élevée d'environ 2 mètres ; il est assis sur le sol, la tête et le tronc un peu incliné du côté gauche ; les jambes allongées ; les vêtements ne présentaient aucun désordre ; la partie de la corde qui passait autour du cou était appliquée sur le col du gilet et de la chemise ; sur la tête du cadavre était placé un bonnet de laine qui y tenait à peine. Autour du cadavre, le sol ne présentait aucune trace de piétinement ; il paraissait avoir été balayé depuis peu.

Le 17 septembre, vingt-quatre heures après que la corde eut été détachée du cou, l'autopsie est pratiquée : la face est pâle ; l'œil gauche est couvert par les paupières qui sont fermées ; l'œil droit est entre ouvert et peu proéminent ; on n'aperçoit aucune trace d'injection ; la bouche est fermée et paraît pleine de bouillie de maïs délayée, regorgeant de l'estomac ; la langue est retirée en arrière des arcades dentaires qui sont entre-croisées. Le cou présentait à peine sur quelques points une légère empreinte, s'effaçant sous le doigt et ne donnant point au tact de sensation différente de celle qui était perçue sur l'étendu normal de la peau. Les tissus sous-cutanés de cette région étaient à l'état normal, sans la plus petite trace d'ecchymose. L'articulation de la première vertèbre du cou sur la seconde était déplacée à gauche ; autour de cette luxation, les parties molles étaient restées saines. Dans le canal rachidien, la moelle était libre de toute compression et à l'état normal. Le pénis n'est point en érection, la portion de chemise qui recouvre immédiatement cette partie, est récemment humectée d'un liquide exhalant une odeur d'urine très-prononcée. Sur la pommette gauche existe une large ecchymose, avec infiltration du tissu cellulaire sous-jacent. La main droite porte une autre petite ecchymose sans importance. Le tronc était le siége de grandes taches noirâtres, résultat de la putréfaction.

On voyait une ecchymose et des traces de contusions profondes et étendues sur la presque totalité du scrotum ; vers la partie moyenne et postérieure, nous avons observé deux petites égratignures qui nous ont paru avoir fourni un peu de sang dans les derniers temps de la vie ; du sang épanché était infiltré dans tous les téguments celluleux du scrotum ; le testicule droit ne devait sa tuméfaction qu'à un commencement d'hydrocèle ; néanmoins autour de lui, l'infiltration sanguine était plus intense.

Les membres pelviens n'ont rien présenté de remarquable.

Les veines du crâne et en général tous les vaisseaux veineux encéphaliques, étaient gorgés de sang noir et liquide; les membranes d'enveloppe et le cerveau étaient dans l'état normal. Le cœur, d'un volume médiocre, contenait une petite quantité de sang noir et liquide, dans les cavités droites l'oreillette et le ventricule étaient entièrement vides. Les poumons étaient d'une couleur noire assez prononcée, tous les autres organes étaient sains.

Les experts concluent que Dauzats semble avoir succombé dans un état d'asphyxie; que la suspension ne paraît pas avoir été la cause de cette asphyxie; que la position dans laquelle le cadavre a été trouvé, d'accord avec les résultats de l'autopsie, portent à croire au contraire que cette suspension n'a été pratiquée qu'après la mort. Toutefois, les médecins légistes ne s'arrêtent qu'à des soupçons d'homicide, soupçons corroborés par les désordres du scrotum qui semblent montrer l'action d'une main criminelle et étrangère.

Ces soupçons recueillis par la justice et grandis par la notoriété publique, amenèrent la mise en accusation de la femme de Dauzats et de son fils, qui furent jugés et condamnés par la cour d'assises du Tarn, le 4 juin 1840.

Le docteur Razal (de Gaillac) avait produit, en faveur des accusés, un mémoire où il concluait au suicide de Dauzats père; opinion combattue avec toute raison par M. Caussé (d'Albi) et par Orfila.

Les coupables, le lendemain de leur condamnation, firent l'un et l'autre, les aveux suivants: Ils avaient serré les organes génitaux par-dessus le pantalon; Dauzats tomba en syncope; on l'étouffa au moyen d'un bonnet de laine placé sur la bouche et le nez, et comme l'agonie se faisait attendre, Dauzats fils monta sur le ventre avec les genoux, ce qui fit sans doute refluer la bouillie de maïs jusque dans la bouche. Le cadavre fut ensuite traîné à l'écurie où ils lui passèrent la corde au cou; alors on lui tourna violemment la tête.

J'appellerai l'attention, dans ce fait si remarquable, sur le procédé de suffocation et en particulier sur la pression du ventre terminant promptement l'agonie; sur la dislocation du cou, que n'eût pu produire la pendaison simple et incomplète, les pieds touchant le sol; sur l'absence d'ecchymoses et d'infiltration de sang autour des vertèbres luxées, preuve que cette dislocation n'avait eu lieu que sur un cadavre; enfin, sur la grave lésion du scrotum, trace évidente de violences criminelles.

Ce n'est pas seulement par strangulation ou par suffocation que peuvent être mis à mort les individus qui sont ensuite pendus pour faire croire au suicide. Des *coups portés sur la tête* peuvent produire une commotion mortelle et la pendaison être opérée ensuite sur une victime étourdie ou morte. Il est évident que, dans ces cas, le moyen de reconnaître la véritable cause de la mort est de mesurer et d'apprécier la nature, l'origine et la gravité des blessures de la tête et de n'admettre l'homicide que lorsque celles-ci auront une véritable importance ; une fracture ou un enfoncement des os, un épanchement de sang dans le crâne ; la contusion ou la déchirure du cerveau, par exemple. Mais il faut prendre garde, même dans le cas de lésion grave, que des chutes accidentelles peuvent produire des blessures à la tête et précéder le suicide. C'est le cas que l'on rencontre fréquemment chez les ivrognes, qui fournissent un fort contingent, comme on sait, au suicide par pendaison. Le fait que je vais citer en est pour moi un exemple non douteux. La question est donc ici de déterminer avec précision à quelles causes doivent être rapportées les blessures de la tête trouvées chez un pendu.

X. *Pendaison.* — *Contusion sur la tête, attribuée à des violences homicides.* — Je fus appelé en décembre 1857, par une commission rogatoire de M. le juge d'instruction de Boulogne-sur-Mer, à donner mon avis sur la question de savoir si l'on devait admettre le suicide ou l'homicide, dans le cas suivant.

Une femme C. est trouvée pendue à une corde fixée au plafond à laquelle était attachée par un nœud coulant une autre corde de la grosseur du petit doigt ; le corps à 35 centimètres du sol, froid aux extrémités avec un reste de chaleur sur le tronc. La face est pâle, la langue ne fait pas saillie hors de la bouche. Une certaine quantité d'écume sanguinolente sort par les narines. Au-dessus du cartilage thyroïde, au niveau de l'os hyoïde, la corde a laissé une empreinte large de 2 centimètres, dirigée obliquement sous l'angle de la mâchoire et derrière l'oreille. Le sillon est violacé dans toute son étendue. Le

corps exhale une forte ardeur alcoolique. Le premier médecin appelé
le docteur Duhamel, conclut à une suspension faite pendant la vie
et volontaire, et fait remonter la mort à deux ou trois heures. Au
bout de vingt et un jours, le cadavre est exhumé et soumis à un
nouvel examen plus complet. MM. les docteurs Livois et Cousin pro-
cèdent à l'autopsie. Ils trouvent le corps dans un état de décomposition avancée; et constatent à la tête trois bosses sanguines considérables au sommet et en arrière du crâne avec épanchement de sang
et décollement du cuir chevelu, sans plaie extérieure et sans fracture.
L'état des organes internes n'a rien donné d'intéressant à noter.
Les experts ont conclu à un homicide produit par des coups portés
sur la tête et ont admis, comme cause de la mort, la commotion et
l'ivresse.

Je n'ai pas partagé cette opinion et j'ai terminé une consultation
détaillée, qu'il est inutile de reproduire ici dans tous ses détails, en
déclarant que, s'il était impossible, en raison de l'époque tardive à laquelle a eu lieu l'autopsie du cadavre de la femme C., de déterminer
avec une certitude absolue les causes de la mort de cette femme, il
était du moins permis d'affirmer qu'il n'existait aucune preuve démon-
trant que la mort peut être attribuée à des violences criminelles, et
notamment aux blessures qui ont été constatées à la tête; qu'il était
au contraire très-probable que la mort était le résultat de la pendaison
suicide.

Enfin, la pendaison peut encore être employée pour
dissimuler un *empoisonnement criminel*. Le cas est rare
sans doute, et je n'en connais pas d'exemple. Il pourrait
offrir, dans la pratique, d'extrêmes difficultés, si le poison
employé était de ceux qui ne laissent pas de traces très-
apparentes. L'expert attentif pourrait être mis sur la voie
par les signes mêmes de la pendaison, qui lui montre-
raient que celle-ci n'a eu lieu qu'après la mort. S'il avait
le moindre doute, il n'hésiterait pas à recourir à l'analyse
chimique. On n'a pas oublié que c'est ce qui a été fait
dans ces cas dont parle le professeur A. Taylor, où la rougeur excessive de la membrane muqueuse de l'estomac et
de l'intestin avait pu faire croire à l'ingestion d'une substance vénéneuse. Il a pu se faire qu'un individu se pendît

volontairement après avoir tenté de mettre fin à ses jours par le poison ; mais ici les circonstances seraient toutes différentes et ne permettraient pas l'erreur; le suicide pourrait être reconnu en dehors du fait de l'empoisonnement.

Dans tous les cas que nous venons de passer en revue, et lorsqu'il est constaté que la pendaison a été précédée ou accompagnée de violences homicides, et par conséquent qu'elle est l'œuvre de mains étrangères, il y a lieu de se demander si elle a pu être opérée par un seul meurtrier, ou si elle a exigé l'intervention de plusieurs complices. Tout dépend ici et du genre de mort par lequel la victime a péri et des conditions matérielles dans lesquelles a été accomplie la pendaison. En général, on est trop facilement porté à croire qu'un grand crime ne peut être commis par un seul individu, et l'expert qui accepte trop facilement cette idée, court le risque d'égarer la justice en multipliant ses recherches. A moins d'impossibilité matérielle évidente, à moins de traces de violences multipliées, à moins de difficultés insurmontables dans le déplacement et la suspension du corps, on doit conclure je ne dis pas à l'action unique, mais à la possibilité d'un seul assassin. C'est ce qu'on a pu voir dans la plupart des faits que j'ai cités, où la pendaison avait été précédée de violences criminelles et de strangulation.

De la pendaison accidentelle. — La pendaison n'est pas toujours le fait du suicide ou de l'homicide; elle peut encore être involontaire et accidentelle. Si rare qu'il en soit ainsi, il importe que le médecin légiste appelé à s'expliquer sur les causes et les circonstances d'un fait de ce genre ne s'y méprenne pas.

Il est à peine nécessaire de parler de ces accidents dans lesquels la pendaison se produit secondairement, ainsi que cela est arrivé pour ce matelot qui, tombant du haut d'un mât, resta pris par le cou et pendu dans un cordage. Le médecin légiste n'a rien à voir là.

La pendaison accidentelle est parfois aussi la conséquence de ces épreuves périlleuses auxquelles se livrent des savants et des curieux, comme celui dont Bacon a raconté l'histoire ; ou de malheureux saltimbanques, comme cet Américain Scott, dont A. Taylor a rapporté la fin malheureuse. Ces faits se passent devant témoins et leur véritable caractère n'a pas besoin d'être démontré. Il serait moins facile de leur assigner toujours une cause certaine. Pourquoi cette expérience renouvelée tant de fois avec succès, devient-elle un jour meurtrière? De tels malheurs peuvent dépendre de si petites différences dans les conditions matérielles de l'expérience ou dans la disposition individuelle de celui qui s'y soumet, que, le fait une fois accompli, il est à peu près impossible de l'expliquer.

Mais il est des cas de pendaison accidentelle où l'expert peut éprouver des difficultés d'un autre genre, et qui, se passant dans l'ombre, exigent une appréciation sévère des circonstances dans lesquelles ils se sont produits. Le professeur A. Taylor en a cité plusieurs exemples (1). Les victimes ont été le plus souvent des enfants de dix à quatorze ans, qui se faisaient un jeu de la pendaison, j'en ai vu moi-même un exemple, ou qui se prenaient par le cou accidentellement.

Une petite fille de treize ans, se balançant sur une escarpolette, se prit la tête dans le nœud coulant d'une corde attachée près de la balançoire à une poulie. Elle resta suspendue à une grande hauteur et ne put être secourue à temps. Un autre cas a été communiqué au professeur Taylor par un de ses élèves. En décembre 1833,

(1) A. Taylor, *loc. cit.*

une enquête eut lieu à l'occasion de la mort d'un jeune
garçon de dix ans. En jouant avec un enfant de huit ans,
qui fut le seul témoin de sa mort, il s'était amusé à se
balancer en attachant un morceau d'étoffe à un crochet
fixé contre le mur de sa chambre. Dans l'élan qu'il se
donna, il s'enleva et fit un tour dans lequel l'anse d'étoffe
le prit sous le menton ; il resta ainsi pendu et succomba
sous·les yeux de son petit compagnon qui, croyant à un
jeu, ne donna, pas l'alarme. Dans le même ordre de faits,
on peut citer encore la mort survenue en 1836, à Londres, d'un homme qui ayant l'habitude de se livrer à des
exercices de gymnastique et d'adresse à l'aide d'une corde,
fut trouvé pendu dans sa chambre. La corde avait passé
deux fois autour de son corps et une fois autour du cou,
ce qui avait amené la mort, bien que les pieds reposas-
sent sur le sol. On ne douta pas qu'il y eut là pendaison
accidentelle.

Chez les jeunes garçons, il faut mettre certaines pendaisons du même genre sur le compte de leur penchant
à l'imitation et de leur curiosité naturelle. En 1844, dit
encore A. Taylor, un jeune garçon de quatorze ans fut
témoin d'une exécution à Nottingham, et on lui entendit
dire après qu'il ne serait pas fâché de savoir ce que l'on
éprouvait quand on vous pend. Le même jour il fut trouvé
mort, pendu par une corde à un arbre. On ne peut douter
que ce malheureux enfant n'ait eu nullement l'intention
de se détruire et qu'il ait voulu simplement expérimenter
à la fois la théorie et la pratique de la pendaison.

Il en est aussi qui, voulant faire croire à un dessein
suicide, et faisant semblant en quelque sorte de se pendre,
à un moment où ils savaient qu'on pouvait arriver à leur
secours, ont payé de leur vie ce dangereux mensonge. Ces
faits sont sans doute exceptionnels, mais ils se rencontrent
dans les prisons et dans les lycées. J'ai souvent entendu

citer la triste fin d'un jeune homme, frère d'une de nos
grandes illustrations littéraires, élève du lycée Napoléon,
qui, mis au cachot et très-mauvaise tête, se pendit au
moment précis où le garçon de service lui apportait son
repas. Celui-ci le vit se débattant et luttant encore contre
la mort; mais, obéissant à un préjugé stupide, il n'osa
couper la corde et porter secours au pauvre enfant; il
courut à travers les longs corridors jusqu'à ce qu'il trouvât
un maître, qui arriva trop tard. Ce fait a dû se produire
plus d'une fois dans des conditions semblables.

Ce sont précisément ces conditions que l'expert a le
devoir de rechercher et de mettre en lumière. Il ne faut
pas, en effet, rejeter *a priori* la possibilité du suicide,
même dans un très-jeune âge. Il ne se passe pas d'années où la statistique n'en enregistre quelques exemples.
Mais en tenant compte de cette possibilité d'ailleurs très-
rare, le médecin légiste puisera les éléments de sa conviction dans les circonstances où la pendaison s'est produite, les apprêts et le mode de suspension, l'heure et le
lieu choisis, les accidents d'un jeu, le simulacre d'une
exécution. Dans les cas de cette nature, qu'a rapportés le
savant professeur de Guy's Hospital, et où, comme pour
toute mort violente, avait eu lieu l'enquête usitée en Angleterre, le jury d'information n'hésita pas à rendre, sur
de tels indices, un verdict de *accidentally hanged*.

PLANCHE I

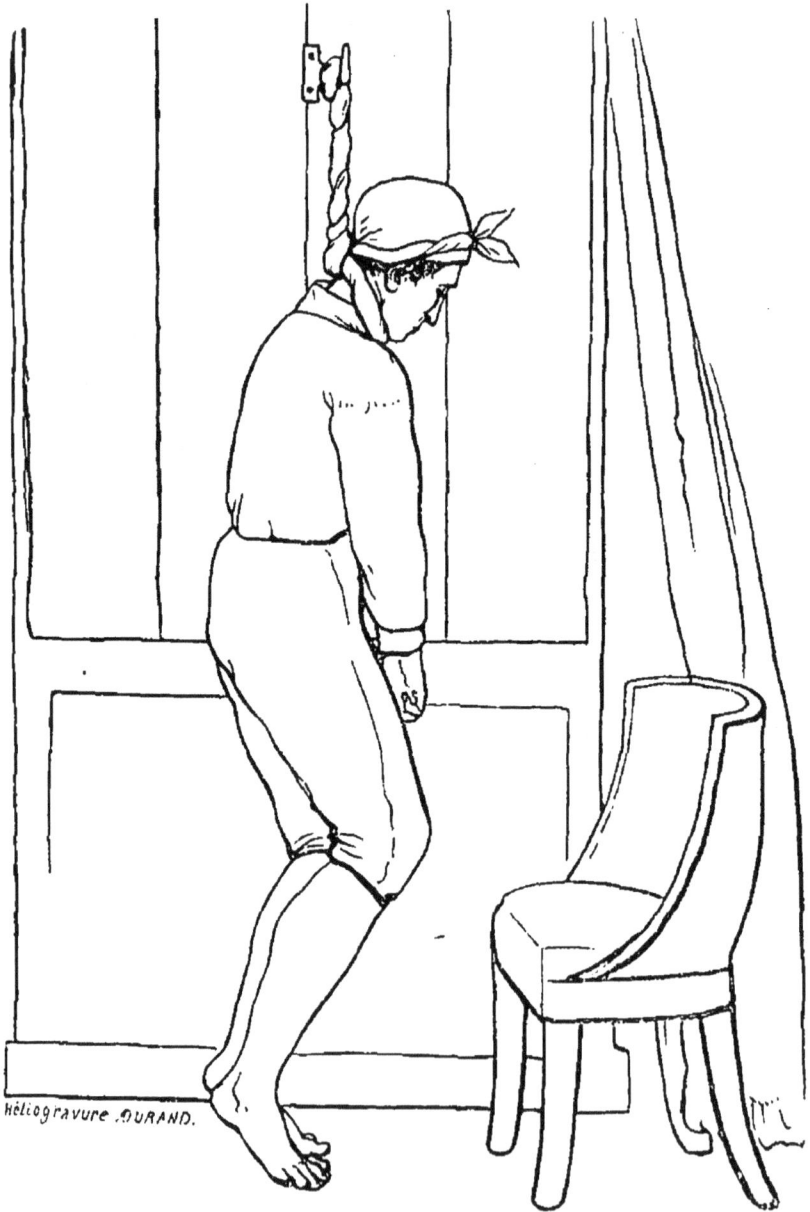

Héliogravure .DURAND.

Suicide du prince de Condé.

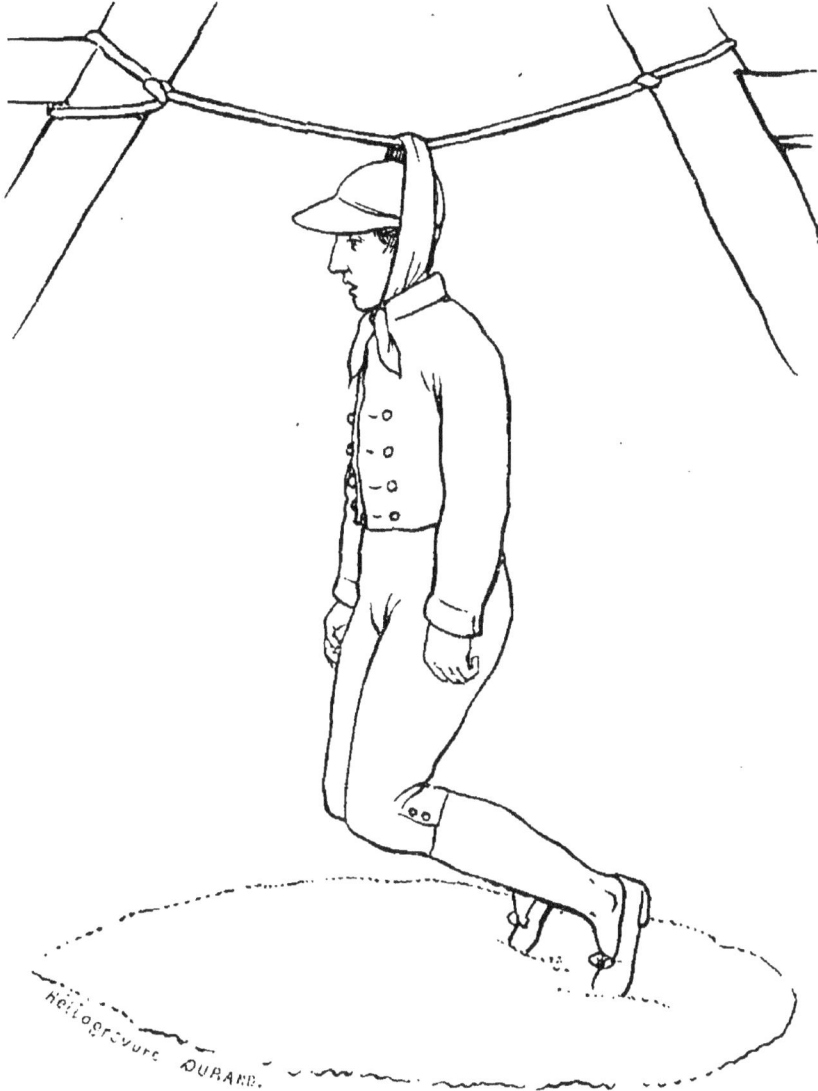

Garçon de seize ans pendu dans un grenier par une anse simple à l'aide d'un mouchoir noué sous le menton, les pieds posant dans un tas de blé.

PLANCHE III

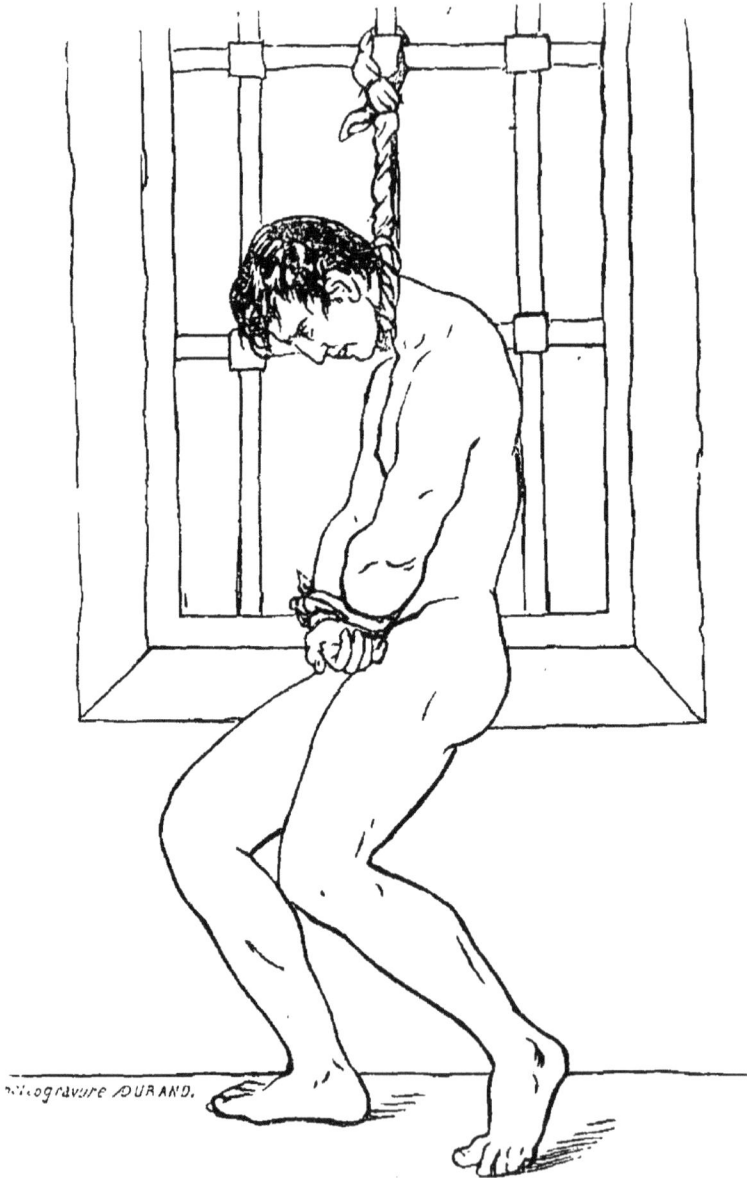

Condamné pendu à la Conciergerie à l'aide de sa chemise roulée formant nœud coulant et fixée à une croisée très-peu haute; presque assis sur le rebord de la fenêtre, les jambes fléchies, les pieds posant sur le sol, les mains liées en avant.

PLANCHE IV

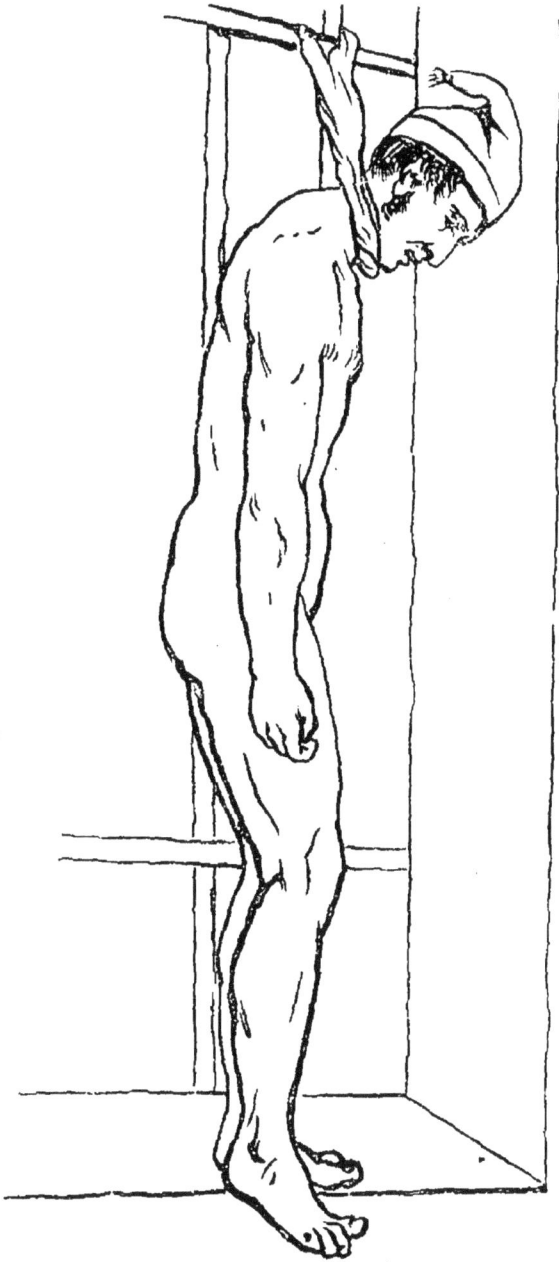

Détenu à la Force pendu avec la manche de sa chemise, dans l'embrasure de sa fenêtre, les pieds posant sur le rebord.

PLANCHE V

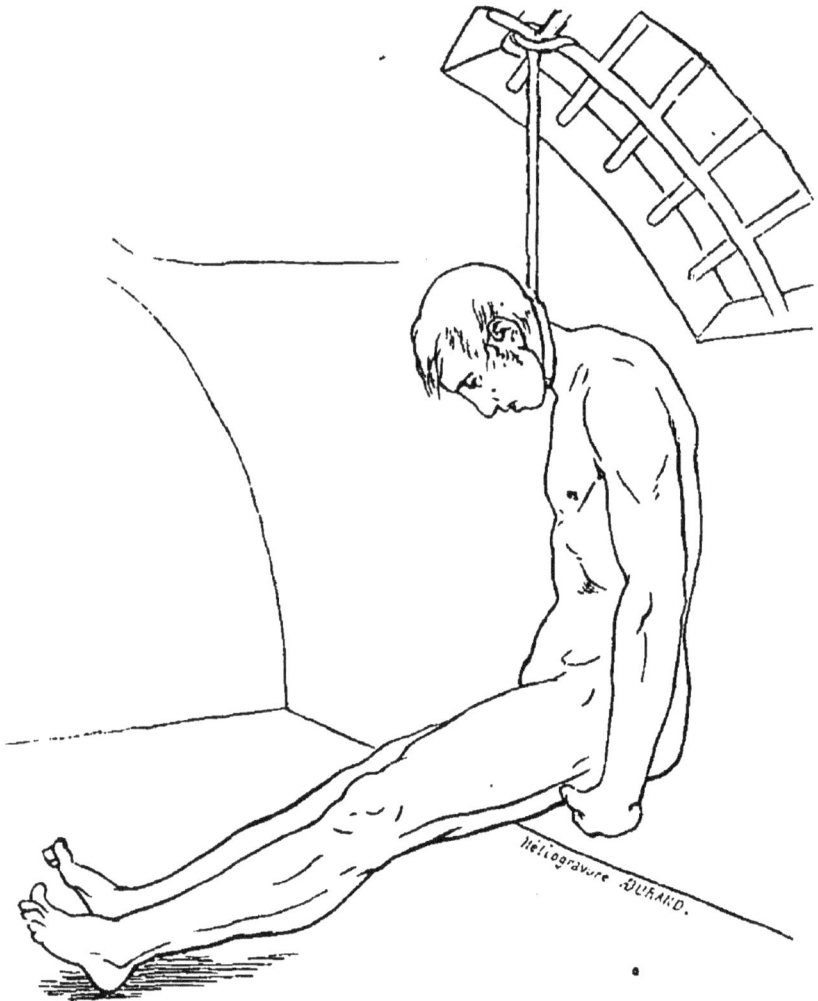

Anglais, pédéraste, pendu dans sa prison à l'aide de lanières faites avec son drap, les pieds ayant glissé sur le sol et faisant arc-boutant.

PLANCHE VI

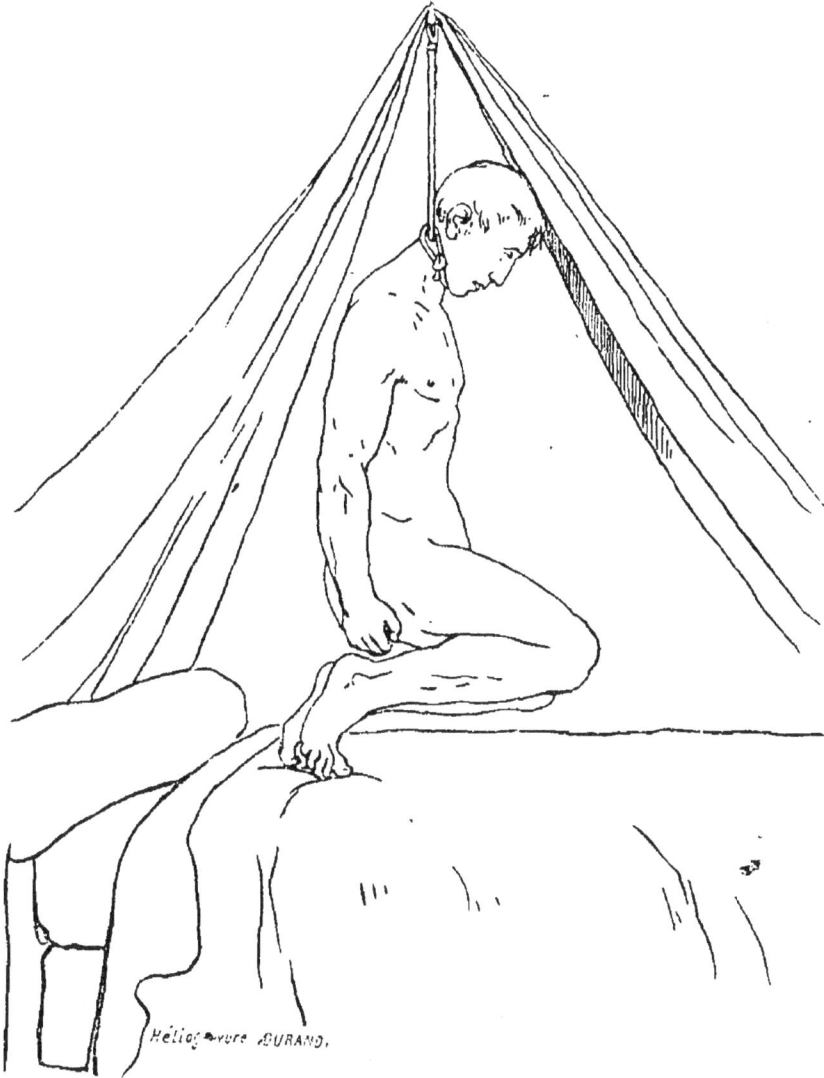

Ouvrier pendu dans sa chambre à l'aide d'une corde faisant nœud coulant et fixée à la flèche de son lit, sur lequel il est agenouillé.

PLANCHE VII

Héliogravure ADURAND.

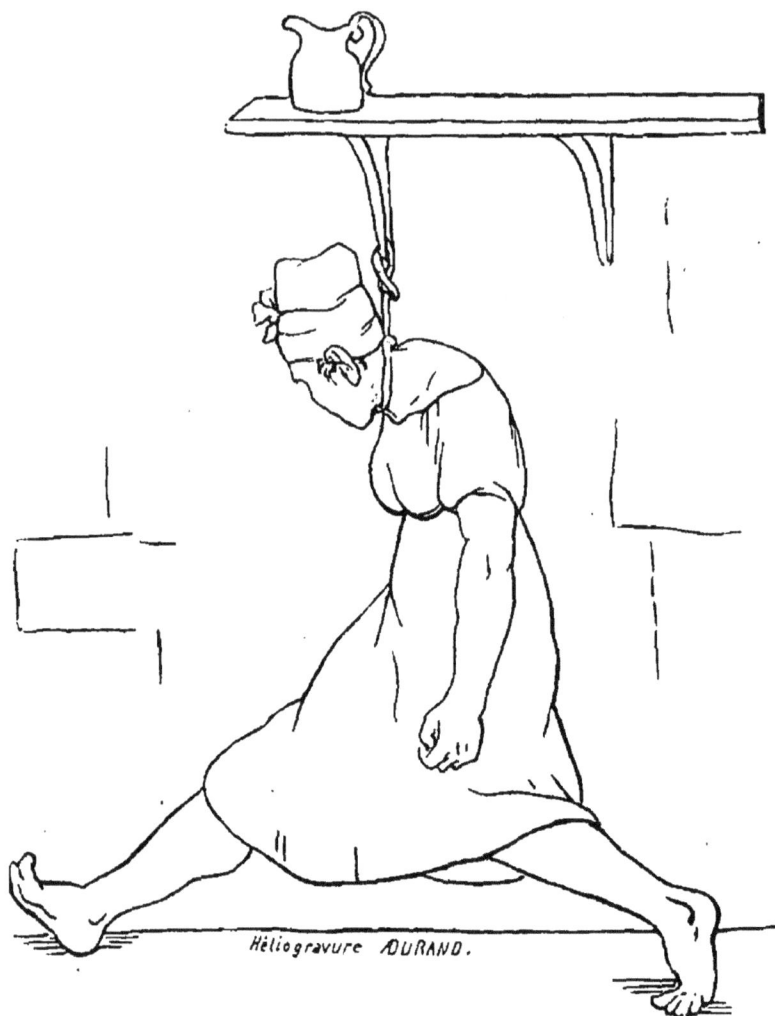

Fille détenue, pendue par un nœud coulant fait avec un foulard roulé et attaché sous une planche. Les jambes en glissant se sont violemment écartées et les pieds posent à terre.

PLANCHE VIII

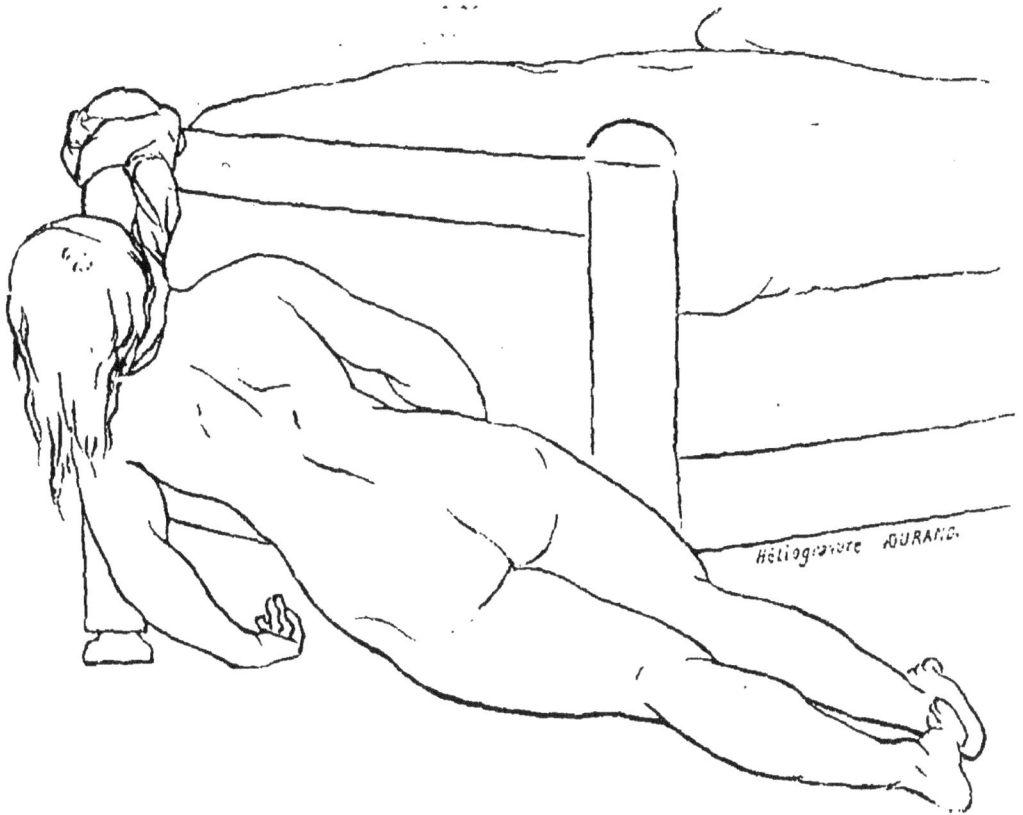

Fille détenue aux Madelonnettes, suspendue au pied de son lit, à l'aide de
   sa chemise roulée, couchée presque par terre; a pu être rappelée à la
   vie. Elle était sans connaissance, la face rouge, la bouche entr'ouverte,
   la langue un peu sortie.

PLANCHE IX

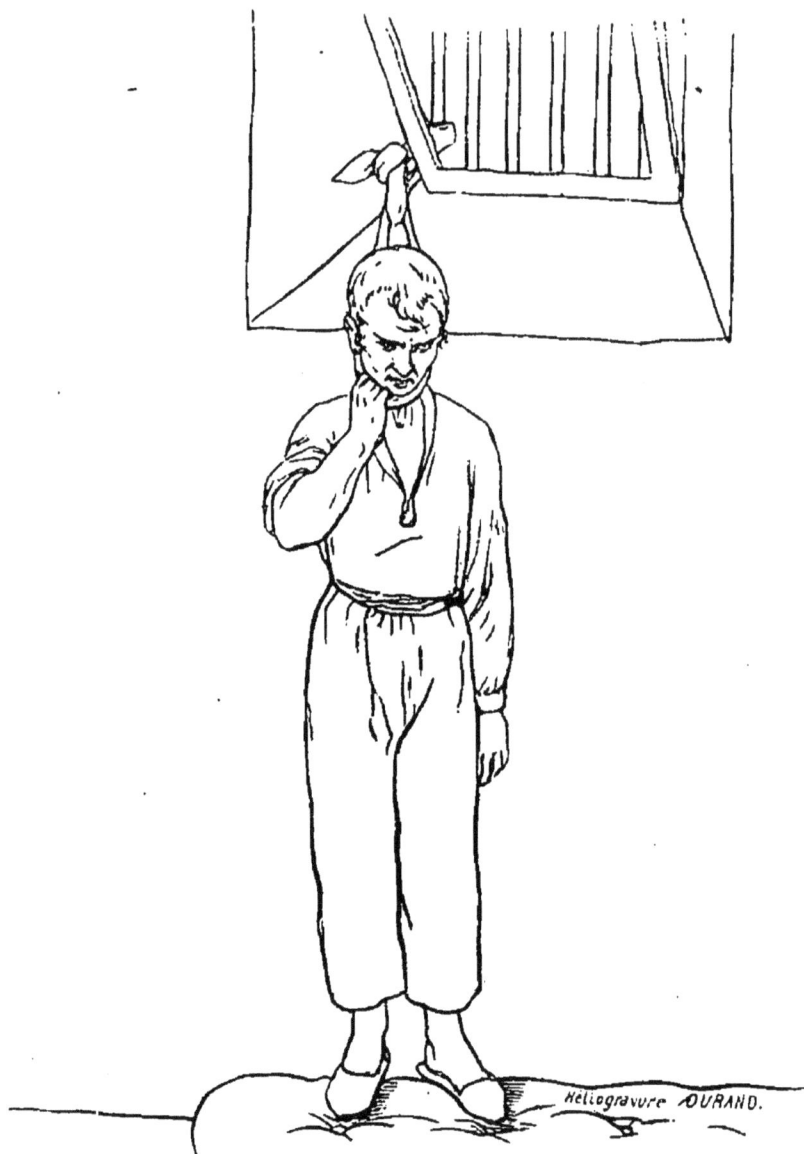

Jeune homme âgé de vingt-quatre ans détenu à Mazas, pendu à l'anglé de la fenêtre de sa cellule, à l'aide de la courroie du hamac, à laquelle il avait attaché une bande de linge et une cravate. Les pieds reposent sur le matelas et la main est prise entre le lien et le cou.

PLANCHE X

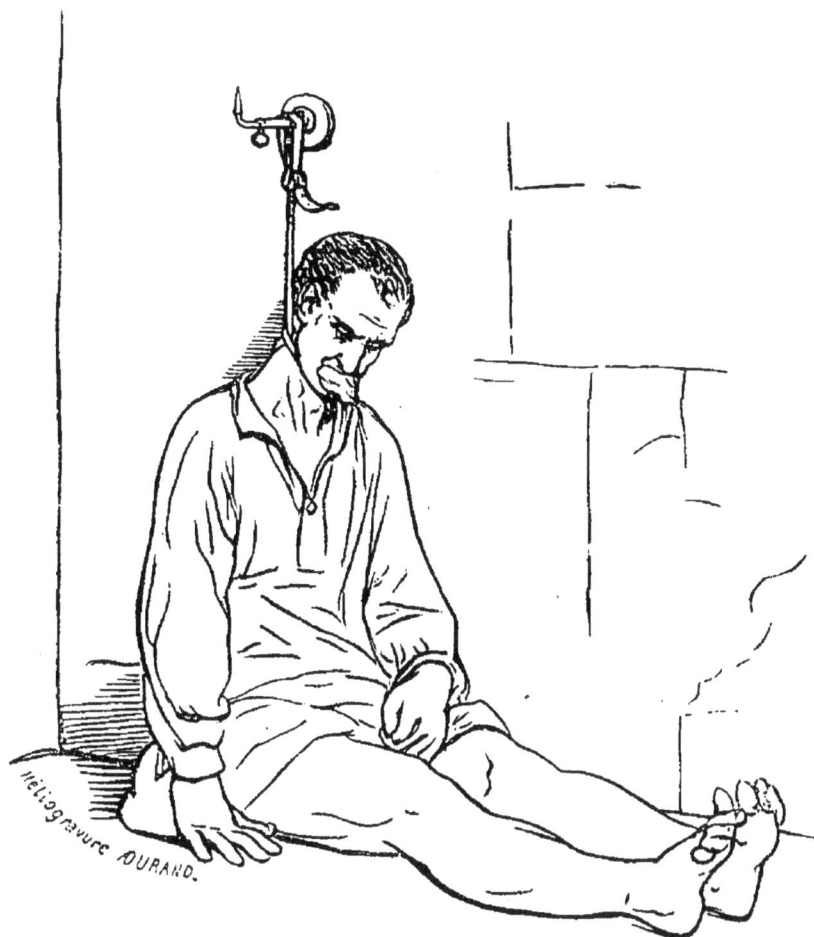

Détenu à Mazas pendu au bec de gaz à une hauteur de 1^m,27 à l'aide de
la courroie du hamac et d'une cravate; complétement assis par terre la
main appuyée sur le sol comme pour se relever; un tampon de linge
enfoncé dans la bouche.

PLANCHE X.

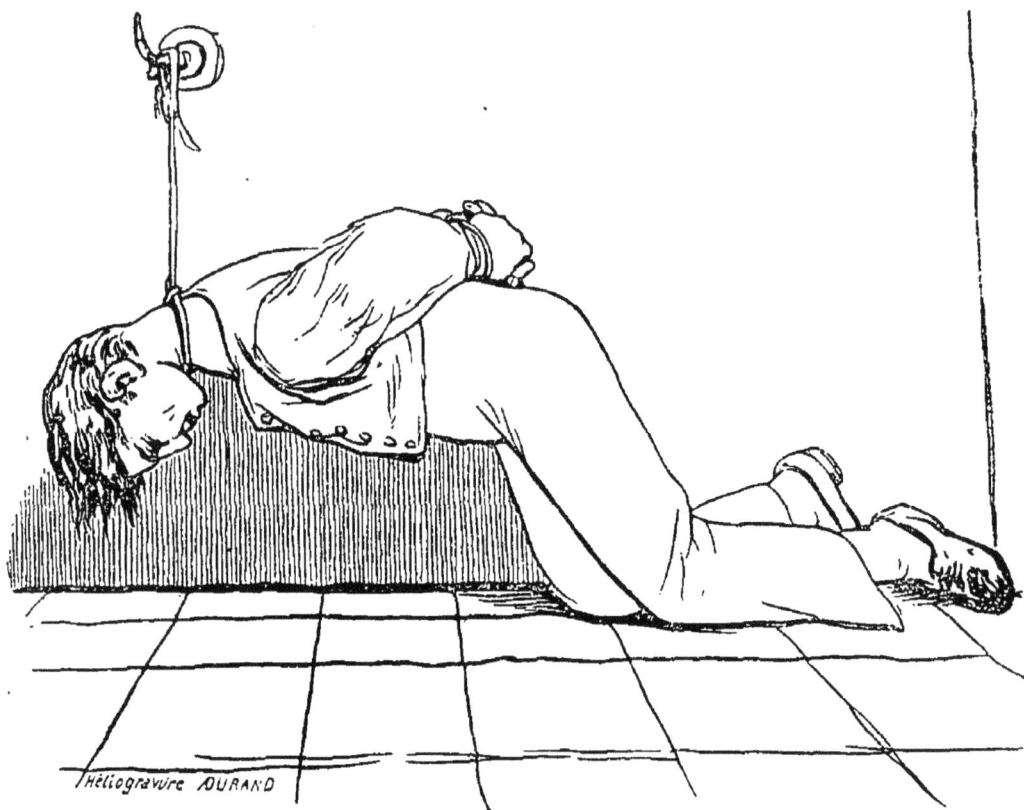

Détenu à Mazas, pendu au bec de gaz par un nœud coulant fait avec la courroie, à genoux, les mains attachées derrière le dos.

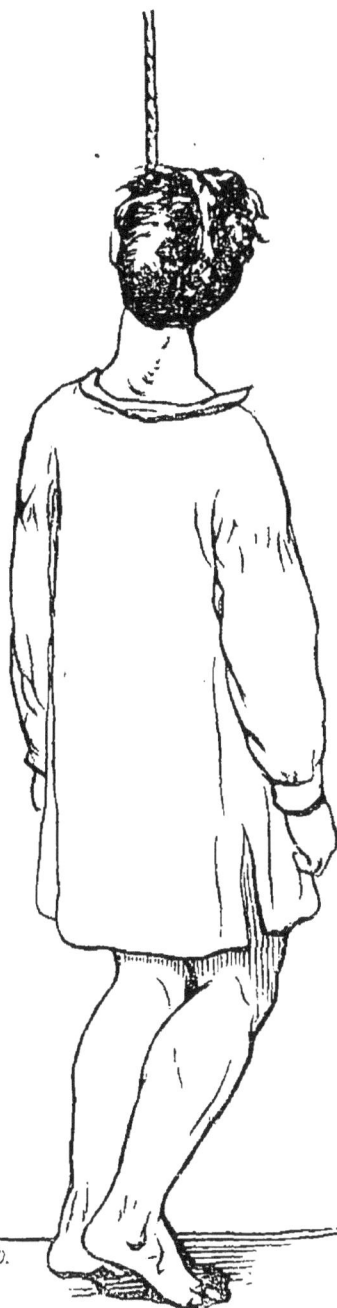

Détenu à Mazas, pendu au châssis de la fenêtre dans une position extrêmement remarquable, avec renversement forcé de la tête par suite de la
position du nœud en avant sous le menton et du plein de l'anse en arrière.

PLANCHE XIII

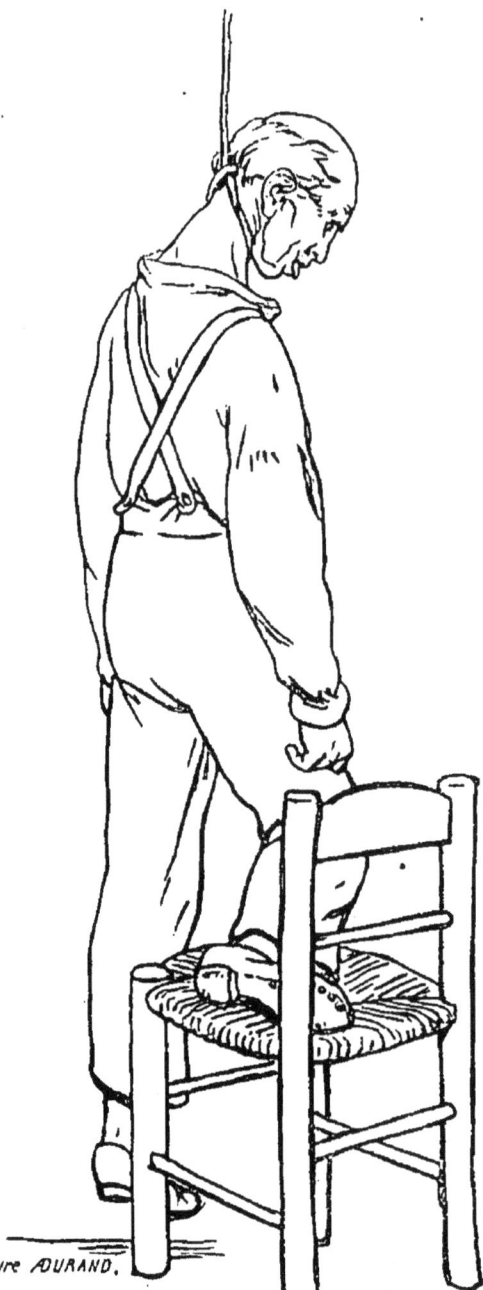

Détenu à Mazas, pédéraste, âgé de soixante ans, pendu au châssis de la
fenêtre à l'aide de la courroie; un pied posant à terre, l'autre sur une
chaise.

DE LA STRANGULATION

La confusion que je signalais dans l'introduction de ces études parmi les différents genres de mort violente réunis à tort sous le nom d'asphyxie, ne s'est montrée nulle part plus évidente et plus complète qu'en ce qui touche la strangulation. Elle a été poussée à ce point que ce ne sont pas seulement les caractères distinctifs et les signes propres des violences de cette nature qui ont été méconnus, mais que le sens même usuel et littéral du mot a été détourné et que, pour les médecins légistes, strangulation, suffocation et pendaison sont devenus synonymes.

Il y a quelque chose de si étrange, de si inattendu dans l'omission faite par les auteurs des caractères propres à la strangulation, et, d'un autre côté, la prétention d'être neuf sur un sujet que l'on supposerait au premier abord presque banal, peut si aisément paraître déplacée, que je sens la nécessité et que j'ai, en quelque sorte, le devoir d'exposer avant tout l'état de la science sur la question de la strangulation. Cela est d'autant plus utile que les travaux, d'ailleurs peu nombreux, qui en portent le titre, traitent en réalité d'un tout autre objet. Qu'il me soit permis d'ajouter que je ne me suis déterminé à entreprendre cette tâche, qu'après avoir constaté par moi-même la fréquence de la strangulation, après en avoir observé un très-grand nombre de cas, et avoir pu, comme expert, en apprécier toute l'importance et toutes les difficultés pratiques. Je resterai, du reste, strictement attaché aux faits qui seuls me serviront de guide dans la description, et 'on pourra juger, par les exemples choisis que je réunirai à la fin de cette étude, de la nature des questions que soulèvent les affaires criminelles de blessures, de meurtre et d'assassinat où la strangulation figure parmi les violences dont le médecin est appelé à constater les traces.

APERÇU HISTORIQUE.

Lorsque j'ai dit que les auteurs n'avaient pas donné à l'histoire de la strangulation la place qui lui était due dans les traités de médecine légale, je n'ai pas entendu qu'ils eussent ignoré ou méconnu les faits d'étranglement criminel qu'ont certainement rencontrés plus d'une fois dans leurs missions judiciaires, ceux qui ont rempli les fonctions d'expert. Mais, entraînés par une préoccupation doctrinale, ils ont laissé de côté les enseignements de l'expérience, et c'est précisément cette inconséquence, ce défaut de rapport entre la science théorique et la pratique de la médecine légale, qu'il est à la fois très-intéressant de signaler et très-urgent de faire disparaître.

Il me suffirait d'en citer un seul exemple, le plus éclatant, en rappelant de quelle manière ce sujet a été envisagé dans le livre classique de M. Devergie qui a, plus qu'aucun autre, contribué à faire prévaloir les opinions et la doctrine que je crois utile de combattre.

Le chapitre seizième du traité de cet auteur (1) est intitulé : *De la pendaison et de la strangulation*, rap-

(1) Devergie, *Médecine légale théorique et pratique*, 3ᵉ édit., t. II, p. 721. 1852.

prochement significatif dont le sens est clairement indiqué dès les premières lignes, qu'il est indispensable
de citer. « La pendaison et la strangulation sont ici
réunies dans le même chapitre, parce qu'il y a la plus
grande analogie entre ces deux genres de mort qui ne
diffèrent que par le mode d'exécution. » C'est là, à
mon sens, toute une profession de foi, et, bien que je ne
veuille pas entrer ici dans la discussion qu'exigerait l'importance de la question, je ne puis m'empêcher de faire
remarquer que, tandis que les analogies entre ces divers
genres de mort n'intéressent que la physiologie, les différences, c'est-à-dire les divers modes d'exécution, sont
justement l'objet même des recherches médico-légales. On
peut juger par cette simple observation des points de vue
essentiellement contraires où se place M. Devergie et où
je crois devoir moi-même me placer.

Mais il convient de le suivre dans les développements
un peu contradictoires qu'il donne à cette première proposition, la seule qui fasse connaître exactement sa pensée.
Après avoir cité, sans les adopter, les idées d'Orfila, qui
sont cependant moins éloignées des siennes propres qu'il
ne paraît le croire, M. Devergie ajoute : « Suivant nous,
il y a suspension toutes les fois qu'un lien placé au cou
retient suspendue une partie ou la totalité du corps. Il y
a strangulation toutes les fois que le corps étant placé
dans quelque position que ce soit, une compression a été
exercée sur le cou de manière à s'opposer à l'entrée de
l'air dans les voies de la respiration. Certes, un individu
suspendu peut mourir de l'étranglement exercé sur le cou
par le lien de la suspension, mais ce n'est pas moins un
pendu, c'est une pendaison. Tout le monde connaît très-
bien cette locution, quand on dit, en parlant d'un assassin
à l'égard de la victime : il l'a pendu, ou il l'a étranglé.
Pourquoi confondre les deux significations entre elles?

Cela pourrait devenir la source d'erreurs en justice et n'offre pas d'avantage pour le langage médico-légal. » Ces dernières paroles pourraient servir excellemment d'épigraphe à une étude sur la strangulation, telle que celle que j'entreprends aujourd'hui ; et il semble qu'elles eussent dû conduire M. Devergie à envisager ce sujet d'une tout autre manière. En effet, après avoir si bien posé les termes de la question, il semble qu'il en ait depuis détourné volontairement les yeux : car c'est à cette courte mention que se borne l'auteur, et malgré le double titre que nous avons cité dans ce long chapitre, qui n'a pas moins de soixante et quinze pages, il n'en donne qu'une seule à la strangulation, singulier contraste avec l'histoire étendue qu'il trace de la pendaison.

Si j'ai commencé cette revue succincte par un exposé des opinions de M. Devergie, c'est surtout à cause de ce qu'elles ont de net et de tranché et parce qu'elles donnent une très-fidèle idée des motifs prétendus qui peuvent expliquer le silence des auteurs sur la strangulation. Sans remonter jusqu'à Zacchias qui ne prononce le mot qu'un très-petit nombre de fois (1) et l'emploie indistinctement dans le même sens que suffocation, pour désigner tout obstacle à l'entrée de l'air dans les voies aériennes ; sans parler des cas isolés qu'on trouve cités par Morgagni (2), Littre (3), Desgranges (4), Saint-Amand (5), Caussé

(1) Zacchias, *Quæst. medico-legales*, Lugduni, 1726, t. III, consil. XLII, p. 63.

(2) Morgagni, *De sedibus et causis morbor.* Ep. XIX, n° 36.

(3) Littre, *Mém. de l'Acad. des sc.*, année 1704. — Fodéré, *Traité de médecine légale*, t. III, p. 139, 2° édit. 1813.

(4) Desgranges, *Asphyxie par strangulation. Soupçon de meurtre ou d'assassinat. Suicide* (*Ann. d'hyg. et de méd. lég.*, 1835, t. XIV, p. 410).

(5) Saint-Amand, *Étranglement volontaire sans suspension* (*Ann. d'hyg. et de méd. lég.*, Paris, 1829, t. II, p. 440).

(d'Albi) (1), je rappellerai seulement de quelle façon les principaux écrits modernes traitent ce sujet. Orfila (2), comme Devergie, les réunit dans un même article « parce que, à peu de choses près, il y a identité entre les causes qui les déterminent et les phénomènes qui les accompagnent. » On le voit, la confusion n'est pas moindre ; elle éclate dans une sorte de jeu de mot lorsque Orfila ajoute que « la suspension est toujours accompagnée de strangulation, » sans donner une page à ce dernier ordre de violences si fréquentes, si spéciales, si dignes de l'étude des médecins légistes. C'est aussi ce qu'avait fait déjà Fodéré (3) qui, sans distinguer positivement la pendaison de la strangulation, sans se dégager du fatras inutile des explications physiologiques, a su cependant poser, quoique en termes peu précis, quelques-unes des questions qui se présentent dans l'étude pratique de la strangulation, à savoir, comment l'on peut « distinguer les traces de ce qu'il appelle l'étranglement simple d'avec celles de l'étranglement par suspension, et si la personne s'est étranglée elle-même ou l'a été par d'autres. » Mais, par malheur, la solution de ces questions fait défaut et c'est à peine si le savant médecin légiste en indique quelques éléments incomplets.

Ollivier (d'Angers), moins soucieux des doctrines que pénétrant dans la recherche des faits particuliers, n'a rien laissé sur ce sujet qu'une dissertation polémique très-vive sur un des points de l'histoire de la strangulation (4), mais dans laquelle on chercherait en vain une étude sé-

---

(1) Caussé (d'Albi), *Mémoire médico-légal sur la luxation des vertèbres cervicales.* Albi, 1852.

(2) Orfila, *Traité de médecine légale*, 4ᵉ édition, t. II, p. 351, 1848.

(3) Fodéré, *loc. cit.*, p. 170, § 657.

(4) Ollivier d'Angers *Mémoire sur la mort par strangulation*, ou *Appréciation médico-légale des principaux signes de ce genre de mort* (*Ann. d'hyg. et de méd. lég.*, 1ʳᵉ série, t. XXVI, p. 149).

rieuse et pratique de ce genre de violences. Dans un second travail (1), que nous ne mentionnons qu'à cause du
titre qu'il porte, le célèbre expert n'a en vue qu'une appréciation raisonnée de quelques-uns des signes propres à
fixer l'époque précise de la mort. H. Bayard (2), malgré
les observations qu'il avait eu certainement l'occasion de
faire dans sa carrière, trop tôt brisée, de médecin légiste,
n'a pas échappé, dans ses écrits, à la confusion générale.
Enfin, si je n'avais à relever la fausse indication qui résulte du titre, je ne citerais même pas les mémoires et
les observations insérés dans la riche collection des
Annales d'hygiène et de médecine légale, par Marc (3),
Rémer (4), Fleichmann (5), Albin Gras (6), Rendu (7),
Desgranges (de Bordeaux) (8), Duchesne (9). Ces travaux
n'ont, en réalité, trait qu'à la pendaison, ainsi qu'on l'a
vu dans la précédente étude, et donnent ainsi la preuve
la plus frappante de la déplorable confusion qui, sur ce
point, s'est introduite à la fois dans la doctrine et dans le
langage scientifiques.

En regard de ces publications qui ont du moins pour
résultat de montrer quelle lacune profonde existe sur

(1) Ollivier d'Angers, *Consultation médico-légale sur un cas de mort
violente par strangulation* (*Ann. d'hyg. et de méd. lég.*, 1ʳᵉ série
t. IX, p. 212).

(2) Bayard, *Manuel de médecine légale*. Paris, 1843, in-18.

(3) Marc, *Annales d'hygiène et de médecine légale*, 1ʳᵉ série, t. V,
p. 156.

(4) Remer, *Matériaux pour l'examen médico-légal de la mort par
strangulation* (*ibid.*, t. IV, p. 166).

(5) Fleichmann, *Différents genres de mort par strangulation* (*ibid.*
t. VIII, p. 412).

(6) Albin Gras, *Suicide par strangulation* (*ibid.*, t. VIII, p. 208).

(7) Rendu, *Suicide par strangulation* (*ibid.*, t. X, p. 152).

(8) Degranges, *Asphyxie par strangulation* (*ibid.*, t. XIV, p. 410).

(9) Duchesne, *Observations médico-légales sur la strangulation*
(*ibid.*, t. XXXII, p. 141 et 346).

cette partie si importante de la médecine légale, je dois mentionner une tentative due à M. le docteur Durand-Fardel (1), qui, dans un article intitulé *Suspension et strangulation*, a cherché à les distinguer et à les séparer l'une de l'autre. Mais cette étude, exclusivement consacrée à la strangulation suicide, laisse tout à fait dans l'ombre le côté le plus intéressant et le plus pratique de la question, c'est-à-dire la strangulation criminelle, et ne peut par conséquent tenir lieu de l'histoire médico-légale non encore faite de la strangulation.

L'excellent *Manuel* de Briand et Chaudé (2) est le seul livre classique qui réponde aujourd'hui sur ce point comme sur les autres aux exigences de la science et de la pratique médico-légale. Je me félicite de voir adopter par ces auteurs les idées que je professe depuis quinze ans.

Je ne terminerai pas sans inscrire ici le nom d'un jeune docteur prématurément enlevé par la mort, Emile Blanchard, qui, dans une thèse très-bien conçue et heureusement soutenue (3), nous a fait l'honneur de résumer, d'une manière brillante, les principales idées que nous avons émises dans le cours de médecine légale de la Faculté sur les asphyxies, et a esquissé notamment avec une grande fidélité les principaux traits de l'histoire spéciale de la strangulation, que je vais m'efforcer maintenant de retracer aussi complète, aussi exacte qu'il me sera possible de le faire d'après les nombreuses observations que j'ai recueillies sur ce sujet.

(1) *Supplément au Dictionnaire des dictionnaires*. Paris, 1851, p. 790.
(2) Briand et Chaudé, *Manuel complet de médecine légale*, 8ᵉ édit., 1869, p. 598.
(3) Émile Blanchard, *Considérations médico-légales sur les différents genres de mort violente confondus sous le nom d'asphyxie*. Thèse de Paris, 1858, p. 17.

DES CONDITIONS GÉNÉRALES DE LA STRANGULATION.

Définition. — La strangulation semble n'avoir pas besoin d'être définie autrement que par le mot lui-même. Cependant le *Dictionnaire de l'Académie*, qui donne simplement le sens usuel : *action d'étrangler, étranglement,* explique ainsi le verbe *étrangler :* « Faire perdre la respiration ou la vie en pressant le gosier ou en le bouchant. » L'interprétation plus ancienne de Forcellini est plus compréhensive encore, et donne expressément pour synonyme *suffocation :* STRANGULATIO, *actus strangulandi, suffocatio ; a voce græca allata* στραγγαλάω; *gulam comprimo, et spiritum intercludo* de.στραγγεύω, le même, sans doute, que στρεύγω, qui exprime l'action de *tordre.* On remarque aussi que Zacchias, en parlant d'un individu étranglé, emploie presque toujours l'expression de *laqueo suffocatus.* D'un autre côté, les médecins légistes modernes ont été entraînés par une fausse doctrine à rapprocher et à confondre la strangulation et la pendaison. Une interprétation si confuse, une signification si peu arrêtée, ne sauraient convenir à la médecine légale, et l'on voit qu'il y a absolue nécessité de définir les termes eux-mêmes pour arriver à distinguer plus sûrement le fond des choses.

Je propose de réserver le nom de *suffocation* à tous les cas dans lesquels un obstacle mécanique, autre que la strangulation et la pendaison, est apporté violemment à l'entrée de l'air dans les organes respiratoires, tels que compression des parois de la poitrine, occlusion directe de la bouche et des narines, enfouissement, etc.

La *pendaison (suspensio per laqueum collo injectum)* a été précédemment définie le genre de violences dans lequel le

corps, retenu par un lien noué autour du cou et abandonné à son propre poids, exerce sur le lien suspenseur
une traction assez forte pour amener brusquement la perte
du sentiment, l'arrêt des fonctions respiratoires et la mort.

Enfin la *strangulation*, entendue dans le sens médico-
légal est *un acte de violence qui consiste en une constriction
exercée directement soit autour, soit au-devant du cou, et
ayant pour effet, en s'opposant au passage de l'air, de
suspendre brusquement la respiration et la vie.*

Je ne crois pas utile de faire entrer dans la définition la
distinction un peu subtile que M. Durand-Fardel a introduite relativement à la direction suivant laquelle agit la compression, en vue surtout de séparer la strangulation de la
pendaison. « La strangulation, pour l'auteur que nous citons, est une compression exercée par une force agissant
perpendiculairement à l'axe du cou, et à l'aide d'un lien
serrant également par tous les points de sa circonférence. » Outre que la direction du lien n'a rien de constant, et que la définition précédente laisse complétement
de côté la strangulation à l'aide des mains, il est, à tous
égards, plus rationnel et plus pratique de caractériser la
pendaison par la position même du corps, par le fait essentiel de la suspension qui manque absolument et toujours dans la strangulation.

**De l'objet et de l'importance pratique d'une étude de la
strangulation.** — J'ai dit déjà que l'histoire de la strangulation est tout entière à faire ; il est bon avant de l'entreprendre d'en bien marquer le but, et de faire sentir
l'importance capitale des questions médico-légales qui s'y
rattachent. Ce n'est pas en effet le vain désir d'innover,
ou même la prétention plus légitime de ranger les faits
dans un cadre plus complet, et de les présenter dans un
ordre plus méthodique, qui m'a déterminé à publier cette
étude sur la strangulation. Je me suis proposé, je le ré-

pète, de montrer la nécessité d'une complète séparation entre elle et les autres genres de violence avec lesquels elle a été confondue, et en même temps de préciser les caractères et les signes qui peuvent en toute circonstance la faire reconnaître avec certitude.

Sur ce dernier point, l'ignorance est, quoi qu'on en puisse penser, et malgré l'apparente simplicité du sujet, très-générale et très-funeste. Il n'y a pas bien longtemps que, dans un département du ressort de la cour de Paris, on découvrait, dans une mare cachée au fond des bois, le cadavre d'une jeune fille violée, et qui, après avoir été étranglée, avait été jetée à l'eau. Il était indispensable à la continuation des poursuites commencées contre un individu désigné comme pouvant être l'auteur de ce double crime, de savoir si la submersion avait eu lieu bien réellement après la mort, ou si, au contraire, le corps avait été précipité dans la mare avant d'être complétement privé de vie. De cette détermination précise dépendait la connaissance du lieu et du moment où avaient été commis le viol et l'assassinat ; et cependant les experts, hommes instruits et habiles, après avoir très-attentivement et très-exactement rapporté et analysé les faits, hésitèrent dans leurs conclusions, et, malgré l'évidence, n'osent affirmer que la strangulation a été la véritable cause de la mort, et que la submersion n'a eu lieu qu'après le meurtre accompli, par cette unique raison que le larynx et la trachée contenaient de l'écume, et qu'aucun auteur n'indique que cette particularité peut se rencontrer aussi bien chez ceux qui meurent étranglés que chez les noyés et les pendus. En cela les experts ont dit vrai ; telle est l'erreur commune : mais on voit par ce seul fait quelles déplorables conséquences, au point de vue de la science médico-légale et de la recherche de la vérité, peuvent avoir le silence des auteurs et l'omission que j'ai cherché à réparer.

Quant à l'importance qu'il y a à distinguer la strangulation de la pendaison ou de la submersion, elle n'est ni moins réelle, ni moins sérieuse. Le cadavre d'un individu étranglé ou étouffé par des meurtriers peut être pendu ou noyé, et l'homicide peut être ainsi dissimulé sous les apparences d'un suicide. En présence de tels faits, qui ne sont ni très-rares, ni très-extraordinaires, quel sera l'embarras du médecin légiste habitué à confondre ces divers genres de mort dans une étude purement théorique, et qui n'aura pas appris à les différencier et à reconnaître, chacun d'eux à des signes particuliers et certains? C'est vouloir au lit du malade négliger toutes les ressources du diagnostic différentiel pour s'en tenir aux indications vagues fournies par les symptômes communs à toutes les maladies aiguës. La justice qui l'interroge attend de l'expert une réponse catégorique à ces questions : « Quelle est la cause de la mort? Est-elle le résultat d'un suicide ou d'un homicide? » Et pour les résoudre, il faut qu'il puisse reconnaître si, avant d'être pendu ou noyé, l'individu dont il examine le cadavre n'a pas été en réalité tué par strangulation ou par suffocation. C'est à ces conditions seulement que le médecin légiste se montrera digne de sa mission, de la science dont il est l'interprète, et dont il doit à la justice toutes les vérités.

Du reste, je ne crains pas d'avancer que l'histoire de la strangulation n'est pas très-difficile à présenter. Les faits la retracent d'eux-mêmes; et j'en ai pour ma part recueilli un nombre suffisant pour avoir pleine confiance dans les simples données de ma propre observation ; j'y ai joint les résultats d'expériences multipliées que j'ai faites sur les animaux vivants, tant à l'occasion de mes recherches sur la suffocation que dans le cours de médecine légale de la Faculté, pour les besoins d'un enseignement auquel je m'efforcerai, tant que j'aurai l'honneur d'en être chargé, de donner pour unique base l'observation pratique et l'expérimentation.

Des conditions dans lesquelles se présentent les faits de strangulation. — Les conditions dans lesquelles se présentent le plus ordinairement les cas de strangulation méritent d'être rappelées d'une manière générale, car elles ont déjà par elles-mêmes quelque chose de caractéristique. En effet, une première remarque très-importante, c'est que si la pendaison est dans l'immense majorité des cas, sinon toujours, le résultat d'un suicide, la strangulation tout au contraire est presque exclusivement le fait de violences homicides. Je ne veux pas dire que l'on ne voie pas des individus s'étrangler volontairement; mais ces exemples d'ailleurs en petit nombre, si on les considère d'une manière absolue, constituent une très-rare exception comparativement au chiffre total des cas de strangulation. On peut dire de celle-ci que, si elle est possible comme procédé suicide, elle est fréquente comme œuvre de violence et de meurtre, et doit presque toujours être attribuée à une main étrangère.

La strangulation s'ajoute, du reste, souvent à d'autres violences. Les exemples que je citerai à la fin de cette étude montreront le plus ordinairement sur les victimes de la strangulation, notamment à la tête, des traces de coups et de blessures diverses, qui ont pu amener une perte de connaissance chez ceux que le meurtrier achevait en les étranglant. D'autres fois elle est employée concurremment avec la suffocation; l'occlusion de la bouche et des narines s'opère en même temps que la constriction du cou. Enfin, il n'est pas rare de voir le meurtre par strangulation compliquer et suivre un autre crime, tel que l'attentat à la pudeur et le viol.

A ces premières données s'en joint une autre qui en découle, et qui n'est pas moins intéressante : c'est que presque tous les faits de strangulation homicide s'observent sur des femmes et sur des enfants nouveau-nés (1). Le très-petit nombre de cas que j'ai rencontrés chez des hommes s'applique presque exclusivement à des pédérastes saisis à l'improviste par ceux dont leur passion coupable les entraînait à ne pas se défier. C'est là, en effet, une des conditions très-générales de la strangulation, de s'accomplir par surprise, sur des individus incapables de résistance, comme des nouveau-nés, ou trop faibles, comme des vieillards et des jeunes filles, ou enfin dont la force serait paralysée par des circonstances particulières, comme des femmes épuisées par la lutte d'un viol ou des pédérastes se livrant en quelque sorte d'eux-mêmes.

Différents modes de strangulation. — Il existe différents modes de strangulation dont les traces et les signes varient assez pour qu'il soit indispensable de les faire connaître. Ces modes divers se rattachent à deux formes principales, suivant que la constriction du cou a lieu par un lien ou à l'aide des mains.

La constriction par le lien diffère elle-même non-seulement par la nature du lien employé, mais encore par la manière dont celui-ci est fixé. On trouvera chez les uns une corde plus ou moins grosse, chez les autres un mouchoir, une courroie, un ruban, un fragment de linge ou de vêtement, un lien quelconque. La manière dont le lien est attaché doit appeler l'attention d'une manière toute particulière ; à elle seule souvent elle peut indiquer les circonstances les plus essentielles de la strangulation, et spécialement faire connaître, ainsi que nous le montrerons plus tard, si elle a été opérée par une main étrangère. Tantôt, en effet, le lien sera noué, tantôt tourné

---

(1) J. Slingenberg, *Dissert. medic. for. de infanticidio*, Gröningen, 1834, p. 90.

plusieurs fois autour du cou, plus ou moins serré; arrêté,
dans quelques cas, par un tourniquet, une sorte de tige
métallique, un morceau de bois, un ustensile quelconque,
cuiller, couteau ou autres. Ce dernier procédé, qui ajoute
à l'action du lien, appartient à ce genre de supplice désigné sous le nom de *garrot*, qui, usité en Espagne et en
Italie, a été l'objet d'un perfectionnement imaginé par un
chirurgien de Padoue, consistant dans un mécanisme
« qui, lorsque le criminel était fixé au gibet, le tirait avec
violence par les pieds et par la tête, occasionnait la luxation de la colonne vertébrale au niveau du cou, et déter-
minait ainsi une mort instantanée. »

La constriction, exercée directement par la main, est
de beaucoup la forme de strangulation la plus fréquente,
car elle constitue le procédé le plus ordinaire de la strangulation homicide, beaucoup plus commune, comme je
l'ai dit, que la strangulation suicide. Suivant la vigueur
ou l'audace du meurtrier, suivant la nature ou la résistance de la victime, les deux mains, ou une seule, servent à opérer la strangulation; deux ou trois doigts suffisent à l'infanticide par étranglement.

DES SIGNES DE LA STRANGULATION.

La strangulation peut être complète ou incomplète :
dans le premier cas, elle est suivie de la mort; dans le
second, elle constitue une simple tentative de meurtre. Il
n'est pas moins utile d'étudier les signes de l'une que
ceux de l'autre. On verra, en effet, combien il importe
d'apprécier la réalité et les caractères particuliers de la
strangulation incomplète, qui soulève à elle seule des
questions toutes spéciales. Je commencerai du reste, pour
être assuré de n'omettre aucun détail important, et aussi
pour éviter d'inutiles redites, par exposer le tableau de la

strangulation complète de celle où les violences ont été
jusqu'à la mort.

SIGNES DE LA STRANGULATION COMPLÈTE.

Les signes de la strangulation sont de trois ordres
qui fournissent à l'étude une division naturelle et que
nous devons passer successivement en revue. En premier
lieu, il convient d'examiner les phénomènes de la mort
par strangulation, c'est-à-dire les troubles que déterminent
les violences exercées sur les victimes qu'on étrangle, non
pas que nous cherchions à en expliquer le mécanisme
physiologique, mais en vue seulement des circonstances
même du meurtre, que peut éclairer la connaissance
acquise des phénomènes qui précèdent d'ordinaire la mort
par strangulation. Il reste ensuite à rechercher et à décrire
les traces matérielles que ces violences auront laissées sur
le cadavre, les unes à l'extérieur, variables suivant le mode
d'étranglement ; les autres ayant pour siége les organes
internes et par cela même plus constantes sinon plus caractéristiques.

Nous nous bornerons, dans cet exposé, à l'analyse des
faits et à la simple description des caractères, nous réser-
vant d'en discuter plus tard et d'en apprécier la valeur
médico-légale comme signes propres à faire reconnaître
ce genre de violences et de mort, et à donner la solution
des questions qui s'y rattachent.

Phénomènes de la mort par strangulation. — La strangulation n'amène la mort, ni d'une manière constante, ni
d'une manière identique dans tous les cas. Si parfois la
résistance de la victime se prolonge, on est véritablement
frappé de la facilité déplorable que présentent en général
ces manœuvres meurtrières. Il n'est besoin ni de beaucoup
de force ni de beaucoup de temps pour que la constriction
du cou, à l'aide de la main, soit poussée jusqu'à la mort.

Si, dans certains cas, lorsqu'il s'agit d'un homme capable
de résister, la strangulation ne peut être accomplie qu'à la
suite d'une lutte prolongée et à la condition d'une rare
vigueur de la part de l'assassin, j'ai vu dans d'autres circonstances des femmes succomber en quelques minutes
sous une étreinte peu énergique et par une main peu robuste qui ne cherchait qu'à arrêter dans la gorge des cris
accusateurs. Je suis convaincu que la strangulation qui,
dans certaines conditions, est difficile et avorte en trom-
pant des tentatives criminelles, dans les conditions contraires, c'est-à-dire, lorsqu'elle s'opère à l'improviste et
sur un individu faible ou incapable de résister, reste l'un
des genres de mort violente les plus prompts et les plus
terribles.

Ces différences mesurent, du reste, assez exactement le
degré de force et de rapidité avec lequel a été intercepté
l'accès de l'air dans les voies respiratoires. On trouve, à
cet égard, dans deux des expériences de M. Faure (1), des
renseignements très-précieux et qui sont de nature à rece-
voir, dans plus d'une affaire de médecine légale, une importante application. Dans la première, il s'agit d'un dogue
de haute taille sur lequel une constriction très-forte et
subite fut exercée à l'aide d'une corde passée autour du
cou. Pendant cinquante-cinq secondes l'animal reste
impassible ; mais tout à coup il est pris d'une agitation
terrible, il se roidit, se jette contre le mur, bat le sol avec
tout son corps et se roule en se tordant. Une écume sanglante s'échappe des narines et de la gueule, il grince des
dents et pousse des cris aigus. Les efforts respiratoires
sont d'une ampleur et d'une rapidité excessives. Les urines
et les matières fécales sont rejetées. Après trois minutes
et demie il tombe inanimé. Dans la seconde expérience, ·

_____

(1) Faure, *Arch. gén. de méd.*, 1856, p. 40.

encore plus décisive, un tube de caoutchouc étant fixé dans
la trachée d'un chien au moyen d'un embout métallique,
on en diminue progressivement le calibre de manière à
amener une privation d'air graduelle. L'animal pouvait
supporter un rétrécissement de la moitié du calibre ; mais
passé cette limite, il fût pris d'une angoisse extrême ; un
rétrécissement plus considérable de l'ouverture portait les
convulsions au comble. Enfin, il mourut subitement au
milieu d'une crise des plus terribles, bien que le cylindre
ne fût pas tout à fait fermé.

Ces belles et curieuses expériences reproduisent les
conditions les plus communes et les phénomènes les plus
frappants de la strangulation homicide. Elles peignent,
avec une rare exactitude, cet ensemble de troubles qui
précèdent la mort, angoisse, agitation, convulsion, perte de
la sensibilité et du mouvement, écume sanguinolente,
évacuations involontaires, émission du sperme, diminution rapide et bientôt définitive des battements du cœur.
Mais si le tableau est fidèle pour les animaux sacrifiés par
l'expérimentateur, il est certaines particularités essentielles, certains traits à ajouter pour l'homme étranglé par
une main criminelle. En effet, la persistance et l'action rapidement progressive de la constriction exercée
sur le cou par le meurtrier qu'anime l'impatiente fureur
du crime, abrége nécessairement la première période de
cette scène de mort et peut même arriver à ce point que
l'on voie manquer complétement les phénomènes d'agitation convulsive, surtout si la victime n'oppose qu'une faible
résistance, s'il s'agit d'une femme ou d'un enfant nouveau-né. La strangulation opérée par un lien entraînera,
au contraire, le plus souvent une agonie plus prolongée et
les phénomènes complexes que nous venons d'indiquer et
que nous avons constatés dans presque toutes nos expériences. Quant à l'emploi du tourniquet ou du garrot, il

sera en général suivi d'une mort presque instantanée. C'est
de cette manière que peut s'expliquer et se comprendre
l'apparente immobilité de certains suicidés qui ont péri
par strangulation.

Lésions extérieures produites par la strangulation. —
L'étranglement laisse le plus souvent à l'extérieur des
traces apparentes, mais celles-ci n'acquièrent pour le médecin expert une signification réelle, qu'à la condition
d'être exactement décrites, étudiées avec soin, et nettement dégagées de toutes les autres marques plus ou moins
analogues qui peuvent se produire soit à la région du cou,
soit ailleurs, sous l'influence de causes très-diverses. Parmi
ces traces extérieures de la strangulation, il en est de communes à tous les genres et d'autres qui sont propres à
chaque mode particulier d'étranglement. C'est là une première distinction très-nécessaire, sans laquelle on retom-
berait certainement dans la confusion. Nous appelons sur
ce point toute l'attention de nos lecteurs.

Les *signes communs* à tous les genres de strangulation
que l'on rencontre à l'extérieur, consistent principalement
dans l'état de la face, dans la physionomie des individus
étranglés, ainsi que dans les traces de l'effort violent par
lequel ceux-ci résistent à l'obstacle qui interrompt violemment l'entrée de l'air dans les voies respiratoires. Je ne
crois pas utile de parler des traces de contusions diverses
qui peuvent se montrer sur différentes parties du corps,
et qui, témoignant de la lutte qu'a soutenue la victime, se
rattachent à des violences générales sans avoir rien de
particulier à la strangulation. Mais il est impossible de ne
pas mentionner, d'une manière toute spéciale, les coups à
la tête, et les blessures qui si souvent compliquent la
strangulation. Il semble que la plupart des meurtriers, par
un concert odieux, se rencontrent tous dans la même
pensée et que, comme Pradeaux dans ses trois assassinats

successifs, ils cherchent, par un premier coup porté sur
la tête, à étourdir la victime qu'ils achèvent en l'étranglant.

La face des personnes étranglées reste généralement
tuméfiée, violacée et comme marbrée; c'est certainement
dans un cas exceptionnel qu'Ollivier l'a vue pâle et naturelle,
et l'on serait porté à conclure qu'il s'agissait d'une strangulation rapidement consommée et sans grande résistance.
Je note, en effet, que l'altération de la physionomie est
d'autant moins marquée que la victime est moins forte et
qu'elle se présente au plus faible degré chez les enfants
nouveau-nés. La langue est ordinairement proéminente,
serrée entre les dents ou fixée derrière les arcades dentaires. Il n'est pas rare de voir un sang spumeux s'écouler
par les narines. Mais le signe le plus constant, c'est la
formation d'ecchymoses très-nombreuses et de très-petites
dimensions sur la face, sous la conjonctive, au-devant du
cou et de la poitrine. Toutes ces parties présentent un
pointillé rouge qui leur donne un aspect saisissant, mais
non pas absolument caractéristique. En effet, nous devons
rappeler ici que nous avons signalé de semblables ecchymoses dans les cas de suffocation par compression
des parois de la poitrine et du ventre, et que nous avons
fait remarquer qu'elles se produisaient également et d'une
manière presque semblable, dans des circonstances très-
différentes, telles que dans les efforts prolongés d'un
accouchement laborieux, ou dans les violentes attaques
d'une maladie convulsive. Mais, sous cette réserve, je ne
crains pas de dire que, dans aucun cas, les ecchymosess
ponctuées des téguments de la poitrine et de la face et
l'infiltration sanguine de la conjonctive, ne sont plus fréquentes, plus tranchées, plus significatives que dans la
strangulation.

Outre ces signes extérieurs, communs à tous les genres

de strangulation, on trouve, principalement au cou, des traces dont la nature varie d'après le mode suivant lequel elle a été opérée, et qui, par cela même, offrent en médecine légale une plus grande importance, puisqu'ils peuvent éclairer directement l'expert sur les circonstances mêmes du crime accompli.

Lorsqu'*un lien a été appliqué* et serré autour du cou, il y laisse une empreinte en rapport avec sa forme, son épaisseur et la manière dont il était disposé et attaché. C'est le plus souvent un sillon transversal, à peu près régulièrement horizontal, ordinairement peu profond, plus ou moins large ; tantôt simple, tantôt double ou multiple si le lien constricteur formait un, deux, ou plusieurs tours. Le cercle tracé autour du cou par l'empreinte du lien peut être plus ou moins complet ; mais ce serait une erreur de croire que le sillon est toujours marqué sur toute la circonférence du cou, car si le lien doit serrer également sur tous les points, il ne s'imprime pas partout avec une égale facilité et il n'est pas rare de rencontrer dans ce mode de strangulation un sillon plus ou moins interrompu et ne formant pas autour du cou une empreinte circulaire. Celle-ci peut même, dans certains cas, être réduite à des traces tout à fait superficielles, à de simples excoriations linéaires produites par le frottement d'une corde étroite et dure. Au niveau du sillon, la peau, sans être parcheminée, comme on l'observe après la pendaison, est souvent pâle et tranche, par sa couleur, sur la teinte violacée des parties voisines. Elle ne présente aucun changement de texture ni de consistance, aucun amincissement ou condensation particulière de son tissu.

Cet état de la peau, si différent de ce qu'on observe chez les pendus, ce sillon peu profond, non parcheminé, qui n'a pas modifié l'épaisseur et a à peine changé la coloration du tégument, s'expliquent facilement par cette con-

sidération que, dans la strangulation, la constriction du
cou, si violente qu'elle soit, dure fort peu et ne persiste
pas après la mort, le lien se relâchant souvent de lui-même,
tandis que dans la pendaison le poids du corps augmente
d'instant en instant la pression qu'exerce le lien suspenseur et rend les marques à la fois plus profondes et plus
persistantes. Mais si le sillon est moins marqué chez les
individus étranglés que chez les pendus, les premiers
portent beaucoup plus fréquemment autour du cou des
ecchymoses qui exigent en effet pour se produire plus de
violence que de continuité dans la pression. Ces ecchymoses, presque constantes, correspondent exactement aux
points où le lien était, soit plus fortement imprimé, soit
plus inégal et plus rude; elles s'étendent irrégulièrement,
quoique toujours dans la direction du lien et à une plus ou
moins grande profondeur. Pour ne rien omettre des traces
extérieures que peut laisser ce genre de strangulation,
nous mentionnerons les marques que peuvent imprimer
dans les chairs, sous la mâchoire, sur le menton ou sur la
peau les espèces de tourniquet qui auraient servi à fixer le
lien, comme dans le garrot. L'un des faits les plus célèbres
en ce genre, le suicide de Pichegru, en a fourni un exemple
remarquable. « La strangulation avait été faite à l'aide
d'une cravate de soie noire fortement nouée dans laquelle
on avait passé un bâton de 45 centimètres de long et 9 de
tour, et l'on avait fait du bâton un tourniquet avec lequel
ladite cravate avait été serrée de plus en plus, jusqu'à ce
que ladite strangulation fût effectuée. Ledit bâton se trouvait reposé sur la joue gauche par un de ses bouts, et en
le tournant avec un mouvement irrégulier, il avait produit sur ladite joue une égratignure transversale d'environ
6 centimètres, s'étendant de la pommette à la conque de
l'oreille gauche. Il y avait au cou une impression circulaire
large d'environ deux doigts et plus marquée à la partie

latérale gauche. La face était ecchymosée, les mâchoires serrées, la langue prise entre les dents (1). »

Si la *strangulation a eu lieu à l'aide des mains*, les traces extérieures en seront toutes différentes et présenteront des caractères en quelque sorte spécifiques, d'une importance considérable au point de vue des recherches médico-légales. De chaque côté du larynx, sous la mâchoire, à la base du cou, on trouvera des ecchymoses et des excoriations, dont le siége, la disposition, la forme, attestent le plus souvent l'origine et reproduisent parfois sur le cou, de la manière la plus frappante, l'empreinte exacte de la main du meurtrier. Il est facile de comprendre en effet que l'objet même de ces manœuvres criminelles, concentre les violences à la partie antérieure du cou dans un espace très-limité ; que, de plus, la pression destinée à intercepter l'entrée de l'air dans le larynx et dans la trachée ne peut être assurée que par une action directe, s'exerçant aussi immédiatement que possible sur ces organes eux-mêmes, résultat qui sera d'autant plus facilement obtenu que l'extrémité des doigts, fortement contractés pourra saisir et serrer le devant du cou. De là ces traces d'un rouge vif dans les premiers moments, violacées plus tard et bleuâtres, formées par le froissement de la peau et l'extravasation du sang, et qui dessinent la pulpe des doigts si nettement quelquefois, que l'on peut les compter et juger au premier coup d'œil, par la disposition des empreintes, laquelle des deux mains a agi, et quelle place occupait l'assassin derrière ou devant la victime. De là aussi ces petites excoriations curvilignes qu'ont formées les ongles enfoncés dans les chairs et dont il importe d'examiner la direction avec la plus minutieuse attention : car, suivant que la concavité ou la convexité est tournée en

(1) Chaussier, *Médecine légale*, 1824, p. 279.

haut ou en bas, on peut reconnaître quelle était la situation respective des deux acteurs de ces scènes de violences. Cette donnée a surtout une grande portée dans les cas d'infanticide par strangulation. Il est bon d'ajouter, à cette occasion, que l'on doit tenir un compte très-sérieux, dans toutes les affaires de ce genre, de la conformation et de la dimension du cou des individus étranglés ; celui-ci peut en effet offrir plus ou moins de prise, plus ou moins de facilité à l'agression et il en résulte des variations correspondantes dans la manière dont se place la main du meurtrier et par suite dans la disposition des ecchymoses ou excoriations que l'on retrouve après la strangulation. Cette remarque trouvera de nombreuses applications chez les femmes très-âgées qui sont l'objet de semblables violences et dont le cou amaigri présente en saillie et comme sous la main, le conduit respiratoire ; et, d'une autre part, chez les enfants nouveau-nés, dont le cou peut être ou comprimé d'avant en arrière par un seul doigt ou saisi tout entier par deux ou trois doigts, et chez lesquels, en outre, l'exiguïté des parties, non moins que la délicatesse des tissus, rend presque nécessaire, et à coup sûr plus facile, l'impression des ongles et les excoriations. En résumé, la strangulation opérée à l'aide des mains, plus encore peut-être que celle qui a lieu par un lien, se reconnaît à des signes extérieurs caractéristiques qui peuvent fournir à l'expert les plus précieux indices.

Il est cependant une observation indispensable à consigner ici : c'est que, quel que soit le mode de strangulation, les lésions extérieures peuvent faire défaut, ou du moins n'être pas apparentes au moment où le cadavre est soumis à l'examen de l'expert. Il est rare qu'elles manquent complétement ; il l'est beaucoup moins de les voir bornées à quelques traces très-superficielles, et surtout de constater une inégalité et un défaut de rapport très-mar-

qués entre les signes extérieurs et les lésions profondes que
détermine la strangulation. Cette circonstance se produira
surtout dans les cas où la constriction du cou aura été
exercée sur une grande étendue de la région cervicale,
soit par un lien très-large, souple et uni, soit par la pression de la main tout entière.

*Lésions des organes internes produites par la strangu-
lation.* — Je viens d'indiquer les traces extérieures de
strangulation qui doivent frapper au premier abord les
regards de l'expert appelé à examiner le cadavre d'un individu étranglé ; si elles sont souvent de nature à le guider
d'une manière sûre dans la recherche des causes de la
mort, lorsqu'un lien, par exemple, est resté fixé autour
du cou, il ne doit jamais conclure sans avoir contrôlé
ces premières données par l'examen des organes internes,
dans lesquels la strangulation détermine des lésions encore
plus constantes, et qui permettent seules des conclusions
formelles sur la cause réelle de la mort. Nous étudierons
donc avec le plus grand soin l'état des parties profondes
du cou, du poumon, du cœur et du cerveau, tel qu'il se
montre après la strangulation.

L'état des parties profondes du cou chez les étranglés
n'est nullement indiqué par celui de la peau qui les recouvre. Alors même que celle-ci n'est le siége d'aucune
ecchymose apparente, on trouve très-fréquemment des
extravasations sanguines non-seulement dans le tissu cellulaire sous-cutané, mais encore dans l'épaisseur des
muscles des régions sus- et sous-hyoïdiennes, et jusque sur
la face extérieure du larynx et de la trachée. Ces ecchymoses profondes se montrent dans tous les genres de
strangulation, mais plus spécialement dans celle qui est
opérée à l'aide des mains ; et, dans ce cas, elles ne sont
pas toujours bornées à la région cervicale : on en voit sous
la mâchoire, sur le sternum, et même dans les muscles

pectoraux. Elles sont parfois isolées, circonscrites, et répondant par leurs dimensions aux empreintes digitales que nous avons notées à l'extérieur; d'autres fois elles sont diffuses, et produites par l'infiltration du sang dans le tissu cellulaire lâche qui sépare les couches musculaires, et entoure les vaisseaux et les conduits qui traversent le cou.

Le larynx et la trachée sont rarement le siége de désordres graves. La fracture des cartilages thyroïde et cricoïde, la luxation ou la fracture de l'os hyoïde, sont tout à fait exceptionnels. On trouve un exemple bien tranché de ce genre de lésion dans un cas de meurtre consécutif à un viol, cité par Briand et Chaudé (1) d'après un rapport de M. Rousset, professeur à l'École de Montpellier : « Les deux grandes cornes de l'os hyoïde avaient une mobilité remarquable, surtout la droite, qui était repliée sur le corps de l'os, de manière à faire avec lui un angle droit; le cartilage thyroïde, au lieu de former, comme à l'ordinaire, un angle saillant en avant, était aplati de manière à rester presque immédiatement appliqué contre les parois postérieures du larynx; la membrane crico-thyroïdienne était intacte, ainsi que le prolongement fibreux qu'elle envoie sur le cartilage cricoïde; mais on sentait, en promenant le doigt, que ce cartilage était rompu à sa partie moyenne : au lieu de former un arc, il présentait un angle rentrant produit par le reploiement en arrière des deux extrémités fracturées. En somme, le larynx avait toutes ses parties ou déviées, ou affaissées, ou fracturées, comme elles auraient pu l'être par une compression énergique et prolongée pendant plusieurs minutes. » Le crime a d'ailleurs été avoué par le meurtrier. Ollivier (d'Angers) dans les deux observations qu'il a insérées dans son mé-

(1) Briand et Chaudé, *loc. cit.*, p. 401.

moire sur la mort par strangulation (1), a noté, chez deux vieilles femmes étranglées, l'une par un large ruban de fil arrêté par plusieurs nœuds autour du cou, l'autre par la pression des mains, chez la première une dépression et un aplatissement complet des deux cerceaux supérieurs de la trachée-artère, chez la seconde une mobilité considérable et inusitée des deux moitiés du cartilage thyroïde. Dans une collection extrêmement curieuse de cas recueillis par deux médecins légistes expérimentés, MM. Isnard et Dieu (2), on trouve un exemple intéressant de strangulation avec luxation de l'os hyoïde, ainsi décrit par les auteurs : « En comprimant nous-mêmes le larynx, nous constatons que le cartilage thyroïde, ordinairement ossifié complétement chez les vieillards, avait une certaine élasticité qui permettait de rapprocher ses deux lames l'une de l'autre, de déterminer par conséquent l'oblitération de la glotte. Les deux cornes de l'os hyoïde sont également susceptibles d'un rapprochement considérable. La dissection montre les lésions suivantes : au niveau du cartilage thyroïde et à droite, une ecchymose profonde ne correspondant à aucun signe extérieur de violence sur la peau ; à gauche et au niveau de la grande corne de l'os hyoïde, une ecchymose analogue. Cette grande corne est luxée à son point d'union avec le corps de l'os. » Je n'ai jamais, pour ma part, dans plus de cinquante cas de strangulation, rencontré de semblables lésions.

Mais si la déformation, la fracture et la luxation des parties constituantes du conduit aérien sont rares, il n'en est pas de même de l'aspect qu'il présente à l'intérieur. La face interne du larynx et de la trachée est le plus souvent

(1) Ollivier (d'Angers), *loc. cit.* (*Ann. d'hyg. et de méd. lég.*, t, XXVI, p. 185 et 194).
(2) Isnard et Dieu, *Revue rétrospective des cas judiciaires de l'arrondissement de Metz*. Paris, 1847.

congestionnée, d'un rouge uniforme, parfois violacé ; on
y trouve, d'une manière à peu près constante, une quantité plus ou moins abondante, souvent très-considérable,
d'écume. Celle-ci manque très-rarement; elle est en général très-fine, et pénètre quelquefois jusque dans les
bronches. Tantôt blanche ou rosée, elle est le plus souvent sanguinolente ; enfin je l'ai vue dans certains cas
remplacée par une exhalation de.sang pur qui, après s'être
coagulé, tapissait les parois du larynx. Cette particularité
s'est présentée notamment chez le pédéraste Letellier
(obs. XXII), qui n'avait succombé qu'après une longue
lutte sous la violente étreinte de la main du meurtrier.
La présence de l'écume dans les voies aériennes de ceux
qui périssent étranglés est un fait si constant, qu'il y a
lieu de s'étonner qu'il n'ait pas été mentionné, et que des
experts instruits aient pu, comme je l'ai dit, douter de
sa signification.

Je dois parler, à l'occasion des lésions des parties profondes du cou, des cas dans lesquels on a noté une dislocation de la tête et des vertèbres cervicales (1). Mais ces
faits n'appartiennent pas, à vrai dire, à la strangulation,
et constituent un genre de blessures tout différent, qui a
pour effet non pas d'empêcher l'air de pénétrer dans les
voies respiratoires, mais de comprimer ou de déchirer la
moelle épinière. Y a-t-il cependant des cas d'infanticide
par strangulation, dans lesquels les violences aient pu
aller jusqu'à la luxation des vertèbres cervicales? « Si
illa strangulatio lintei laquei simul ope fuit peracta, non
solum respiratio suppressa, verum etiam pressio venarum
jugularium, læsio, aliquando luxatio vertebrarum cervica-
lium in censum venit (2).» Ces faits sont au moins douteux,
et dans tous les cas ne se rapporteraient pas à la strangu-

(1) S. Caussé (d'Albi), *Mémoire cité.*
(2) Slingenberg, *loc. cit.*, p. 90.

lation par un lien, mais à celle qu'opéreraient des mains robustes.

L'état des poumons est très-variable, comme d'ailleurs dans tous les genres de mort parmi lesquels la strangulation est restée confondue; et il m'est permis de faire remarquer à cet égard que la strangulation apporte une preuve de plus de l'incertitude, ou pour mieux dire du néant des signes prétendus de ce que l'on a appelé l'asphyxie. Ils sont généralement peu ou point engoués, d'une couleur rosée assez uniforme, parfois fortement congestionnés, parfois tout à fait à l'état normal. Chez l'une des victimes de l'assassin Pradeaux (obs. IV), malgré une infiltration de sang profonde et étendue dans les muscles qui entourent le larynx, attestant la force de la pression, il n'existait aucun engouement pulmonaire. A part ces variations d'aspect des poumons, il est des lésions plus caractéristiques dont ces organes sont fréquemment le siége. En première ligne, il faut noter la déchirure des vésicules les plus superficielles, d'où résulte un emphysème plus ou moins étendu. Ces ruptures des vésicules pulmonaires ne manquent presque jamais; elles sont multiples, tantôt isolées, plus souvent réunies en groupes. Il en résulte un aspect très-remarquable des poumons; il semble que leur surface soit parsemée de plaques pseudo-membraneuses, peu épaisses, très-blanches, de dimensions variables. Mais pour peu qu'on regarde de plus près, on reconnaît de très-petites bulles d'air retenues sous la plaie et qu'une simple piqûre fait disparaître par un affaissement subit. M. le professeur Liman (1) a noté que la surface des poumons n'est pas lisse, mais inégale, bosselée; les proéminences sont d'une couleur plus claire: elles proviennent des groupes d'alvéoles emphysémateuses

____
(1) Liman, *loc. cit.*

qui se distendent dans le parenchyme lui-même et se distinguent par cela de la putréfaction.

On ne trouve pas à la suite de la strangulation simple les ecchymoses sous-pleurales ponctuées, disséminées à la surface du poumon, qui sont le signe essentiel de la mort par suffocation ; mais une altération qui n'est pas sans analogie, et que l'on trouve chez un certain nombre d'individus étranglés, consiste dans la formation de noyaux apoplectiques dans l'épaisseur du tissu pulmonaire et d'extravasation ou d'infiltration sanguine, dont la largeur varie depuis celle d'une pièce de 20 centimes jusqu'à celle d'une pièce de 5 francs, toujours plus grandes, plus étendues, comme on le voit, que dans la suffocation. Cependant il est très-important de faire remarquer que souvent l'assassin emploie concurremment les deux modes de violence, et que l'on peut trouver à la fois sur le même individu les signes réunis de la suffocation et de la strangulation.

Cette confusion s'est produite dans quelques-unes des expériences de M. Faure(1). L'une d'elles, donnée comme exemple de strangulation, a consisté dans l'occlusion directe de la trachée à l'aide d'un bouchon, c'est-à-dire en une vraie suffocation. Et dans une autre observation du même auteur, également rangée sous le titre de strangulation, on voit un aliéné étouffé par des aliments entassés dans toute la longueur de la trachée. C'est ainsi que s'explique pour moi l'extension que M. Faure a donnée aux taches ponctuées ecchymotiques répandues sous la plèvre, que je considère comme appartenant spécialement à la suffocation. M. Faure lui-même indique dans la strangulation proprement dite les infiltrations sanguines plus larges, plus profondes, que j'ai rencontrées comme lui, et auxquelles j'ai assigné les mêmes dimensions.

(1) Faure, *loc. cit.*, p. 38 et 42.

Du reste, dans les nombreuses expériences que j'ai
faites de mon côté sur des animaux que j'ai fait périr par
strangulation, j'ai constaté les mêmes variations dans
l'état des poumons. Ces différences y étaient encore plus
marquées que dans les autopsies judiciaires d'individus
étranglés, par suite d'une circonstance dont il faut tenir
un grand compte dans l'appréciation des lésions pulmonaires, résultant de mort violente; je veux parler du moment où l'on procède à l'ouverture des corps, suivant que
celui-ci a lieu immédiatement après la mort, ou au contraire vingt-quatre ou quarante-huit heures plus tard.
Dans le cas qui nous occupe, c'est surtout sur les animaux
ouverts aussitôt après qu'il ont été étranglés, ce qui est
l'ordinaire dans la plupart des expériences, notamment
dans celles de M. Faure, que l'on voit dans le tissu des
poumons des extravasations sanguines étendues. C'est
dans les autopsies tardives au contraire que l'on rencontre
ces différences très-grandes dans l'apparence extérieure
des poumons, tantôt pâles, tantôt congestionnés, sans
marbrures, ni ecchymoses. Mais dans l'un et l'autre cas,
les ruptures vésiculaires constituent la lésion pulmonaire
constante et véritablement caractéristique de la strangulation.

Je n'ai que peu de chose à dire de l'état du cœur qui
n'offre rien d'essentiel; je n'ai jamais rencontré, après la
mort par étranglement, d'ecchymose ou d'extravasation
sanguine sous le péricarde ou sous l'endocarde. Le cœur
est parfois absolument vide; on y trouve cependant en
général un peu de sang noir, et tout à fait fluide; c'est à
peine si j'ai trouvé une seule fois du sang à demi coagulé,
et c'est là aussi le résultat auquel est arrivé le docteur
Faure dans ses expériences.

Il n'existe rien de constant ni de suffisamment précis
dans les caractères que présente le cerveau dans la stran-

gulation. On le trouve exempt d'altération plus souvent
que congestionné ; et l'état de cet organe diffère notablement de ce que l'on observe à la suite de la pendaison, où
l'engouement sanguin des vaisseaux encéphaliques est
aussi fréquent qu'il est rare dans la strangulation.

SIGNES DE LA STRANGULATION INCOMPLÈTE OU TENTATIVE DE STRANGULATION.

Si l'on veut songer aux circonstances dans lesquelles
se produit la strangulation criminelle, si l'on se représente l'impulsion en quelque sorte instinctive qui
pousse tout meurtrier à saisir à la gorge celui dont il
a tant d'intérêt à étouffer les cris, on comprendra que,
dans un grand nombre de cas, des violences de toute
espèce se compliquent de strangulation et que celle-ci,
arrêtée avant de devenir mortelle, reste souvent bornée à
une simple tentative ; seulement cet acte, qui est de nature
à aggraver si cruellement la position d'un accusé, appelle nécessairement toutes les préoccupations de la justice
et mérite toute l'attention de l'expert qui doit en apprécier
non-seulement le degré, mais aussi la réalité. C'est pour
nous un double motif d'indiquer, avec toute l'exactitude
possible, les traits propres à caractériser la tentative de
strangulation, dont j'ai d'ailleurs rencontré un grand
nombre et dont j'ai cité quelques exemples très-complets
à la fin de cette étude.

A la suite d'une tentative de strangulation portée assez
loin pour avoir laissé des traces, la face se montre gonflée,
violette, marbrée, piquetée de rouge, livide. L'écume sort
des narines et de la bouche, signes déjà notés par Morgagni (1), qui rapporte avoir connu une femme à qui des
voleurs, introduits de nuit dans sa maison, avaient telle-

(1) Morgagni, *De sedib. et caus. morb.*, epist. xix, 36.

ment serré le cou avec un mouchoir tordu, qu'ils la crurent
morte et ne lui firent point d'autre mal. On la trouva le
lendemain au matin avec la face livide et tuméfiée et la
bouche remplie d'écume. Les yeux sont sanglants et sous
la conjonctive il existe une extravasation ecchymotique. Le
cou est gonflé et douloureux ; la voix est brisée, la déglutition très-pénible ; le gonflement s'étend à toute la région
cervicale et à la partie inférieure de la mâchoire ; il est
diffus et accompagné d'une coloration ecchymotique de la
peau ; parfois la tuméfaction de la face et du col est considérable, la coloration bleuâtre y est presque générale ;
dans quelques cas l'empreinte des doigts est visible, comme
nous l'avons dit en parlant de la strangulation complète :
elle l'est même plus encore par la raison très-simple que,
la vie continuant, les progrès de l'ecchymose ont le temps
de se produire et la rendent de plus en plus apparente.

Il peut se faire que la strangulation incomplète amène
une perte de connaissance qui se prolonge pendant plusieurs heures, après que le lien a été enlevé. Mais, dans
tous les cas, il reste durant un certain temps une gêne
persistante dans la gorge, une grande difficulté dans l'action de parler et d'avaler et des troubles nerveux variés.
Cette compression violente du cou, cette contusion du tissu
cellulaire et des muscles peut déterminer des douleurs
réelles, de l'inflammation et même un phlegmon des parties
serrées. Les suites d'une tentative de strangulation sont
toujours longues et peuvent devenir graves.

Il convient d'ajouter que presque jamais la strangulation
incomplète n'est isolée et qu'elle est à peu près toujours
accompagnée d'autres violences souvent multipliées dont
les traces sont faciles à constater et donne lieu à des complications qu'il suffit d'indiquer ici.

QUESTIONS MÉDICO-LÉGALES RELATIVES A LA STRANGULATION.

Nous avons passé en revue les conditions dans lesquelles se produit la strangulation et les traces matérielles qui peuvent servir à la caractériser ; mais, par cela même qu'elle est le plus ordinairement le résultat d'un crime et l'œuvre de mains homicides, il faut pénétrer plus avant dans cette étude et mettre en quelque sorte l'expert aux prises avec les difficultés pratiques du sujet en présentant, dans toute leur vérité, les principales questions médico-légales relatives à la strangulation. Je ne prétends pas indiquer par avance et sous une forme définitive toutes celles qui pourraient surgir dans tel ou tel cas donné, imprévues comme le crime ; mais je ne crains pas de dire qu'elles ne s'éloigneront guère de celles que je crois devoir poser comme résumant la plupart des faits. Elles sont d'ailleurs peu nombreuses et assez généralement faciles à résoudre.

Je ne crois pas utile de tracer les règles particulières que devra suivre l'expert dans le cas où il est appelé à constater un meurtre ou une tentative d'assassinat par strangulation. Elles ne diffèrent pas de celles qui président à toutes les opérations du même genre, et il serait superflu de recommander l'examen le plus attentif de la région du cou, la description la plus minutieuse des lésions superficielles les plus légères comme des désordres les plus profonds et les plus graves, l'appréciation raisonnée de ces différents signes et la plus scrupuleuse attention à ne pas les confondre avec ceux qui appartiennent aux autres genres de mort violente rapprochés de celui qui nous occupe, la pendaison, la suffocation, la submersion. Du reste, les questions que je vais examiner successivement, sont toutes empruntées aux commissions judiciaires qui

m'ont été confiées et reproduisent exactement les conditions les plus générales et les circonstances les plus ordinaires des expertises médico-légales en matière de meurtre
ou de blessures par strangulation.

La mort a-t-elle pour cause la strangulation ? — Cette
première question n'est pas toujours conçue en ces termes :
mais elle est implicitement contenue dans celle que pose
nécessairement le magistrat dans tous les cas de coups ou
de mort violente, à savoir quelle est la nature des blessures
reçues et leur cause. Les traces de strangulation peuvent
se montrer, avons-nous dit, soit à l'extérieur, soit dans la
profondeur des organes ; et, lors même que les premières
feraient défaut, l'expert trouverait dans les secondes des
preuves suffisantes. Je ne reviendrai pas ici sur les caractères que j'ai longuement décrits, mais je crois utile
d'insister sur certaines difficultés d'appréciation que les
signes de la strangulation peuvent offrir et sur les chances
d'erreur qu'il importe d'éviter. Celles-ci porteront le plus
souvent sur les traces extérieures qui se montrent au cou
et qu'un examen superficiel pourrait faire attribuer à
quelque autre cause naturelle ou accidentelle, telle que la
mort par pendaison ou par suffocation ou encore à certaines conditions morbides.

C'est contre une erreur de ce genre, qu'Ollivier (d'Angers) s'est élevé, avec autant de force que de raison, à
l'occasion d'une affaire qui a eu un grand retentissement
et qu'il convient de rappeler ici (1). Il s'agissait de la mort
d'une femme (d'Étampes), attribuées par les premiers
experts à un meurtre par strangulation et par deux autres
médecins entendus devant la cour d'assises de Versailles,
à une apoplexie. Ceux-ci prétendaient que les deux principaux signes que l'on donnait comme caractéristique de la

---

(1) Ollivier (d'Angers), *Mémoire cité* (*Ann. d'hygiène et de médecine
légale*, t. XXVI, p. 149).

mort violente, le premier, c'est-à-dire une empreinte circulaire au cou, « pouvait se présenter, chez les personnes
frappée d'apoplexie, en tout semblable à la lésion avec
empreintes qu'aurait gravée sur le cou la pression des
mains ou d'une corde, » le second, à savoir la présence de
mucosités spumeuses et sanguinolentes dans les voies
respiratoires, « excluait l'idée de strangulation et prouvait
l'apoplexie. » Je ne reproduirai pas les arguments sans
réplique qu'Ollivier a accumulés dans une longue et
remarquable discussion contre ces deux propositions si
complétement erronées. Je me borne à joindre mon
témoignage au sien pour protester contre des assertions
formellement contredites par l'expérience de chaque jour,
et qui ne reposent, d'une part, que sur une fausse interprétation d'un phénomène cadavérique bien connu ; et, de
l'autre, sur cette ignorance funeste des caractères de la
strangulation que je signalais au commencement de ce
mémoire. L'interprétation erronée qui a trompé les experts
de Versailles n'est d'ailleurs pas nouvelle, et sur la valeur
des traces de rougeur et d'ecchymose au-devant du cou
l'opinion des anciens médecins légistes n'était pas plus
éclairée. Zacchias (1), dans la discussion d'un fait où il
ne s'agissait du reste ni de violences criminelles ni même
de strangulation, s'exprimait ainsi : « *Sanguis extravena-
tus in jugulo repertus non una tantum ex causa, ex sola
nempe violentia per strangulationem procurata apparere
solet ; et sic est signum æquivocum et commune tam mortis per
vim externam laqueo vel alio quovis instrumento procuratæ,
quam mortis quæ procedit a violentia interna ut a vomitu cum
maximo conatu, vel ab apoplexia et id genus aliis.* »

Il est constant que chez les apoplectiques dont le cou
est court et replet, on voit, au niveau des plis nombreux

(1) Zacchias, *loc. cit.*, p. 63.

que forme la peau de la région cervicale, se former après
la mort un ou plusieurs sillons plus ou moins profonds,
d'une teinte rouge, violacée, qui a bien quelque ressemblance avec l'empreinte d'un lien constricteur, mais qui
ne peut tromper qu'un œil bien inattentif ou bien peu
exercé. On peut faire les mêmes remarques sur le cadavre
des nouveau-nés : le tissu cellulaire sous-cutané, très-
dense au cou, se durcit encore après la mort, et pour peu
que la tête soit restée fléchie, la peau se plisse et présente
une raie rouge circulaire qui induit très-souvent en erreur
les médecins appelés à faire un premier examen, borné
à l'extérieur du corps. Il suffit, dans l'un et l'autre cas,
de pousser un peu plus loin les investigations et une simple
incision permet de reconnaître que cette coloration cadavérique ne pénètre pas même toute l'épaisseur du derme
et n'est jamais constituée par une infiltration de sang ou
par une ecchymose. J'ajoute que, comme l'ecchymose
elle-même peut manquer dans la strangulation, il convient,
pour lever tous les doutes et pour n'être pas exposé à se
tromper si grossièrement, de ne jamais conclure sans avoir
procédé à une autopsie complète et sans avoir contrôlé les
signes extérieurs par les données que fournit l'examen des
organes internes. Il est d'ailleurs bien entendu qu'il faut
avoir sur les lésions internes que procure la mort par
strangulation des notions exactes et positives, et savoir,
par exemple, que la présence d'écume plus ou moins teinte
de sang dans les voies aériennes est un des signes les plus
constants de la strangulation, un de ceux que l'on trouvera consignés dans toutes les observations citées à la fin
de cette étude et que rien de pareil ne s'observe à la suite
de l'apoplexie.

Je ne mentionnerai qu'en passant les diverses blessures,
excoriations, érosions ou autres qui peuvent survenir accidentellement au-devant du cou par le fait de causes très-

variées et qu'il est presque impossible d'énumérer et
même de prévoir. L'action de certains topiques médica-
menteux, sinapismes, emplâtres, eau sédative appliqués
sur le cou, peut laisser des marques qui, au premier
examen que l'on fait d'un cadavre, éveille les soupçons
sur la cause de la mort. Il en serait de même de certaines
écorchures ou de coupures légères qui se rencontrent si
souvent dans cette région. Dans tous ces cas, c'est encore
par une étude plus approfondie des lésions, tant externes
qu'internes, qu'on évitera l'erreur.

Il en est une sur laquelle je dois insister davantage, car
elle touche au point vraiment capital de l'histoire médico-
légale de la strangulation : je veux parler de la confusion
possible des signes de la strangulation avec ceux de la
pendaison. Il est vrai que la distinction est surtout importante dans les cas où l'on trouve un cadavre pendu, et, c'est
à ce titre que j'y ai insisté dans l'histoire de la pendaison.
Mais sans revenir avec trop de développements sur cette
étude comparative, il importe d'en fixer les principaux
points, en vue surtout de la distinction essentielle du suicide et de l'homicide, dans le cas de strangulation.

Si le corps d'un individu, que l'on a lieu de soupçonner
mort de mort violente, est trouvé gisant avec des traces de
constriction du cou, on ne supposera pas qu'il ait été
préalablement pendu; mais on doit toujours se demander
si celui que l'on trouve pendu n'a pas été préalablement
étranglé, en se rappelant que pendaison signifie le plus
souvent suicide; et strangulation, violence homicide. J'ai
rapporté plusieurs exemples non douteux de cette complication : il en est où les recherches offrent de bien plus
grandes et parfois d'insurmontables difficultés. Cependant
je ne crains pas de dire que la tâche de l'expert sera singulièrement facilitée s'il ne perd pas de vue le rapport qui
doit toujours exister entre les lésions externes et les lé-

sions internes dans toute espèce de mort violente. Je suis
convaincu que l'obscurité qui, dans tous les livres et dans
l'esprit de la plupart des médecins, existe encore sur ce
point, tient surtout à ce que l'on a voulu trouver des différences uniquement dans les traces extérieures, avec cette
pensée que les organes internes ne pouvaient présenter
que des lésions communes à tous les genres de mort que
l'on réunissait sous le nom d'asphyxie.

Pour ne pas m'écarter de mon sujet, je résumerai donc
les différences qui existent entre les signes de la strangulation et de la pendaison, sans parler des données que l'on
peut tirer de la position du cadavre des pendus, des circonstances particulières de la pendaison, de la nature, de
la forme et de l'arrangement du lien suspenseur. Or, en
ce qui touche les signes locaux que l'on peut constater au
cou, je rappellerai en premier lieu que, dans la plupart des
cas, la strangulation homicide étant opérée à l'aide des
mains, les empreintes des doigts et des ongles, les ecchymoses, les excoriations ne permettront pas de doute ; il ne
restera donc que les cas où l'étranglement a eu lieu par un
lien. On a insisté sur la direction du sillon que laisserait
l'application du lien, horizontale dans la strangulation,
toujours plus ou moins oblique chez les pendus. Il s'en
faut de beaucoup que l'on trouve toujours une différence
aussi tranchée. Lorsque la pendaison a été incomplète et
que le corps n'a pas été abandonné tout entier à son propre
poids, l'obliquité du lien et, par suite, celle de l'empreinte
est souvent à peine marquée. Je n'attache pas non plus
une grande importance à cette particularité que l'empreinte, dans le cas de strangulation, serait exactement et
complétement circulaire, tandis que, dans la pendaison,
elle serait toujours interrompue au niveau de l'anse formée par le lien suspenseur. En effet, d'une part, celui-ci
peut être fixé autour du cou sans qu'une anse reste libre,

et, par conséquent, il pourra rester marqué dans toute l'étendue de la circonférence chez les pendus ; et, d'une autre part, si, après la strangulation, le lien a été retiré ou s'est relâché, il arrive fréquemment qu'il s'imprime seulement sur les parties les plus saillantes du cou. Il y aurait à tenir compte cependant, eu égard à la direction du lien, de certains contrastes frappants : lorsque, par exemple, une double empreinte présente sur le cou un défaut de parallélisme très-marqué, l'un des sillons étant horizontal, l'autre très-oblique ; ou encore lorsque l'obliquité se montre précisément inverse de ce qu'elle devrait être dans les circonstances données, comme l'a noté avec beaucoup de pénétration M. Caussé (d'Albi), dans l'affaire de cette femme Couronne, qui avoua avoir assommé et étranglé son mari, qu'elle avait dit d'abord s'être pendu. Le nœud de la corde était fixé en avant, et l'anse avait laissé sur le cou de la victime une empreinte oblique d'avant en arrière et de bas en haut, tandis qu'il est évident que, s'il avait été pendu, le nœud de la corde placé en avant et en haut, l'anse eût obliqué en arrière et en bas.

Mais il est des signes plus positifs et plus constants. Chez les individus étranglés, le lien constricteur laisse, en général, une trace beaucoup moins apparente et moins profonde, souvent presque nulle, le plus ordinairement bornée à une empreinte superficielle qui ne peut être comparée au sillon que l'on trouve chez presque tous les pendus ; et l'on n'y voit pas en même temps, si ce n'est exceptionnellement, l'aspect nacré blanc et parcheminé de la peau. Mais, par contre, les ecchymoses, les infiltrations sanguines superficielles ou profondes, sont beaucoup plus fréquentes et plus marquées dans la strangulation que dans la pendaison. On constate aussi, dans la première, ces taches ecchymotiques pointillées de la face, du cou et de la poitrine qui manquent, on pourrait dire toujours, dans la seconde. Enfin il faut donner une très-grande place aux signes essentiels tirés de l'état des poumons, qui généralement négatif chez les pendus, offre presque constamment, dans la strangulation, de nombreuses rup-tures vésiculaires qui forment sous la plèvre ces plaques emphysémateuses que j'ai signalées comme vraiment caractéristiques, ainsi que ces noyaux d'apoplexie pulmo-naire disséminés à différentes profondeurs dans le tissu même des poumons, et que l'on ne peut confondre avec l'engouement en quelque sorte hypostatique que l'on trouve après la pendaison. L'écume dans le larynx et dans la trachée est moins constante chez les pendus que chez ceux qui périssent étranglés ; elle y est aussi moins fine et moins souvent teinte de sang.

Je n'ajouterai plus qu'un mot relatif à quelques signes que l'on a indiqués à tort comme appartenant spéciale-ment à la pendaison et pouvant servir à la distinguer de la strangulation ; je veux parler des évacuations involon-taires de matières fécales et d'urine, ainsi que de l'émis-sion du sperme. J'ai déjà relevé cette erreur (1) ; mais c'est ici le lieu de la rectifier de nouveau. Il y aurait, en effet, un grand danger à laisser aux experts la pensée qu'ils puissent rien conclure de ces diverses circonstances. L'évacuation d'urine et de matières, aussi bien que l'émis-sion du sperme, peut avoir lieu indifféremment dans presque tous les genres de mort violente. Signalé par M. Brierre de Boismont (2) dans une statistique qui com-prend à la fois les pendus et les étranglés, le premier signe a été arbitrairement appliqué par M. Devergie (3) à la

(1) *Questions médico-légales relatives à la mort par pendaison* (*Ann. d'hyg.*, 2ᵉ série, t. IV, p. 155).

(2) Brierre de Boismont, *Du suicide et de la folie suicide*. Paris, 1856, p. 524.

(3) Devergie, *Consultation médico-légale dans l'affaire Duroulle* (*Ann. d'hyg.*, 2ᵉ sér., t. III, p. 445).

pendaison seulement, alors que, sur 41 cas de suicide par pendaison, l'évacuation des matières et de l'urine n'a eu lieu que deux fois. Et, d'un autre côté, je l'ai notée dans mes expériences, comme M. Faure dans les siennes, aussi bien dans la strangulation que dans la pendaison, dans la suffocation et même dans la submersion. Quant à l'émission du sperme, j'en ai parlé longuement en traitant de la pendaison et il serait superflu de rien ajouter.

La strangulation doit encore être distinguée de la suffocation, mais on ne rencontre pas ici les causes de confusion et d'erreur qui résultent de la présence de lésions extérieures au cou, communes à la strangulation et à la pendaison. Lorsqu'il existe, en effet, sur les cadavres les traces apparentes des violences qui ont amené la suffocation, celles-ci siégent, non pas à la région cervicale, mais autour des narines et de la bouche, sur les lèvres, les joues, les ailes du nez ; et cette seule circonstance éloigne l'idée de la strangulation, qu'il ne faut repousser du reste, même dans ces cas, qu'après avoir examiné, non-seulement les parties profondes du cou, mais encore les organes internes, le cœur et les poumons, qui fournissent des signes irréfragables, les ecchymoses sous-pleurales et sous-péricardiques ponctuées qui appartiennent exclusivement à la suffocation. J'ai hâte d'ajouter cependant que les faits montrent une association fréquente des deux espèces de violences qu'un même mouvement, en quelque sorte, ou du moins qu'un acte simultané, peut produire surtout chez des nouveau-nés. Aussi n'est-il pas rare de trouver réunies les différentes lésions qui caractérisent la suffocation et la strangulation, tant à l'extérieur que dans les organes internes. J'en ai cité plusieurs exemples. Il y a d'ailleurs entre l'un et l'autre genre de violences plus d'une analogie qu'on ne saurait méconnaître : l'aspect du cadavre, les taches ecchymotiques, pointillées, disséminées à la face, au cou, à la poitrine, les ecchymoses sous la conjonctive, l'écume abondante, fine et sanguinolente dans le larynx et dans la trachée, et même, dans certains cas, les épanchements circonscrits de sang sous le péricrâne.

Mais si l'un des deux modes de violences a prédominé, tandis que l'autre est resté à l'état de tentative, on pourra trouver tantôt les signes extérieurs de l'un des deux genres de mort avec les lésions internes de l'autre, ou encore les traces de tous deux au cou et à la face avec des altérations uniques dans les organes respiratoires, suivant qu'en réalité la mort sera le résultat de la suffocation ou de la strangulation.

Mais, ainsi qu'on le verra mieux dans l'histoire de la suffocation, le rapprochement et même la confusion entre la strangulation et la suffocation seraient sans grand inconvénient et sans grand danger, parce qu'il n'y a pas là, comme pour la pendaison, à prendre un suicide pour un homicide, et réciproquement, et qu'on ne peut se tromper que sur le mode particulier et les circonstances secondaires d'un meurtre avéré.

Je n'ai parlé jusqu'ici que des signes propres à la strangulation complète et des moyens de la distinguer des autres genres de mort. Pour la strangulation incomplète, l'appréciation des caractères qui lui sont propres sera mieux placée quand il sera question de rechercher si la tentative de strangulation est réelle ou simulée. Il suffira de rappeler que c'est uniquement d'après les signes extérieurs que l'on pourra reconnaître la strangulation incomplète, notamment le gonflement du cou et de la face, les ecchymoses caractéristiques, les taches de sang disséminées à la surface de la peau, l'infiltration sanguine des conjonctives, l'altération de la voix et la difficulté de la déglutition.

Enfin, il ne faut pas oublier que la strangulation peut quelquefois ne laisser à l'extérieur que des traces très-peu apparentes, et que l'expert devra se tenir sur ses gardes pour ne pas les laisser échapper. Il est des cas, par exemple, où, sans intention criminelle, et seulement pour dissimuler un suicide, les marques qui existent autour du cou sont cachées au médecin chargé de vérifier les décès. Mais si l'on est bien pénétré de la pensée que pour se prononcer même d'une manière approximative sur la cause de la mort, il faut ne négliger aucune investigation, on arrivera sûrement à découvrir quelque indice de la strangulation en relevant la tête et en éclairant fortement la région antérieure du cou.

J'ai suffisamment caractérisé les signes de la mort par strangulation, pour qu'il soit désormais facile de reconnaître si tel individu vivait encore lorsqu'une constriction a été exercée sur le cou. Il est cependant des cas assez rares dans lesquels la mort ayant été déterminée par des violences autres que la strangulation, une fracture du crâne, par exemple, ou une blessure quelconque, un lien est fixé autour du cou du cadavre, soit pour rendre la mort plus sûre, soit pour maintenir le corps dans une certaine position. C'est ainsi que j'ai vu plusieurs fois une corde passée d'un côté autour du cou, et de l'autre attachée à la jambe d'une personne assassinée ; de telle sorte que si la victime était tentée de revenir à la vie son premier mouvement eût pour effet de l'étrangler, et d'assurer ainsi les desseins du meurtrier. Dans d'autres cas, comme dans le meurtre de Poirier-Desfontaines, le cadavre enfermé dans une caisse étroite et replié sur lui-même, était lié par une ficelle dont une des extrémités faisait le tour du cou.

Quoi qu'il en soit du but que se sont proposé les assassins, il sera facile de distinguer si la constriction du cou a été opérée après la mort, et d'une autre part si celle-ci est bien le résultat de la strangulation. Dans le premier cas, à part la présence d'un lien serré autour du cou, tous les autres signes extérieurs de la strangulation feront défaut, et la trace même que laissera la corde sur le cadavre se réduira à un sillon plus ou moins marqué, pâle, parcheminé, sous lequel on ne trouvera ni ces ecchymoses, ni ces infiltrations profondes de sang coagulé, qui manquent rarement dans la strangulation. Quant à la preuve que celle-ci est bien réellement la cause de la mort, elle se déduira des lésions caractéristiques que l'on trouvera dans les organes respiratoires et de l'absence de toute autre cause de mort appréciable.

Comment la strangulation a-t-elle été opérée ? — La manière dont la strangulation a été opérée est l'un des points les plus importants des recherches médico-légales relatives à ce genre de violences. Elle peut être en général déterminée assez facilement par l'examen attentif des marques imprimées au-devant du cou ; car si l'état des organes internes ne présente à cet égard rien de significatif, les traces extérieures peuvent fournir des données très-précises.

Les caractères des diverses empreintes répondent, en effet, assez exactement au mode de strangulation qui a été employé. Le sillon imprimé sur le cou indiquera non-seulement que l'étranglement a été opéré par un lien, mais encore, si celui-ci n'a pas été retrouvé sur le cadavre, la forme et les dimensions de l'empreinte permettront le plus souvent de reconnaître de quelle espèce de lien s'est servi le meurtrier. Il est donc très-essentiel de décrire avec une minutieuse exactitude les moindres particularités que peut offrir le sillon. Chez l'enfant nouveau-né, l'expert a à se préoccuper d'une circonstance toute spéciale, mais d'ailleurs fort rare, la possibilité de la strangulation par l'enroulement du cordon ombilical autour du cou au moment de la naissance. En fait, il n'est pas douteux pour moi, et je l'ai constaté de la manière la plus précise, que le cordon peut laisser sur le cou du nouveau-né une empreinte sous forme de sillon légèrement ecchymosé, ainsi que l'a admis Négrier (1), et que l'ont démontré plusieurs faits cités par Taufflieb (2). Mais la question n'est ici ni dans la possibilité de l'enroulement, ni dans celle de l'empreinte, elle est dominée par ce fait capital en ce qui touche l'infanticide que lorsque l'enfant naît étranglé par le cordon, il n'y a pas respiration complète, ni surnatation des poumons dans les épreuves docimasiques : et que, par conséquent, si l'on trouve la respiration complétement établie, on a la preuve que la strangulation ne résulte pas de l'enroulement du cordon avant la naissance. Il n'en est pas de même dans les cas, d'ailleurs exceptionnels, dont cependant j'ai vu plus d'un exemple, où une femme se serait servie du cordon lui-même pour étrangler son enfant quelque temps après sa naissance. Les signes de ce mode de strangulation ne différeraient pas au fond de ceux que produirait toute autre espèce de lien.

Quant aux traces de la strangulation par les mains, elles sont plus expressives encore, puisque c'est l'empreinte même des doigts et la marque des ongles qui se dessinent de chaque côté du larynx, sous forme d'ecchymoses et d'excoriations, que nous avons décrites assez longuement pour n'avoir pas besoin d'y revenir de nouveau. Je ferai seulement remarquer que ce mode de stran-

(1), Négrier, *Recherches médico-légales sur la longueur et la résistance du cordon à l'occasion d'un fait qui prouve qu'une femme en se délivrant seule peut étrangler son enfant (Ann. d'hyg. et de méd. lég.,* t. XXV, p. 126).

(2) Taufflieb, *De la strangulation des nouveau-nés par le cordon ombilical (Ann. d'hyg. et de méd. lég.,* t. XIV, p. 340).

gulation, facile à reconnaître en général au premier coup d'œil, donne lieu à plusieurs questions subsidiaires qui ont, dans certains cas, une grande portée et qui demandent à être examinées d'une manière particulière.

Quels sont les auteurs de la strangulation? — Les questions du genre de celle-ci n'admettent que bien rarement une solution absolue; elles dépendent de trop de conditions diverses et surtout d'un rapport trop hypothétique entre le meurtrier et la victime, pour que l'expert y réponde autrement que par des vraisemblances. Celles-ci peuvent, du reste, s'établir sur des circonstances souvent assez précises.

La strangulation opérée à l'aide des mains peut seule, d'ailleurs, donner lieu à une semblable question. Car l'application d'un lien autour du cou exige plus d'adresse que de force et peut se faire par surprise, de telle sorte qu'il serait impossible de se prononcer dans le cas de simple strangulation à l'aide d'un lien sur le nombre et la vigueur relative des assassins. Mais si l'on retrouve imprimée sur le cou la trace manifeste des mains et des ongles, on peut quelquefois apprécier la force qu'a exigée le crime d'après la résistance qu'a pu opposer la victime. Seulement le cercle des hypothèses est naturellement restreint. Il faut éliminer les cas de strangulation que l'on observe chez les nouveau-nés et les enfants, ou chez les femmes affaiblies par l'âge, cas dans lesquels la strangulation a pu être opérée facilement par une seule personne et par une main peu vigoureuse. Mais si la victime a pu résister, si on trouve les traces d'une lutte, et, à plus forte raison, si la strangulation a été incomplète, on peut être assuré qu'il n'y a eu qu'un meurtrier dont la vigueur était médiocre. Le contraire pourrait être admis, si c'était un homme et un homme robuste qui eût été étranglé, et chez qui l'on trouverait à la fois de nombreuses blessures et des traces de luttes ; il y aurait à soupçonner la participation de plusieurs ou la vigueur peu commune d'un seul meurtrier. Cependant il faut considérer, en pareille circonstance, les conditions particulières et très-rares que j'ai indiquées comme pouvant favoriser le meurtre d'un homme par strangulation, c'est-à-dire les habitudes de pédérastie. Il est bon de faire remarquer aussi d'une manière générale que ce genre de violences est, dans l'immense majorité des cas, l'œuvre d'un seul individu, et qu'à moins qu'un double crime ait été simultanément commis, ou que l'on trouve sur un cadavre la preuve évidente de blessures différentes et de l'emploi de plusieurs instruments de mort, on peut répugner à admettre que la strangulation ait été opérée par plus d'un meurtrier.

Enfin il faut avoir égard, jusqu'à un certain point, à la nature et à l'étendue des désordres dont le cou peut être le siége : certaines lésions rares, comme la fracture de l'os hyoïde ou des cartilages, l'aplatissement ou l'écrasement du larynx et de la trachée supposent sans doute une grande violence ; mais il est impossible de ne pas reconnaître que quelquefois l'absence ou le peu de gravité des lésions extérieures peut être précisément l'indice de la facilité et de la promptitude avec laquelle une main vigoureuse a accompli une strangulation complète.

On voit, par ces données très-contradictoires, combien il est difficile de résoudre, d'après des principes fixes et absolus, la question qui nous occupe. Elle ne peut se juger, pour ainsi dire, que par des raisons individuelles, dans chaque cas particulier et suivant les circonstances très-complexes dont j'ai cherché à donner un aperçu.

Ce n'est pas seulement dans les cas de strangulation homicide que l'expert peut avoir à rechercher sur la victime quelque indice propre à éclairer l'identité du meurtrier. L'emploi d'une arme, empruntée à telle ou

telle profession, la manière dont a été faite une blessure suivant certains procédés techniques, les taches
enfin de diverse nature dues au contact, peuvent fournir des données très-utiles dans toute espèce de meurtre
ou d'assassinat. De même, dans la strangulation, on
pourrait tirer parti des souillures particulières qu'aurait imprimées sur le cou de la victime la main d'un
individu exerçant un état dans lequel les mains offrent habituellement une coloration caractéristique. Il
me sera permis de rappeler que ces modifications dans
la couleur de certaines parties du tégument externe sont
au nombre des signes d'identité que j'ai indiqués comme
pouvant être fournis par l'exercice de diverses professions (1).

Mais, parmi ces colorations particulières, les seules qui
puissent servir à déceler l'auteur de la strangulation sont
celles qui seraient de nature à déteindre, en quelque sorte,
soit sur la peau des parties que la main comprime, soit
sur les vêtements de la victime. Il en serait ainsi des
souillures formées de matières solides, pulvérulentes,
colorées, telles que celles qui adhèrent à la main des char-
bonniers, des mouleurs en cuivre, des meuniers, des bou-
langers, des maçons, des broyeurs de céruse, de minium ;
ou par des matières grasses, huileuses, comme chez les
charcutiers, les bouchers, etc. ; ou par des matières colo-
rantes peu fixes, comme chez les peintres. Mais la question
s'est présentée à moi dans une expertise récente où la
solution, quoique forcément négative, n'est cependant pas
sans intérêt (obs. XI). Il s'agit du meurtre d'une fille publique, dont l'auteur présumé était un forgeron. La con-

_____

(1) *Mémoire sur les modifications physiques et chimiques que détermine dans certaines parties du corps l'exercice de diverses professions
pour servir à la recherche médico-légale de l'identité.* (*Ann. d'hyg. et
de méd. légale*, t. XLII, 1849.)

statation de l'identité présentait une grande importance,
et M. le juge d'instruction Rohault de Fleury eut la pensée
que les mains noires de cet individu pouvaient avoir laissé
des taches et des souillures particulières sur le cou, le
bonnet, le fichu de la femme étranglée. Le plus minutieux
examen ne me permit pas de retrouver, soit sur la peau,
soit sur les objets de toilette, aucune coloration noire
suspecte. Mais ce résultat négatif était facile à expliquer,
alors même que les soupçons eussent été justifiés, en raison même de la nature de la coloration que peut amener
le travail de la forge. Celle-ci est formée, en effet, par une
incrustation de matière noire, qui n'est autre chose que
de la poussière de fer dans l'épaisseur même de l'épiderme,
et peut, par conséquent, ne pas se communiquer par le
simple contact. Cette donnée a son importance, puisqu'elle
suffit pour montrer que l'absence de ce signe, dans des
cas analogues à celui que je viens de rappeler, n'exclut
pas l'identité de l'individu suspect.

Quant à la manière de reconnaître la nature des matières
déposées par la main du meurtrier sur le cou ou les vêtements, je n'ai pas à y insister ici ; je rappelle seulement
que le moyen le plus sûr est de recueillir quelque par-
celle de ces matières et de les examiner, soit à la loupe,
soit à l'aide de quelques réactifs, suivant les règles que
j'ai tracées dans une précédente étude.

La strangulation opérée à l'aide d'un lien peut donner
lieu aussi, dans certains cas, à quelques indications
d'identité que l'expert ne doit pas négliger, bien qu'elles
ne soient pas toujours de sa compétence, mais parce que
lui seul peut les recueillir et les signaler. Ce sont celles
qui résultent de la nature du lien que l'on retrouve attaché
autour du cou sur le cadavre de la victime. On n'a pas
oublié ce que j'ai dit de l'extrême diversité des liens
employés ; un ruban, un fragment de vêtement, peuvent

mettre sur la voie de l'auteur du crime. Dans l'assassinat
de la veuve du célèbre peintre Garneray, l'analogie du
fragment de corde qui avait servi à l'étrangler, avec une
pelote de corde semblable retrouvée dans le logement
d'un individu, fit planer sur lui les plus graves soupçons
et motiva son arrestation. C'est ainsi que, dans les divers
mode de strangulation, quelquefois les circonstances les
plus inattendues, l'état extérieur de la victime peuvent
fournir des données précieuses sur l'identité du meurtrier.

**Dans quelles circonstances la strangulation a-t-elle été
opérée?** — Il est intéressant de rechercher parmi les circonstances dans lesquelles s'est accomplie la strangulation quelle était la position relative de la victime et du
meurtrier; quelle a pu être la rapidité de la mort, et si
la strangulation a été compliquée de quelque autre violence.

Tout ce qui, dans les constatations médico-légales,
peut jeter quelque jour sur les conditions matérielles
dans lesquelles un crime a été commis, doit appeler au
plus haut degré l'attention de l'expert; et ce principe
ne trouve nulle part une application plus utile, plus
frappante que dans certains cas de strangulation, notamment lorsque celle-ci est précédée de violences d'un autre
genre, l'attentat à la pudeur, le viol ou la pédérastie, ou
encore quand c'est par elle que s'accomplit l'infanticide.
Dans tous les cas, c'est le nombre, la disposition, la forme,
la direction surtout des empreintes que porte la région
cervicale, qui souvent retracent en caractères saisissants
la scène de violences et dessinent la position relative de la
victime et du meurtrier.

Il faut donc accepter et mesurer en quelque sorte chacune des traces que les doigts ont laissées au-devant et de
chaque côté du larynx. On y retrouve, dans la disposition

des empreintes et dans le nombre des doigts, le moyen de reconnaître si c'est la main droite ou la gauche qui a exercé la constriction; dans le premier cas, quatre doigts sont imprimés plus ou moins nettement sur le côté gauche du cou, tandis qu'à droite on trouve seulement l'empreinte du pouce. Les traces sont ordinairement les mêmes, soit que le meurtrier ait saisi la victime par devant ou par derrière; ou, dans tous les cas, la pression s'exerce de la même manière d'avant en arrière, directement ou indirectement. Il y a seulement à tenir compte quelquefois de la direction des empreintes d'ongles, qui peut fournir quelques indices. On se rendra compte plus exactement de la manière dont le cou a été saisi en appliquant soi-même sa main sur les empreintes. Il ne faut pas se borner à celles qui existent sur la région cervicale; on en trouve encore de très-significatives sur la partie supérieure de la poitrine à la base du cou ou sous la mâchoire. On pourra reconnaître tantôt l'emploi des deux mains, tantôt une pression exercée par le genou du meurtrier appuyé sur le corps de la victime.

Une question spéciale relative à l'infanticide par strangulation met dans tout son jour l'importance des recherches relatives à la détermination du fait qui m'occupe en ce moment. Parmi les moyens de défense allégués, on a vu prétendre que des femmes avaient pu étrangler leur enfant de leurs mains en cherchant à se délivrer elles-mêmes. La meilleure réfutation à opposer à cette prétention se tirera de la forme et de la direction des lésions locales que l'on rencontre sur le cou. J'en ai cité un exemple des plus remarquables (obs. XVII) qui peut montrer tout le parti que l'on peut tirer des signes que je viens d'analyser.

En effet, que l'on se représente la situation dans laquelle devrait se trouver un enfant nouveau-né au passage au

moment où la femme se serait efforcée de l'attirer au
dehors, la tête se trouvant en bas, les ongles enfoncés au
cou pour opérer la délivrance dans cette position renversée
devraient avoir, quand l'enfant sera redressé, la convexité
tournée en bas. Or, dans le cas que j'ai cité, celui des
époux Delachat, c'est précisément le contraire qui avait
lieu ; la marque des ongles, parfaitement distincte, offrait
leur convexité tournée en haut et indiquait, de la façon la
plus évidente, que le cou avait été saisi de haut en bas et
non de bas en haut, et que par conséquent les lésions qui
existaient au cou du nouveau-né ne pouvait être le résultat
de manœuvres exercées par la mère au moment où elle
avait tiré son enfant pour hâter la délivrance.

Ces considérations suffiront, je l'espère, pour faire voir
à la fois l'importance de la question qui vient d'être examinée et les principes d'après lesquels l'expert pourra la
résoudre.

J'ai rapporté, au commencement de cette étude, en parlant des phénomèmes de la strangulation, des faits et des
expériences qui sont de nature à montrer que s'il existe des
différences notables dans la rapidité avec laquelle arrive
la mort par strangulation, celle-ci peut, dans quelques cas,
être très-prompte. Il importe d'ajouter que les expériences
faites sur les animaux ne peuvent donner une idée tout à
fait exacte de la manière dont les choses se passent chez
l'homme. Il est impossible que celui-ci ne ressente pas
l'effet du saisissement et de la terreur que lui causera une
brusque agression ; et, en réalité, l'homme périt plus vite
par strangulation que les animaux. Cette loi générale subira
néanmoins des variations notables suivant l'état de la
victime, le mode de strangulation, et enfin les complications.

La force de résistance plus ou moins grande de la
victime aura certainement une influence sur la rapidité

de la mort. L'enfant nouveau-né, la femme, le vieillard, succombent très-certainement avec une rare promptitude sous l'étreinte de la strangulation. J'en ai rencontré un exemple qui ne peut laisser aucun doute, celui de la femme Petrement, assassiné le 25 juin 1857. Déjà âgée et surtout très-affaiblie, et d'une telle maigreur que le larynx saillant au-devant du cou pouvait être tout entier saisi entre deux doigts, elle avait été étranglée dans le comptoir de son magasin par un jeune apprenti, dans un temps si court et si facilement, que son mari, séparé par une simple cloison, n'avait rien entendu, tant la mort avait été instantanée.

Si réelle pourtant que soit l'influence de l'âge et de la force sur la rapidité de la mort, celle du mode de strangulation est plus grande encore. Le lien fortement serré et maintenu par un tourniquet serait sans doute le mode le plus prompt, s'il était employé par une main étrangère. Mais comme, dans sa rareté, il appartient presque exclusivement au suicide, il n'agit qu'avec une certaine lenteur. C'est la strangulation opérée par des mains criminelles qui, en raison de la violence rapidement croissante de la constriction, peut le plus vite déterminer la mort. L'emploi du lien présentera de grandes variations suivant qu'il sera plus exactement appliqué, plus fortement serré, plus sûrement fixé. Ces variations sont, en général, contenues entre des extrêmes trop éloignés, pour qu'il soit possible de rien prévoir à cet égard avec certitude.

Une difficulté résulte encore dans cette appréciation, de la complexité des violences dont on peut trouver la trace sur le cadavre d'un individu étranglé. Les coups, les blessures ont ordinairement précédé la strangulation qui n'a été employée que pour achever la victime, et la durée de la lutte sera calculée d'après le nombre et la nature des blessures que l'on rencontre sur le corps, et surtout d'après la cause réelle de la mort ; car c'est là la première chose à rechercher, puisque cette détermination sera la seule base sur laquelle on pourra fonder un jugement relatif à la succession des blessures, à la durée de la résistance de la victime, à l'énergie et à l'acharnement du meurtrier.

Je n'ai parlé jusqu'ici que des signes tirés des lésions extérieures ; mais il est certain que l'état des organes internes peut servir aussi à mesurer le degré et la durée de la résistance à la strangulation. Le nombre et l'étendue des plaques d'emphysème disséminées à la surface des poumons, la profondeur et la multiplicité des noyaux apoplectiques, la congestion générale du tissu pulmonaire attestent, sans nul doute, la violence et la prolongation des efforts de ceux qui ont péri étranglés.

Il suffit de poser cette question, qui ne demande, pour être résolue, que l'examen attentif de l'expert. Je rappellerai seulement qu'il est fréquent de trouver réunies sur le cadavre d'une personne étranglée d'autres traces de violences de diverses natures. Les plus fréquentes consistent, en contusions et plaies contuses du cuir chevelu, en fractures du crâne, ainsi qu'en lésions caractéristiques de la suffocation tentée par occlusion forcée des narines et de la bouche, ou par compression des parois de la poitrine et du ventre. Enfin il ne faut jamais négliger de rechercher sur le cadavre des victimes de la strangulation des traces de viol, d'attentat à la pudeur, de sodomie ou de pédérastie (1).

La strangulation est-elle le fait d'un suicide ou d'un homicide ? — On a nié que la strangulation pût être le résultat du suicide : le fait ne saurait être contesté aujour-

_____

(1) Voyez mon *Étude médico-légale sur les attentats aux mœurs,* 5° éd., Paris, 1866, et les *Observations* citées à la fin de la présente *Étude.*

d'hui; il reste néanmoins très-rare. Mais il est malheureusement impossible de rien préciser à cet égard, car aucune statistique ne sépare les cas de strangulation de ceux de pendaison. En s'en tenant à l'observation directe des faits de strangulation, et indépendamment de toute comparaison, il est impossible de nier que la mort par strangulation soit, dans l'immense majorité des cas, l'œuvre du crime et ne demeure un procédé, sinon exceptionnel, du moins très-peu fréquent de suicide. C'est donc déjà une présomption d'homicide que la constatation de ce genre de mort.

Mais il faut chercher des preuves plus certaines et des caractères vraiment distinctifs dans les circonstances particulières de la strangulation, dans la manière dont elle a été opérée; c'est sur ce point que nous devons insister en quelques mots.

La strangulation opérée par les mains ne permet pas le doute. Il est inutile de dire qu'elle exclut toute pensée de suicide; les traces en doivent seulement être constatées avec netteté et précision, et il importe de rappeler qu'elle est le mode le plus commun, le plus ordinaire de strangulation homicide.

La strangulation par le lien, au contraire, peut servir à la fois les desseins volontaires et les tentatives criminelles. La manière dont le lien est placé et attaché autour du cou ne fournit pas de signes certains du suicide ou de l'homicide. Cependant le choix de certains objets appartenant à la victime elle-même et servant de lien constricteur, les tours multipliés que fait celui-ci, plusieurs nœuds serrés pour l'arrêter autour du cou semblent indiquer spécialement le suicide. Il en est de même, et plus formellement encore, de l'emploi d'un tourniquet ou garrot. Depuis celui de Pichegru, les exemples de ce mode de strangulation cités par Ollivier (d'Angers), et auxquels j'en puis ajouter un observé à Mazas sur un détenu qui s'était servi

du manche de sa cuiller pour tendre et fixer le lien, sont
tous des cas de suicide ; et c'est avec raison que M. Durand-
Fardel avance que ce procédé exclut presque absolument
tout soupçon d'homicide, en raison de l'inutile complication qu'il apporterait dans les manœuvres criminelles. Il
faut tenir grand compte aussi de l'immobilité du cadavre
des suicidés. La paralysie même d'un membre et une infirmité réelle ne s'opposerait pas absolument à l'accomplissement de l'étranglement volontaire. La science en possède
un exemple très-curieux observé par M. le docteur Alph.
Rendu (1) durant son internat. Une fille privée, par une
ancienne brûlure, de l'usage de la main droite, s'était
étranglé dans son lit avec un fichu roulé en forme de
corde faisant deux fois et demie le tour du cou, et assujetti
sur le côté gauche par deux nœuds, dont le premier était
plus serré que le second.

Relativement à la manière dont le lien est attaché, je
remarque qu'on le trouve plus souvent moins serré et
lâche sur le cadavre des individus assassinés. Mais le point
capital dans la distinction de la strangulation suicide ou
homicide, c'est la présence des désordres extérieurs et des
lésions locales que l'on trouve au cou, et qui, presque nuls
chez les suicidés, sont, au contraire, à peu près constants
et souvent très-apparents, très-étendus, très-profonds et
tout à fait caractéristiques dans le cas de meurtre accompli
ou tenté par strangulation.

La strangulation est-elle simulée ? — Cette question
n'a pas trait aux cas où la strangulation a été suivie de la
mort ; car c'est là un procédé de suicide trop rare pour
qu'on ait cherché à dissimuler, sous les apparences de
l'étranglement, un autre genre de mort violente. Tout au

(1) A. Rendu, *Suicide par strangulation* (*Ann. d'hyg. et de méd.
lég.*, 1re série, 1833, t. X, p. 152).

plus pourrait-on essayer de cacher par ce moyen un
meurtre par suffocation. Mais on comprend facilement que
la tentative de strangulation puisse être feinte de la part de
personnes qui croient avoir quelque intérêt à se faire
passer pour victimes de violences. Quelques écorchures
superficielles faites au-devant du cou, une empreinte légère produite par une constriction peu profonde et de peu
de durée serviraient à tromper les yeux, tandis qu'un récit
mensonger exagérerait les violences subies, les souffrances
éprouvées et les accidents persistants qui en auraient été
la suite. Mais si l'on veut bien se rappeler les signes très-
tranchés que j'ai donnés comme propres à la strangulation
incomplète, on verra que, d'une part, les traces en sont
rendues de plus en plus visibles par suite des modifications
de couleur que présentent progressivement les parties
comprimées, à mesure que le sang infiltré se montre à
la surface de la peau sous forme d'ecchymoses de plus
en plus apparentes; et que, de l'autre, la pression qui a
été exercée sur le cou y détermine un gonflement qui
augmente pendant plusieurs jours, et qui s'accompagne
d'une gêne parfois excessive de la déglutition, ainsi que
d'une altération souvent très-marquée de la voix. Enfin,
pour peu que la tentative de strangulation ait été sérieuse,
on doit trouver sur la face, sur le cou et même sur la poitrine les points ecchymotiques et les extravasations sanguines qui en sont un des signes les plus constants. Ce
sont là des caractères positifs auxquels un expert habile
reconnaîtra la réalité d'une tentative de strangulation et
dont l'absence le mettra sûrement en garde contre la
fraude, surtout si les exagérations de la personne qu'il
examine lui montrent un désaccord trop frappant entre
les violences dont elle se dit victime et le peu de gravité
des désordres locaux et des accidents qu'elle présente.

Quelque facile à découvrir que soit la ruse en cette ma-

tière, ce n'est pas sur une simple hypothèse que j'ai cru.
devoir la signaler à la fin de ce travail.

J'en ai vu, il y a peu de temps, un exemple singulier qui
m'a paru de nature à éveiller l'attention et dont le récit
terminera utilement cette étude de la strangulation. Une
jeune fille, intelligente et distinguée, habitant Courbevoie,
voulut se rendre intéressante en se faisant passer pour la
victime d'une conjuration politique dont elle prétendait
avoir surpris le secret. Un soir elle fut trouvée dans le plus
grand trouble et dans l'état en apparence le plus alarmant
à la porte de son appartement. Elle ne parlait pas, mais indiquait par ses gestes, et déclarait ensuite par écrit qu'elle
avait été attaquée, au moment où elle rentrait chez elle,
par un homme qui avait cherché à l'étrangler en lui serrant
le cou avec la main, en même temps qu'il lui portait en
pleine poitrine deux coups de poignard. Ceux-ci n'avaient
entamé, il est vrai, que les vêtements, et encore le corset
n'était pas percé au même niveau que la robe. Mais, en ce
qui touche la prétendue strangulation, elle avait eu cet
effet bizarre et tout à fait nouveau de produire instantané-
ment, non pas une gêne de la parole ou une altération de
la voix, mais un mutisme complet. Chargé d'aller constater
la réalité de ces faits, qui avaient déjà paru à bon droit
suspects à un magistrat difficile à tromper, M. le juge
d'instruction Busserolles, je ne trouvai aucune trace apparente de la tentative de strangulation : et comme je décla-
rai à la jeune fille que cette perte de la parole ne pouvait
se prolonger au delà du premier moment, elle se décida
de suite, et avec une grande docilité, à renoncer à son rôle
de muette : bientôt après elle avouait sa supercherie.

L'affaire Armand que je rapporte plus loin fournit un
exemple plus curieux encore de strangulation simulée (1).

_____

(1) Je ne peux donner ici tous les détails de cette déplorable accu-

La position dans laquelle avait été trouvé Maurice Roux ; la disposition des liens autour du cou et à la fois aux pieds et aux mains ; la durée du temps pendant lequel le sieur Roux disait être resté étranglé et garrotté ; la prétendue commotion résultant d'un coup porté à la nuque ; les conséquences immédiates et les effets consécutifs de ces divers actes de violences, tels sont les points sur lesquels j'appelle plus particulièrement l'attention et sur lesquels j'ai insisté pour démontrer en cette circonstance la fraude plus éclatante que le jour.

CHOIX D'OBSERVATIONS.

Je viens de passer en revue les principales questions médico-légales que peuvent soulever les faits de strangulation, sans avoir certainement prévu toutes celles qui pourront surgir dans un cas donné. Mais je crois avoir assez fait, si j'ai mis l'expert à même de prévoir et de résoudre les difficultés que la pratique de la médecine légale peut lui réserver sur ce sujet important. Il trouvera un complément utile aux principes qui ont été précédemment exposés, dans un choix de faits que j'ai puisés parmi mes

sation portée par un imposteur contre un homme innocent pour lequel le jour de la justice a été si lent à venir. On trouvera les éléments du débat scientifique auquel cette affaire a donné lieu dans la consultation médico-légale que j'ai rédigée sur les faits de l'accusation et que l'on trouvera à la fin de l'étude sur la strangulation, ainsi que dans les mémoires publiés à Montpellier en 1863, et dans lesquels m'ont fait l'honneur d'adhérer à mes conclusions MM. les professeurs G. Tourdes (de Strasbourg), Ch. Rouget (de Montpellier), E. Gromier (de Lyon), Sirus Pirondi (de Marseille) et Jacquemet, agrégé (de Montpellier). (Voyez *Ann. d'hyg. publ. et de méd. lég.* 2ᵉ série, t. XXI, p. 415.) Il convient de citer comme pièce contradictoire réfutée à l'avance par les travaux qui viennent d'être mentionnés l'*Etude médicale et expérimentale de l'homicide réel ou suicide par strangulation relativement aux attentats dont Maurice Roux a été l'objet*, par le professeur Alquié. Montpellier, 1864.

propres observations, et qui lui présenteront dans toute leur
réalité des exemples de strangulation complète, simple ou
compliquée d'autres violences, blessures, viol, pédérastie,
infanticide et de tentative de strangulation. J'espère qu'ils
ne paraîtront pas indignes d'intérêts ; ils méritent, dans
tous les cas, d'être étudiés, non comme modèles de rapport, mais comme spécimens fidèles des faits trop peu connus dont j'ai entrepris l'histoire médico-légale.

Obs. I. *Strangulation opérée avec la main ; coups portés sur la tête.*
— On sait de quelle manière cruelle périt madame la comtesse de Cau-
mont-Laforce, assassinée par son jardinier, le 20 février 1857. L'autopsie, dont j'eus l'honneur d'être chargé, révéla de nombreuses blessures à la tête, au cou et à la main.

La tempe droite, le nez et l'œil gauche sont le siége d'un gonflement
considérable avec coloration violacée, due à l'épanchement d'une grande
quantité de sang dans les tissus sous-jacents. Il n'existe d'ailleurs
sur ces points que de légères excoriations. Autour de l'œil gauche, qui
présente une tuméfaction énorme, on distingue l'empreinte de coups
portés avec les pieds et les marques de clous et de débris de fumier.
Au-dessus du front on découvre une plaie contuse, large de 4 à 5 centimètres, à bords très-irréguliers, et qui peut également avoir été faite
par un coup de bâton. Du reste, les os du crâne et de la face n'ont été
nulle part fracturés. La substance cérébrale, à part un épanchement de
sérosité, qui doit tenir à une maladie ancienne, ne présente aucune lésion récente, à laquelle la mort puisse être attribuée.

Au-devant du cou et de chaque côté du larynx, on voit de nombreuses
excoriations et des ecchymoses qui indiquent qu'une forte pression a
été exercée sur cette partie. L'état des organes internes n'est pas moins
caractéristique ; le larynx et la trachée renferment une grande quantité
d'écume sanguinolente. Les poumons, fortement congestionnés, présentent en plusieurs points des déchirures superficielles. Le sang contenu dans le cœur est tout à fait fluide.

La main et le poignet droits sont couverts de contusions reçues dans
les efforts de résistance opposés par la victime à son meurtrier. Le
corps présentait les traces de coups violents portés sur le visage et sur
le crâne avec les poings et les pieds. Ces coups, malgré leur gravité,
n'ont pas amené la mort.

Celle-ci est le résultat de la strangulation opérée à l'aide d'une main
fortement serrée autour du col. Les traces de contusions constatées sur

la main droite attestent la résistance que madame C.-L. a opposée aux coups de son meurtrier.

Obs. II. *Strangulation opérée à l'aide de la main.* — Le 17 décembre 1845, à Neuilly, dans une maison où avait été découvert la veille le cadavre d'un individu nommé Rollet, on trouve enterré dans la cave le corps d'une femme, que l'on reconnaît pour celui de la fille C... qui est venue passer la nuit trois jours auparavant avec l'auteur de ce double crime. Le cadavre a été enterré très-peu profondément, recouvert d'une simple chemise, et dans un coin de la cave. Je fus appelé à pratiquer l'autopsie avec le concours de M. le docteur Soyer.

Le corps, bien conservé, est couvert de terre et de poussière ; l'état du ventre et des mamelles indique une grossesse assez ancienne. Il n'y a ni plaie ni contusion à la tête : la face est pâle, la langue fixée derrière l'arcade dentaire qu'elle ne déprime pas.

A la partie antérieure du col, au niveau du larynx, la peau brunie et parcheminée dans l'espace d'un doigt, présente de chaque côté, et surtout à gauche des marques d'ongles correspondant à une main droite serrant le col. Plus en arrière, une ecchymose remonte vers l'angle de la mâchoire. Le tissu cellulaire et les muscles sterno-mastoïdien et soushyoïdien sont profondément infiltrés de sang. Quelques ecchymoses récentes et peu considérables existent en outre sur l'épaule droite, en haut de la cuisse droite et sur la jambe du même côté. Au genou gauche on voit une plaie postérieure à la mort. Le cœur, de volume normal, renferme un peu de sang liquide, dans le ventricule droit surtout. Le larynx intact à l'extérieur, sans lésion des cartilages ni de l'os hyoïde, contient ainsi que la trachée et les dernières divisions bronchiques, dont la muqueuse est uniformément rosée, une grande quantitée d'écume blanchâtre. Les poumons, très-volumineux, ne s'affaissent pas. Ils sont très-fortement injectés et infiltrés de sang.

L'estomac est vide de tout aliment. Les organes génitaux sont le siége de trois chancres parfaitement caractérisés et de végétations considérables à l'entrée de la vulve. On trouve du pus dans le vagin. Les lèvres du museau de tanche sont tuméfiées et granulées. La matrice ne contient pas de produit de conception.

La mort de la femme C... est le résultat de la strangulation opérée par la pression des doigts sur le larynx. La mort est survenue plusieurs heures après le dernier repas. La femme C... était atteinte, au moment de la mort, d'une affection syphilitique peu ancienne et parfaitement caractérisée.

Obs. III, IV et V. *Triple assassinat commis par strangulation et coups portés sur la tête.* — On n'a pas oublié les trois assassinats commis par

Pradeaux dans l'espace de dix jours et dans des circonstances tellement identiques, que le simple examen des trois victimes accusait le crime d'un même meurtrier. Les constatations que j'ai été appelé à faire dans ces cas, m'ont fourni en quelque sorte le type de la strangulation homicide, et je les signale à ce titre à toute l'attention des médecins légistes.

A. — Le meurtre de la veuve Chateau est le premier des crimes de Pradeaux qui ait été découvert, et je procédai à l'examen du cadavre, de concert avec le docteur Fodéré, le 26 avril 1852.

La veuve C... était très-vieille et peu vigoureuse. A la tête nous constatons un ecchymose très-large et profonde au-dessus du sourcil gauche, et à la tempe droite, une plaie continue et une déchirure de l'oreille droite. En arrière et à la base de l'occiput, une plaie transversale profonde, pénétrant jusqu'à l'os, sans fracture, sans enfoncement des os. Le cerveau est sain et exhale une forte odeur d'alcool.

A la face, le long du bord de la mâchoire inférieure à gauche, il existe plusieurs ecchymoses. En dedans de la lèvre inférieure de petites ecchymoses ont été produites par la pression sur les dents. Au cou un sillon transversal est imprimé sur la peau. Entre les muscles on trouve une infiltration de sang coagulé autour du larynx. La face interne du larynx et de la trachée est violacée et congestionnée. Les poumons sont engoués; le cœur plein de sang fluide; les viscères abdominaux sont sains. L'estomac, plein d'aliments non digérés. Il n'y a pas de trace de rixe sur les membres; quelques petites ecchymoses existent sur la main gauche.

La veuve C... a été frappée à la tête de quatre coups portés avec une grande violence, à l'aide d'un instrument contondant. Ces coups ont pu ne pas déterminer la mort. Ils ont certainement amené une perte de connaissance complète et probablement subite. La mort est le résultat de la strangulation et de l'occlusion forcée des voies aériennes opérée à la fois avec la main et un lien serré. Il n'y a pas de trace de résistance, et l'odeur alcoolique semble indiquer que la veuve C... était en état d'ivresse, et a pu être surprise pendant son sommeil. La mort a eu lieu moins de deux heures après le dernier repas.

B. — La seconde victime de P... est également une vieille femme, la demoiselle Suan, dont le cadavre fut examiné par moi le 1er mai 1852 et dont je fis l'autopsie quatre jours plus tard.

Le cadavre, placé sur un fauteuil, présentait une rigidité très-prononcée. La tête était inclinée sur la poitrine. Du sang s'écoulait par les fosses nasales. De chaque côté du front sur la paroi droite, et sur l'angle de la mâchoire inférieure, on voit une tumeur charnue, coloration bleuâtre. Au-dessous de la mâchoire, sur les côtés du cou et au-dessus du sternum, il existe des excoriations profondes dont la forme caractéristique est celle des ongles imprimés fortement dans les chairs. A la main droite, aux troisième et quatrième doigts, il existe trois excoriations profondes. Il n'y a pas d'autres blessures sur le reste du corps.

Le cadavre de la demoiselle S... porte à la tête et au cou des traces de violences qui ont dû causer la mort, ainsi que pourra seule le démontrer l'autopsie cadavérique. Les blessures qui existent à la main montrent que la demoiselle S... a cherché à apporter quelque résistance et a lutté contre son meurtrier.

Lors de l'autopsie, pratiquée le 6 mai, la putréfaction est à peine commencée.

De chaque côté du front, près des tempes, existe une large ecchymose avec infiltration de sang coagulé dans l'épaisseur du tissu cellulaire et des muscles sous-jacents. Les os du crâne, intacts, ne présentent ni enfoncement ni fracture. Le cerveau est fortement congestionné sans épanchement sanguin.

Sur les parties latérales du cou on trouve dans les muscles qui entourent le larynx une infiltration de sang profonde et étendue en remontant sur l'angle de la mâchoire inférieure. La face interne du larynx et de la trachée n'offre aucune lésion, non plus que les poumons qui ne sont le siége d'aucun engouement. Le cœur est complétement vide et revenu sur lui-même. Les viscères abdominaux sont sains. L'estomac renferme un liquide qui paraît être du café au lait.

La mort de la demoiselle S... est le résultat de la strangulation, opérée à l'aide des mains et d'un lien fortement appliquée autour du cou. Deux coups portés à la tête avec le poing ou un instrument contondant ont amené une perte de connaissance rapide et complète. La mort a suivi de près l'ingestion d'un liquide, très-probablement du café au lait.

C. — Le troisième crime de P... a heureusement échoué, et nous n'avons constaté chez la dame Naudin, examinée par nous à deux reprises, le 6 et 17 mai 1852, que les traces d'une tentative de strangulation, d'ailleurs très-caractérisé.

La dame N... présente une tuméfaction considérable de la peau, qui est toute violette. Une ecchymose énorme s'étend sur les joues, autour des yeux, au cou et sur la poitrine. Au sommet du crâne on trouve une plaie contuse de 10 centimètres intéressant seulement les téguments. Autour du cou on voit distinctement l'empreinte de doigts et d'ongles. La dame N... se plaint de douleurs de tête, d'étourdissement; elle n'a pas de fièvre; l'intelligence est nette. Des traces de contusions se remarquent aux épaules, au bras et à la hanche. La dame N... porte aussi au cou les traces d'une strangulation opérée à l'aide des mains et avec tant de violence qu'une extravasion sanguine considérable s'est produite dans une grande étendue à la face et au cou.

La plaie de la tête a été produite par un instrument contondant et résulte d'un coup porté avec une grande force. Il n'est pas douteux que les blessures dont la dame N... porte les traces, étaient de nature à causer la mort, et qu'elle a dû, en grande partie, son salut à sa forte constitution et aussi à son embonpoint, qui s'est opposé à ce que la strangulation fût complète. Bien qu'elle soit encore très-souffrante, et loin d'être remise de ses blessures, il est à espérer qu'elle est maintenant à l'abri de complications graves qui auraient pu survenir, et qu'elle survivra : l'incapacité de travail se prolongera plus de vingt jours.

A notre seconde visite, douze jours après le crime, nous n'avons pas trouvé d'amélioration notable. Il y a diminution de gonflement, mais persistance de la coloration ecchymotique, et des douleurs de tête. Extrème faiblesse, lourdeur de tête, impossibilité de supporter la fatigue. La plaie du cuir chevelu est cicatrisée. En résumé, la dame N... est encore très-souffrante des blessures qu'elle a reçues. Elle est hors d'état de supporter la moindre fatigue, et par conséquent de se livrer à un travail soutenu. Il est à craindre que cette incapacité de travail et cet état de souffrance persistent pendant un temps encore très-long, plusieurs mois au moins, et que la santé reste pour toujours ébranlée.

Obs. VI. — *Strangulation à l'aide d'un lien; coups portés sur la tête.* — Le 11 mai 1846, j'ai procédé à l'autopsie du cadavre de la dame veuve Duvignaud.

Le cadavre est celui d'une femme d'une soixantaine d'années, bien conformée, présentant un embonpoint considérable. La rigidité est presque nulle; la putréfaction à peine commencée.

La face présente une teinte violacée presque générale ; la langue proémine entre les arcades dentaires qui la serrent. Les yeux offrent des deux côtés une tache de sang formée par une ecchymose sous-conjonctivale assez étendue, une certaine quantité de sang est également infiltrée dans le tissu cellulaire de la paupière inférieure, surtout du côté droit. Au-dessus de l'oreille, et dans la région temporale du même côté, on trouve une large et profonde ecchymose, et un épanchement de sang coagulé dans l'épaisseur du tissu cellulaire sous-cutané. Il n'y a d'ailleurs aucune plaie du cuir chevelu, aucun enfoncement des os.

Au col, la peau est d'une couleur rouge vif assez uniforme, sur laquelle tranche une double ligne circulaire, large d'un doigt environ, qui remonte jusque vers la mâchoire, et est marquée par une pâleur complète de la peau, sans que le tissu soit altéré dans sa consistance ou dans sa texture. Le tissu cellulaire et les muscles sous-jacents ne sont le siége d'aucune lésion et ne présentent ni ecchymose ni infiltration sanguine. Au-dessous de la clavicule du côté droit, à la partie antérieure de la poitrine, on trouve plusieurs ecchymoses peu étendues et peu profondes, disséminées dans le tissu graisseux et disposées d'une manière irrégulière au-dessous et aux environs du larynx. Quelques traces de contusions légères se remarquent encore sur le bras droit et sur les jambes. Il n'existe d'ailleurs aucune plaie, aucune blessure en d'autres points du corps.

Le larynx n'est nullement altéré dans sa forme extérieure. Les cartilages et l'os hyoïde sont intacts. La face interne est le siége d'une rougeur vive, due à l'injection et à l'infiltration du sang dans le tissu sous-muqueux. La membrane interne de la trachée et des bronches est tapissée par une couche de mucosités sanguinolentes assez épaisses et non spumeuses. Les poumons sont très-volumineux et remplissent presque toute la cavité de la poitrine. Ils sont le siége d'une congestion très-forte et présentent une coloration noirâtre très-prononcée ; à la partie postérieure surtout, l'engouement est considérable. Les vaisseaux de la région cervicale et de la poitrine sont gorgés d'un sang noir. Le cœur fortement revenu sur lui-même ne contient qu'une médiocre quantité de sang noir liquide, sans aucun caillot.

Les os du crâne, même dans le point correspondant à l'ecchymose du cuir chevelu, sont partout intacts. Il n'existe pas de sang épanché dans l'intérieur de la cavité crânienne, non plus que dans la substance du cerveau. Celle-ci est d'une bonne consistance et parfaitement saine dans toutes ses parties. Dans la cavité orbitaire, à droite et à gauche, on rencontre également une infiltration de sang dans le tissu graisseux qui enveloppe les yeux. Il n'y a d'ailleurs pas de fracture de l'orbite.

Les organes abdominaux sont parfaitement sains. L'estomac est distendu par une masse considérable de matières alimentaires composées presque exclusivement de salade et de chicorée, ou d'épinards, dont la digestion n'est pas même commencée.

De l'examen qui précède, nous concluons que : 1° la mort de la dame D... est le résultat de la strangulation opérée au moyen d'un lien serré autour du col ; 2° les traces de contusions qui existent sur diverses parties du corps indiquent qu'avant la mort des violences ont été exercées sur la dame D... ; 3° l'épanchement de sang assez considérable que nous avons constaté dans la région de la tempe gauche, peut avoir été produit par la chute du corps sur le sol ; mais il est beaucoup plus probable, en raison surtout de l'ecchymose simultanée de la paupière et de l'orbite des deux côtés, que cette lésion est due

à un coup porté violemment sur la tête, et qui a pu étourdir la
dame D... sans causer la mort; 4° la mort a suivi presque immédiatement un repas assez copieux et en grande partie composé de végé-
taux herbacés.

Obs. VII. — *Strangulation à l'aide d'un lien ; coups nombreux portés sur la tête.* — La veuve Gautier, âgée de soixante-cinq ans, bien
constituée, présente à la tête un grand nombre de blessures, contusions,
profondes, disséminées sur le front, sur les tempes, sur les joues, et
plaie contuse placée à la partie postérieure du crâne. Épanchement
considérable de sang coagulé, mais ni fracture ni enfoncement. On
compte en tout au moins douze coups sur la tête. Autour du cou, vers
la partie moyenne, on remarque un sillon transversal très-profond qui
fait tout le tour du cou en suivant une direction très-exactement horizontale. Le fond est large et parcheminé ; les bords saillants. Les tissus sous-jacents sont ecchymosés et du sang est infiltré dans les muscles. Au-dessus de ce sillon on trouve, à deux travers de doigts plus
haut, une seconde empreinte plus superficielle. Le larynx, à sa face interne, est parsemé de petites ecchymoses ponctuées, et renferme un
peu d'écume sanguinolente. Les poumons, très-peu engoués, n'offrent
pas la moindre ecchymose sous-pleurale, mais seulement un peu d'emphysème. Le cœur est plein de sang tout à fait fluide. Des ecchymoses
existent en outre sur les deux mains et sur le sein droit. L'estomac
contient un liquide grisâtre, qui paraît être du bouillon. La veuve G...
a reçu sur la tête un très-grand nombre de coups qui n'étaient pas
de nature à entraîner la mort, mais qui ont dû amener un étourdissement et une perte de connaissance. Ces coups ont pu être portés simplement avec les poings. La plaie qui existe à l'occiput peut être le résultat de la chute. Il existait en outre sur les mains des contusions qui
attestent une résistance de la part de la victime. La mort est le résultat
de la strangulation opérée à l'aide d'un lien fortement serré autour du
cou.

Obs. VIII. — *Strangulation à l'aide d'une corde ; coups sur la tête ;
incendie tenté pour faire disparaître les traces du meurtre.* — Le
12 janvier 1858, la veuve du célèbre peintre Garneray fut trouvée
morte dans son lit, où le feu avait été mis, et dont le bois et les plu-
mes avaient brûlé lentement. Elle était très-fortement constituée et
bien conservée pour son âge.

La première chose qui frappe à la vue du cadavre, c'est l'état des
membres inférieurs, du ventre, de la poitrine et de l'extrémité de la
main droite, qui ont subi une combustion lente et qui présentent, ou-

tre une coloration noire due à la carbonisation de la peau, une véritable coction de la chair musculaire.

Une corde formant nœud coulant entoure le cou sans le serrer. La tête, considérablement augmentée, présente, au niveau de la tempe gauche, un gonflement très-étendu, avec fluctuation formée par un épanchement énorme de sang coagulé qui occupe toute la région temporale, la joue, les paupières et l'oreille du même côté. Il n'y a ni plaie, ni excoriation à l'intérieur; les os ne sont pas fracturés, mais profondément enfoncés. Du côté opposé, un coup semblable a amené au-dessous de la tempe droite, dans la région maxillaire, un épanchement de sang non moins considérable. La face est violacée et la langue proéminente entre les arcades dentaires. Le cerveau est sain. La corde n'a laissé sur le cou qu'une empreinte très-superficielle, marquée seulement à droite par une légère rougeur de la peau et à gauche par plusieurs excoriations linéaires superposées les unes aux autres, et dues au frottement de la corde sur le tégument. Les muscles sous-jacents sont le siége d'une infiltration assez étendue de sang coagulé. Au-devant de la poitrine, et au-dessus des parties noircies par la fumée, on remarque plusieurs taches ecchymotiques ponctuées résultant de la strangulation, et, de plus, quatre ecchymoses plus larges et plus profondes, situées au-dessous des seins et sous la clavicule, et manifestement dues à une forte pression exercée sur ces parties. Une écume sanguinolente tapisse l'intérieur de la trachée. Les poumons sont congestionnés; le cœur renferme un peu de sang fluide; l'estomac est complétement vide.

De ces différents faits ressortent les conclusions suivantes :

1° La dame G... a été frappée à la tête de deux coups portés très-violemment avec un instrument contondant à large surface; 2° ces blessures ont dû déterminer une commotion profonde et une perte de connaissance, mais n'ont pas amené la mort; 3° celle-ci est le résultat de la strangulation opérée à l'aide d'une corde serrée autour du cou par un nœud coulant, pendant qu'une forte pression était exercée sur la poitrine; 4° le corps ne porte pas de traces de résistance active de la part de la victime; 5° la mort a eu lieu longtemps après le dernier repas; 6° la dame G... était déjà privée de vie lorsque son cadavre a subi l'action du feu et un commencement de combustion lente.

OBS. IX ET X. — *Double assassinat. Strangulation; suffocation et coups portés sur la tête.* — Le 1er janvier 1851, deux vieilles demoiselles furent assassinées par Lafourcade. L'une d'elles survécut à une double tentative de strangulation et de suffocation.

A. — Le cadavre de la demoiselle Lebel présente deux plaies con-

tuses à la tête. La face, couverte de sang, est déformée par une fracture double de la mâchoire. Autour de la bouche et des narines, il
existe de nombreuses et profondes excoriations ayant la forme·d'empreintes d'ongles. Des marques de contraction violente s'observent au
cou. Le 3 janvier, je procèdai à l'autopsie du cadavre. Mademoiselle L... était de petite taille, septuagénaire, peu robuste. La plaie du
sommet de la tête va à l'os; la table externe est le siége d'une fracture,
avec perte de substance lenticulaire correspondant au centre de la
plaie, et autour de laquelle rayonnent plusieurs fêlures. Il n'y a pas de
fracture profonde, pas d'épanchement dans le cerveau. A la face, la
lèvre inférieure est profondément ecchymosée. Un vaste épanchement au
niveau d'une double fracture du maxillaire sur la ligne médiane et à
l'angle gauche. L'intérieur des cavités buccale et pharyngienne est
éraillé et ecchymosé; plusieurs dents ont été brisées par un bâillon
violemment enfoncé dans la bouche.

Au-devant du cou, des excoriations et ecchymoses multipliées attestent les efforts de strangulation : les parois de la poitrine sont infiltrées de sang au niveau d'une fracture de la clavicule droite et de la
8e côte. Les poumons engoués présentent plusieurs ecchymoses sous-
pleurales; du sang liquide se trouve dans les cavités du cœur. L'estomac est vide. Des ecchymoses sont disséminées sur les membres et
le tronc.

1° La mort de la demoiselle L... est le résultat de la strangulation et
de la suffocation produites par l'occlusion des voies aériennes; 2° d'autres blessures, qui pouvaient également être morbides, existaient à la
tête et à la poitrine, où l'on ne comptait pas moins de cinq fractures et
de nombreuses contusions ; 3° ces différentes blessures ont été faites
par des coups de pied, et doivent être attribuées au choc de l'angle du
talon de la chaussure plutôt qu'à un instrument contondant; 4° la mort
a eu lieu plus de trois heures après le dernier repas. Elle a dû être rapide et suivre presque immédiatement le crime.

B. — La demoiselle Ribaut, à notre première visite, est dans une
grande émotion, en proie à la fièvre, la voix brisée, la tête enveloppée
d'un appareil ; la conjonctive ecchymosée, la face contuse, la bouche
écorchée, le cou portant les traces de strangulation. Au-devant de la
poitrine, une très-large ecchymose s'étend sous forme de trainée le
long du sternum. En arrière, une ecchymose semblable existe au milieu du dos. Une paralysie complète du mouvement occupe les membres inférieurs, sans anesthésie, sans paralysie de la vessie et du
rectum.

A notre seconde visite, le 3 janvier, nous constatons une diminution
de la fièvre et de l'agitation nerveuse ; douleur de tête encore très-vive;
la paralysie à peine diminuée. L'appareil étant enlevé, on trouve des

plaies contuses sur le côté gauche du crâne : l'une exactement triangulaire, large de 2 centimètres, pénètre jusqu'aux os ; la seconde, à bords irréguliers, a la même dimension.

1° La demoiselle R... porte à la tête, à la face, au cou et à la poitrine, des plaies et des contusions très-profondes provenant de coups portés avec les pieds et notamment avec l'angle du talon ; 2° les coups portés sur la tête ont dû amener une perte de connaissance complète et prolongée, ainsi qu'une perte de sang assez abondante, des traces de strangulation très-évidente ; 3° la paralysie de mademoiselle R... peut-être attribuée soit aux coups directement portés sur la région vertébrale, soit à la position forcée du corps étendu à terre longtemps ; 4° malgré l'amélioration légère, l'état doit être considéré comme très-grave. Les plaies peuvent se compliquer d'inflammation et d'accidents cérébraux de nature à mettre la vie en danger; et d'un autre côté, la paralysie peut persister pendant un temps plus ou moins long, peut-être même à l'état d'infirmité incurable. Dans tous les cas, l'incapacité de travail dépassera de beaucoup vingt jours.

OBS. XI. — *Strangulation à l'aide des mains avec tentative de suffocation. Question d'identité.* — Dans la nuit du 24 au 25 novembre 1858, une fille publique du plus bas-étage périt victime d'un assassinat dont fut accusé un maréchal ferrant. Chargé de l'autopsie de la victime et de la visite de l'inculpé, j'eus à répondre à quelques questions spéciales qu'il est bon de faire connaître, et je constatai tous les signes les plus tranchés d'une strangulation opérée à l'aide des mains et compliquée d'une tentative de suffocation. Je cite textuellement les questions formulées, avec sa sagacité ordinaire, par M. le juge d'instruction Rohault de Fleury dans son ordonnance :

« 1° Si la mort est due à la strangulation ou à toute autre cause ; 2° Si la pression des mains a laissé des traces ; 3° Si la mort a pu remonter à onze heures du soir, étant donné que la victime a fait son dernier repas à huit heures environ; 4° S'il existe sur la peau du cou des souillures noires comme auraient pu en imprimer les mains d'un ouvrier forgeron; 5° Si des souillures semblables peuvent se voir sur les vêtements que portait la victime au moment du crime. »

Le cadavre de la fille A. est celui d'une femme qui touchait déjà à la vieillesse et que l'âge et la débauche ont flétri. Il existait sur les deux avant-bras et sur l'une des cuisses des tatouages consistant en noms d'hommes, en devises d'amour et en attributs militaires. — La face est livide et marbrée de teintes violacées; les yeux injectés de sang. Des narines et de la bouche s'écoule un liquide écumeux et sanguinolent. Les deux lèvres présentent à leur face interne et sur leur bord libre des traces de déchirures et des ecchymoses qui résultent manifestement de ce que les lèvres ont été appliquées fortement contre les dents serrées. La langue est projetée en avant et fixée derrière les arcades dentaires.

Au bas de la joue gauche et sur le bord de la mâchoire inférieure, on voit une très-large ecchymose avec infiltration de sang coagulé dans le tissu cellulaire de cette partie de la joue. Vers le milieu de cette tache ecchymotique, on distingue une empreinte plus foncée qui atteste en ce point une pression plus forte exercée par l'extrémité d'un doigt.

Au cou, sur le côté gauche du larynx, il existe à l'extrémité quatre excavations dont la forme, les dimensions et la disposition régulière correspondent à l'empreinte des ongles. A droite, on en trouve une semblable. Plus profondément, dans l'épaisseur du tissu cellulaire sous-cutané et des muscles, on voit du sang infiltré et coagulé. Le corps thyroïde est volumineux et d'une couleur foncée presque lie de vin. La face interne du larynx et de la trachée est tapissée par une grande quantité d'écume sanguinolente très-fine.

Au-devant de la poitrine, au-dessus du sein gauche, on découvre encore deux ecchymoses sous forme d'empreintes digitales. Les poumons sont volumineux, très-fortement congestionnés et comme splénisés par place, offrant à leur surface un grand nombre de plaques emphysémateuses formées par la réunion d'une foule de vésicules pulmonaires rompues qui ont l'aspect de taches blanches, et comme de pellicules disséminées irrégulièrement sous la plèvre. — Le cœur renferme une assez grande quantité de sang noir tout à fait fluide. Les téguments et les os du crâne sont intacts. Le cerveau est médiocrement congestionné et n'exhale pas d'odeur alcoolique. L'estomac contient seulement quelques débris d'aliments presque complétement digérés, parmi lesquels on reconnaît des pellicules de haricots.

Sur le poignet droit il existe deux coups d'ongle et quatre longues égratignures toutes récentes.

Du côté des organes sexuels, examinés avec beaucoup de soin, nous notons seulement une affection grave et ancienne des deux ovaires. Mais ni dans le vagin ni dans la matrice, nous ne trouvons de trace de liqueur spermatique, et d'autre matière que celle d'un flux leucorrhéique peu abondant. L'anus très-élargi, comme cela arrive après la mort, ne peut fournir aucun indice qui mérite d'être noté.

Je néglige les détails qui se rapportent à l'examen de l'inculpé et je consigne seulement ici les conclusions de mon rapport :

1° La fille A... est morte étranglée.

2° La strangulation a été opérée à l'aide d'une des mains fortement serrée autour du cou, tandis que l'autre comprimait et fermait violemment la bouche.

3° La mort a eu lieu trois heures environ après le dernier repas, c'est-à-dire vers onze heures du soir, la fille A... ayant soupé à huit heures.

4° Il n'existe pas sur la peau du cou de souillures que l'on puisse attribuer au contact d'une main noircie par le travail de la forge ; mais il importe de faire remarquer que la coloration noire qui se produit dans ces conditions est formée principalement par l'incrustation de parcelles de fer dans l'épiderme, et ne peut par conséquent se communiquer par le simple contact aux parties ou aux objets que toucherait la main d'un ouvrier forgeron.

5° L'inculpé présente à la main gauche, au milieu de blessures diverses, dues à son travail habituel, deux coups d'ongles récents qui peuvent être attribués à une rixe qui ne remonterait pas au delà de quarante-huit heures, ou à la résistance que lui aurait opposée une personne qu'il aurait maltraitée.

6° D'un autre côté, on trouve sur la main droite de la fille A... des traces d'égratignures et des coups d'ongles qui indiquent de sa part une certaine tentative de résistance aux violences homicides dont elle a péri victime. Rien n'indique qu'elle fût ivre.

Obs. XII. — *Infanticide par strangulation.* — Le 10 mai 1853, j'ai fait à la Morgue l'autopsie de l'enfant de la fille Carré, accouchée le 2 mai à l'hôpital Saint-Louis.

Cette enfant, du sexe féminin, vigoureux, né à terme depuis sept jours, présente une cicatrice ombilicale parfaitement et complétement formée. Un sillon large d'un doigt et demi, et très-profond, tourne transversalement autour du cou. Les bords sont violets ; la partie inférieure de la face est très-violacée. Il n'y a pas d'ecchymose dans le tissu cellulaire sous-jacent. Le larynx et les bronches contiennent une écume rosée très-fine et très-abondante. Les poumons sont gorgés de sang ; des ecchymoses larges et nombreuses sont disséminées à leur surface ; les cavités droites sont pleines de sang fluide. L'estomac est rempli de lait récemment ingéré.

Cet enfant, né à terme, bien conformé, a vécu huit jours ; sa mort est le résultat de la strangulation opérée à l'aide d'un lien fortement serré autour du cou.

Obs. XIII. — *Infanticide par strangulation.* — Le 28 avril 1854, j'ai procédé à l'autopsie d'un enfant nouveau-né trouvé sur la voie publique, sans lien autour du cou, à terme, viable, vigoureux, pesant 2ᵏ, 500. Le cordon a été rompu et non lié.

La région temporale droite présente une infiltration de sang très-épais, coagulé, qui s'étend jusque sur le côté du cou. Des ecchymoses sous-cutanées existent en outre au front. De chaque côté du cou, au-devant de la poitrine, et sur les épaules, on remarque un grand nombre d'ecchymoses et d'excoriations. Deux très-larges répondent à la forme de l'extrémité des doigts d'un adulte de chaque côté du cou. La peau y est excoriée, et une profonde infiltration de sang coagulé s'est faite dans les muscles sous-jacents. La docimasie pulmonaire prouve d'une manière non douteuse la respiration. Les poumons volumineux, d'un rose très-pâle, sans le moindre engouement, présentent quelques ecchymoses sous-pleurales, très-petites et rares vers les bords. Quelques-unes sont pointillées et réunies en groupe, de manière à former une plaque uniforme. Le cœur est rempli de sang fluide; l'estomac contient des mucosités teintes de sang.

Cet enfant, né à terme, a vécu et respiré. La mort est le résultat de la strangulation opérée non à l'aide d'un lien, mais avec les mains, qui ont en même temps exercé des violences très-graves sur la tête et la poitrine, ainsi que de chaque côté du cou.

Obs. XIV. — *Infanticide par strangulation.* — J'ai procédé, le 16 mai 1856, à l'autopsie de l'enfant nouveau-né issu de la femme Bourienne. L'enfant, du sexe masculin, pèse 1^k, 50, ne présente pas de point osseux dans les cartilages du fémur. Le corps exhale une odeur fécale. Le cordon a été rompu et non lié, à 15 centimètres de son insertion abdominale.

Sur la face, le tronc, la poitrine, le ventre, vingt longues incisions de profondeur variable, blafardes, sans infiltration sanguine, évidemment postérieures à la mort. Au cou, des excoriations en forme de coups d'ongles et des ecchymoses irrégulières sont disséminées autour du larynx. Sous le cuir chevelu, du sang coagulé forme plusieurs épanchements circonscrits; les poumons, volumineux, sont rosés, crépitants; ils sont le siège d'un emphysème superficiel presque général, sans ecchymose sous-pleurale; du sang fluide remplit le cœur. Du liquide de la fosse d'aisances a pénétré dans le larynx; l'estomac est vide.

L'enfant, né trois ou quatre semaines avant terme, est né viable et bien conformé, a vécu et respiré. Sa mort est le résultat de la strangulation. Sur le cadavre, de nombreuses et profondes incisions et des mutilations incomplètes ont été opérées par un instrument non tranchant. Le corps a été jeté dans une fosse après la mort.

Obs. XV. — *Infanticide par strangulation.* — Le 26 février 1857, j'ai procédé à l'autopsie de l'enfant de la fille Pegny.

La putréfaction était assez avancée. La cicatrice ombilicale parfaitement formée; un point osseux, large de 7 millimètres, existe dans les cartilages épiphysaires du fémur. A droite et en arrière du crâne, un vaste épanchement de sang coagulé s'étend jusqu'à l'oreille et à la joue ; à gauche, on voit une ecchymose semblable à l'oreille et au cou, il n'y a pas de fracture des os. Le pariétal droit est enfoncé. Au cou, l'on remarque un sillon large de 8 à 9 millimètres, transversal, au niveau duquel la peau est parcheminée, et les muscles infiltrés de sang. Le larynx renferme de l'écume fine et rosée. Les poumons, d'une couleur rosée, n'offrent pas de taches sous-pleurales et seulement quelques vésicules superficielles rompues. Le cœur est plein de sang en partie coagulé ; l'estomac est vide.

En résumé, les violences graves à la tête et à la face résultent d'une forte pression exercée sur ces parties et faites manifestement pendant la vie. La mort a été opérée par strangulation à l'aide d'un lien fortement serré autour du cou.

Obs. XVI. — *Infanticide par strangulation; question médico-légale importante relative au mode de strangulation.* — L'affaire que je vais rapporter a donné lieu à une question soulevée par les allégations de l'accusé principal et qui offre un très-grand intérêt dans l'histoire de la strangulation. Les termes de la commission qui nous fut donnée par M. le juge d'instruction, en font connaître l'objet et la portée : nous étions invité à nous livrer à de nouvelles investigations dans le but de constater « si l'asphyxie par compression du col qui, ainsi qu'il appert de notre rapport d'autopsie en date du 13 avril 1847, a occasionné la mort de l'enfant nouveau-né des époux Delachat, a pu être l'œuvre de la femme Delachat *au moment où elle tirait son enfant pour hâter sa délivrance* et ce, sans intention coupable ne sachant, comme elle le dit, ce qu'elle faisait. »

Il résulte des allégations de l'accusée « qu'au moment de son accouchement et l'enfant étant au passage, la femme Delachat aurait voulu le tirer pour hâter sa délivrance et lui aurait fait sans le savoir du mal à la figure, et que la mort de l'enfant serait le résultat involontaire de ces tractions faites sans intention coupable. »

Nous devons rechercher si les désordres matériels que nous avons constatés en procédant à l'autopsie du cadavre de l'enfant des inculpés peuvent être expliqués par les allégations de la femme Delachat, ou si au contraire la fausseté de ces déclarations ne ressort pas manifestement du caractère et de la nature des lésions observées.

Or, s'il n'est pas complétement impossible que, dans les derniers instants du travail de l'accouchement, la femme Delachat ait cherché à saisir la tête de l'enfant au passage dans le but de hâter sa délivrance, et qu'elle ait ainsi, sans le vouloir, froissé ou même excorié légèrement la face de son enfant ; il est cependant difficile d'admettre que dans la position d'une femme qui accouche et dont le ventre considérablement développé gêne les mouvements, elle ait pu atteindre les parties génitales et saisir la tête de l'enfant; qu'elle l'ait fait en outre avec assez de force pour déterminer sur le visage des excoriations dont le nombre s'élève à sept.

Mais le doute n'est plus possible, pour les lésions étendues et tout à fait caractéristiques qui existent au col. — En effet rappelons que derrière l'angle de la mâchoire du *côté droit* nous avons constaté : « 1° deux excoriations parallèles longues de 15 millimètres, profondes, commençant en haut par une extrémité effilée se dirigeant assez obliquement d'*arrière en avant* et de *haut en bas* et se terminant par un *bourrelet* large et saillant; 2° plus en dehors et en haut trois petites excoriations dont deux ont une forme demi-circulaire, à *convexité supérieure*; 3° deux autres écorchures tout à fait sur les côtés du col ; 4° *en avant et à gauche* froissement considérable de la peau avec excoriations et ecchymoses. »

Ainsi non-seulement les lésions occupent circulairement tout le tour du col et sont à la fois nombreuses et très-profondes, ce que l'on ne peut comprendre dans l'hypothèse alléguée par la femme de Delachat ; mais de plus la direction des excoriations contredit d'une manière formelle ses déclarations. L'enfant se présentant au passage la tête en bas, la trace de tractions exercées sur le col pour amener le corps hors de la vulve, devrait être dirigée du cou vers la tête, c'est-à-dire (en replaçant l'enfant dans sa position naturelle) de bas en haut. C'est précisément le contraire qui a lieu. Les excoriations commencent en haut par une extrémité effilée, et vont en s'élargissant et en creusant la peau de plus en plus de manière à former en avant et en bas un bourrelet saillant. Il est impossible de considérer cette déchirure plus profonde comme le point de départ de l'excoriation, car il était facile de voir sur le cadavre le sens dans lequel étaient refoulés les tissus, et de constater que la déchirure s'arrêtait en bas d'une manière nette et tranchée. Enfin si ces caractères manquaient, il suffirait de faire remarquer la trace parfaitement distincte des ongles, dont la convexité tournée en haut indique de la façon la plus évidente que le col a été saisi de haut en bas et non de bas en haut.

Nous ajouterons encore que l'état des poumons et de l'estomac constaté par l'autopsie, et qui nous a permis d'établir que l'enfant avait vécu et respiré assez longtemps, ne permet pas davantage d'admettre que la strangulation ait eu lieu au moment où l'enfant était au passage.

En résumé, nous concluons que les lésions qui existaient au col et qui ont occasionné la mort de l'enfant nouveau-né des époux Delachat ne peuvent être le résultat des manœuvres exercées par la femme au moment où elle tirait son enfant pour hâter sa délivrance.

Obs. XVII. — *Strangulation opérée à l'aide d'un lien, à la suite d'un viol.* — Le 3 juin 1852, je fus appelé à pratiquer l'autopsie de la fille Joséphine Pernot, femme de petite taille et de force moyenne. Sur les jambes, les genoux, les hanches et les bras, on voit des excoriations blafardes, sans infiltration sanguine, et manifestement produites par la traction du cadavre sur le sol. Les mains, imprégnées de sang, ne portent aucune trace de lutte ou de résistance. La seule lésion récente qui existe sur les membres est une ecchymose large, mais peu profonde au-dessous de la jambe gauche, et paraissant provenir d'un coup de pied. Les téguments et les os du crâne sont intacts; la substance cérébrale est saine. Au-devant et sur les côtés du cou, on voit très-distinctement l'empreinte d'un lien fortement serré. La peau, surtout vers la partie latérale droite, est parcheminée et excoriée; le tissu cellulaire infiltré de sang; le larynx, la trachée et les bronches sont remplies d'une écume très-fine et très-abondante, de couleur rosée, qui s'étend jusque dans les bronches. Les poumons sont fortement congestionnés; le cœur, revenu sur lui-même, contient du sang liquide. Les viscères abdominaux sont sains; l'estomac, presque vide, renferme seulement un demi-verre d'un liquide couleur café qui n'exhale pas d'odeur alcoolique bien caractérisée.

Les organes sexuels n'offrent rien de particulier à l'extérieur; la matrice, sans produit de conception, n'offre pas de trace de grossesse; au fond du vagin on découvre une humeur épaissie dans laquelle il est facile de reconnaître les caractères de la liqueur spermatique. L'anus, dont la déformation et l'élargissement peuvent être le résultat du relâchement que la mort amène dans tous les sphincters, offre cependant à son pourtour une érosion et une coloration d'un rouge vif qui paraissent tenir moins à des habitudes contre nature qu'à des violences récentes exercées sur ces parties.

1° La fille J. P... est morte étranglée par un lien fortement serré autour du cou; 2° Il n'existe sur le corps, à l'exception d'une contusion récente et peu profonde au-devant de la jambe, aucune trace de violences exercées pendant la vie, aucune lésion qui puisse indiquer qu'il y ait eu lutte ou résistance de la part de la victime; 3° Le cadavre porte de nombreuses marques dues à la traction du corps privé de vie sur le sol; 4° Il est impossible de déterminer d'une manière précise si le meurtre a été précédé d'une orgie et d'un attentat sur la personne de la victime; mais on peut affirmer, d'une part, que la mort a eu lieu plus de quatre heures après le dernier repas, et qu'il n'existait pas chez la fille P... de signes d'ivresse, et que, d'une autre part, la présence du sperme dans les parties sexuelles et les désordres du côté de l'anus indiquent des actes qui, quoique récents, peuvent être de plusieurs heures antérieurs à la mort.

Obs. XVIII et XIX. — *Assassinat par strangulation à la suite d'un viol.*
— J'ai cité ailleurs (1) deux cas dans lesquels un meurtre par strangulation est venu mettre fin à des attentats à la pudeur et à des
viols consommés.

Dans l'un il s'agissait d'une femme septuagénaire chez laquelle je
constatai au cou des ecchymoses profondes de chaque côté du larynx;
une injection et une exhalation de sang dans les voies aériennes. Le
cœur contenait du sang tout à fait fluide. On trouvait dans les méninges
une infiltration de sérosité, mais pas d'apoplexie.

L'autre fait était relatif à une jeune fille de treize ans, dont le cadavre retiré de la rivière portait les traces des plus atroces violences
et notamment les signes les plus évidents de strangulation. La région
du cou était le siége d'une congestion sanguine considérable. Une infiltration de sang coagulé existait de chaque côté du larynx ; la putréfaction et le séjour du corps dans l'eau obscurcissaient les traces de
strangulation que l'on aurait pu trouver sur les téguments et dans
l'intérieur du larynx et de la trachée, ainsi que dans le cœur qui était
complétement vidé et dans les poumons qui étaient gorgés de sang
surtout à la partie postérieure.

Obs. XX, XXI et XXII. — *Assassinat par strangulation commis sur
des pédérastes.* — Je reproduirai seulement ici les détails relatifs à la
mort violente par strangulation de deux des pédérastes dont j'ai cité
l'histoire dans une autre étude (2).

Chez le premier, outre les traces de coups portés sur la tête, on
voyait autour du cou un sillon étroit, dirigé transversalement, inégalement profond, avec ecchymose en avant et peau parcheminée sur les
côtés. Les poumons congestionnés présentaient à leur surface quelques
vésicules rompus.

Chez le second, le cou était le siége des plus graves désordres. De
chaque côté du larynx on voyait de profondes excoriations symétriquement placées et reproduisant exactement la forme d'ongles enfoncés dans les chairs, et qui ont en deux points enlevé des portions de
peau. Tous les muscles de cette région sont infiltrés d'une énorme
quantité de sang coagulé. Le larynx lui-même est enveloppé d'une
couche de sang purulente. A l'intérieur du larynx et de la trachée, on
trouve également du sang coagulé, à la surface de la membrane muqueuse. Les parois de la poitrine sont marbrées d'une foule de petites
taches noires formées par du sang coagulé dans l'épaisseur de la peau
et des muscles pectoraux. Des taches ponctuées semblables existent

(1) *Étude médico-légale sur les attentats aux mœurs,* obs. XLIV et XLV,
p. 161 et 162, 5ᵉ édit. Paris, 1867.

(2) *Ibid.,* p. 245.

aussi à la face. Les poumons sont fortement congestionnés sans ecchymoses sous-pleurales. Le cœur est distendu par du sang à demi-coagulé. L'étendue et la profondeur de ces désordres attestaient la force du meurtrier et la violence avec laquelle la victime avait été surprise et avait eu le cou serré.

Un troisième fait de même nature s'est présenté tout récemment. Au mois de mars 1869, un marchand de vin de Montmartre, du nom de Malassigné, a été assassiné par une bande de mauvais sujets qu'il avait coutume d'attirer chez lui et d'entraîner dans des scènes de débauche. Ils le laissèrent mort et dévalisèrent la maison. Le cadavre portait des traces d'ongles tout autour du cou et de nombreuses contusions à l'œil, aux oreilles, aux mains, aux membres inférieurs. Les poumons était le siége de nombreux foyers apoplectiques, le sang était fluide. Les tissus exhalaient une forte odeur alcoolique. La conformation du pénis aminci et effilé à son extrémité et de l'anus profondément infundibuliforme, ne laissait pas de doute sur les habitudes contre nature de la victime.

OBS. XXIII. — *Assassinat commis sur un pédéraste par fracture du crâne; cadavre enfermé dans une malle; lien appliqué autour du cou après la mort.* — Je ne cite le fait suivant que pour donner un exemple des effets produits par un lien appliqué après la mort, et pouvant simuler la strangulation.

Le 30 janvier 1851, le cadavre du sieur P... ayant été trouvé enfermé dans une malle, envoyée à Châteauroux, nous fûmes chargés, M. Devergie et moi, de procéder aux recherches médico-légales qu'exigeait la découverte de ce crime.

Le cadavre entier est plié sur lui-même, la tête au fond, dans un des angles, les jambes et les cuisses fléchies. Une forte ficelle tournée autour du cou, et passant derrière le dos, se rattache à la cuisse. Le corps est incomplétement vêtu, les jambes et les pieds nus. La putréfaction est avancée à la tête et sur la poitrine. Toute la surface du corps est blafarde et présente, surtout aux mains et aux pieds, un plissement dè l'épiderme résultant de l'immersion dans l'eau ou d'un contact humide prolongé.

La tête est fracassée, le temporal droit enfoncé. Un trou de 7 centimètres de diamètre laisse à nu le cerveau broyé et mélangé de sang coagulé. De ce trou jusqu'à l'autre côté, le crâne est brisé et séparé par une fracture transversale sur le côté gauche. Il existe deux plaies contuses. A la face on trouve une fracture de l'os zygomatique droit et une infiltration sanguine considérable. Autour du cou est un sillon formé par la corde. La peau est parcheminée sans ecchymoses. Une contusion très-profonde existe à l'épaule gauche en arrière et au coude du même côté. Le gland très-allongé est remarquablemeut effilé et mince. Anus assez dilaté, mais sans infundibulum bien marqué. On constate les signes d'une blennorrhagie aiguë compliquée d'une orchite. La mort est le résultat d'une fracture du crâne, opérée à l'aide d'un instrument contondant très-lourd et très-arrondi. La strangulation n'a eu lieu qu'après la mort. Il existait des traces d'habitudes de pédérastie caractérisées par la conformation du pénis.

Obs. XXIV. — *Tentative d'assassinat par·strangulation ; coups portés sur la tête.* — Un des exemples les plus intéressants et les plus instructifs de tentative de strangulation nous a été offert par l'assassinat dont a été victime une vieille servante frappée le 18 juin 1846 par C. Thomas.

La fille F. Méline, âgée de soixante-quatre ans, est de très-petite taille ; elle est au lit, mais elle en sort avec facilité, et, quoique sa démarche soit encore peu assurée, elle peut sans trop de peine aller d'une chambre à une autre. Son visage est défiguré par de nombreuses blessures qu'elle a reçues et notamment par l'occlusion et le gonflement de la paupière du côté gauche ; et sur le cuir chevelu, complétement rasé, on voit les traces de coups violents. Du reste son intelligence est parfaitement conservée ; sa mémoire est intacte et a gardé le souvenir de toutes les circonstances du crime dont elle a été victime. La parole est libre, tous les mouvements des membres sont faciles et la sensibilité n'est nulle part altérée.

En examinant avec soin toute la surface du corps, nous constatons l'existence de plus de vingt blessures, dont suit l'énumération.

Sur la tête. — 1° Dans la région occipitale, une plaie transversale de 3 centimètres d'étendue, presque complétement cicatrisée, présentant une saillie assez marquée, formée par un lambeau supérieur. 2° Au niveau du sinciput, tout à fait à la partie supérieure du crâne, une cicatrice récente et croûteuse de 2 centimètres. 3° Parallèlement à la précédente et à une très-petite distance, un peu en avant et à gauche, une plaie semblable de 2 centimètres. 4° A la partie supérieure du pariétal gauche, une longue cicatrice dirigée presque transversalement d'arrière en avant, de 5 centimètres d'étendue. 5° Au niveau de la suture bipariétale, une plaie de 4 centimètres qui la divise perpendiculairement. 6° A la partie supérieure et au milieu du front, une plaie semblable de 2 centimètres seulement. 7° Au niveau de la bosse frontale, du côté droit, une plaie obliquement dirigée de haut en bas et de dedans en dehors, jusqu'à la partie moyenne des sourcils, n'ayant pas moins de 7 centimètres d'étendue, et présentant une induration profonde du tissu cellulaire sous-cutané. Toutes ces plaies sont actuellement cicatrisées et recouvertes d'une croûte peu épaisse, mais assez large pour montrer que la division des téguments a été profonde et les lèvres de la plaie plus ou moins contues. 8° A la partie supérieure de la région temporale du côté gauche existe encore une plaie horizontale longue de 5 centimètres. La cicatrice en est régulière, mais on sent dans ce point, une petite tumeur arrondie, ayant la dureté de la substance osseuse et sur laquelle on ne peut presser un peu fortement sans déterminer de très-vives douleurs. C'est au niveau de cette plaie que les médecins appelés immédiatement après l'accident ont constaté, comme nous l'avons vérifié nous-même, dans une première visite faite le jour et le lendemain du crime, la perforation des os du crâne et l'existence d'un trou irrégulièrement triangulaire de 4 à 6 millimètres d'étendue à travers lequel un stylet pouvait pénétrer jusqu'aux membranes d'enveloppes du cerveau. 9° Un peu au-dessous de cette plaie, en avant et au-dessus de l'oreille gauche, il en existe une autre beaucoup moins profonde et longue seulement de 1 centimètre. 10° L'oreille elle-même de ce côté présente une déchirure de l'antitragus, large de 3 centimètres et non encore cicatrisée. Cette petite plaie est encore extrêmement douloureuse.

A la face. — 11° Au niveau de l'angle externe de l'œil gauche, on voit une cicatrice très-sinueuse, profonde, longue de 5 centimètres, dirigée en bas et en arrière et résultant d'une plaie contuse qui a déchiré les parties molles et pénétré dans l'orbite. 12° L'œil gauche est complétement fermé; les paupières sont tuméfiées et infiltrées d'une sérosité sanguinolente qui leur communique une coloration rouge violacé, en les écartant, on découvre le globe de l'œil revenu sur lui-même, la conjonctive rouge et boursouflée, et, au fond de l'orbite, la cornée terne et opaque qui surmonte une espèce de tubercule fongueux, formé par les débris du globe oculaire. 13° La joue du même côté est sillonnée par une profonde cicatrice de 6 centimètres de long, qui s'étend de la branche de la mâchoire inférieure jusqu'à la commissure des lèvres, et comprend toute l'épaisseur de la joue à travers laquelle la plaie a pénétré dans la cavité buccale. Un petit point fistuleux interrompt la cicatrice. 14° Immédiatement au-dessus de cette plaie on en trouve une autre plus petite, longue seulement de 1 centimètre, mais également pénétrante. 15° Du côté opposé, la joue droite est divisée du haut en bas, depuis l'angle externe de l'œil jusqu'à la lèvre, par une large plaie, longue de 5 centimètres et pénétrant jusqu'au fond de l'arcade zygomatique à 4 centimètres de profondeur. La paroi buccale a été traversée comme de l'autre côté, mais de plus une collection de matière purulente, s'étant formée au fond de la plaie, a rompu la cicatrice. Il en résulte, aujourd'hui, une vaste solution de continuité béante, mais ne paraissant pas communiquer avec le sinus maxillaire ni avec la bouche. Le bord inférieur de l'os malaire est dé-

nudé et la plaie ne pourra se fermer complétement qu'après l'exfolia-
tion d'une portion d'os nécrosé. 16° L'intérieur de la bouche n'est actuellement le siége d'aucune lésion. La langue recouverte d'un enduit
assez épais est intacte. Mais les quatre seules dents qui restaient,
deux à droite et deux à gauche, ont été brisées. 17° En différents
points de la face, et notamment de chaque côté des tempes et vers la
mâchoire, on remarque une teinte jaune verdâtre, dernière trace de
nombreuses et larges ecchymoses diffuses, aujourd'hui en voie de résolution.

Au col. — 18° Dans la région sous-maxillaire, au-dessus du larynx,
nous constatons un gonflement diffus, avec coloration légèrement ecchymotique de la peau. Cette tuméfaction, qui a été beaucoup plus
considérable qu'elle ne l'est actuellement et qui est devenu le siége
d'une inflammation assez vive, s'est accompagnée dès le principe
d'une gène très-grande de la déglutition, accident qui n'est pas encore complétement dissipé. Il n'existe d'ailleurs ni plaie ni excoriation
du col.

Sur le tronc. — 19° A la partie antérieure de la poitrine, et notamment au-dessous de la clavicule droite, on retrouve les traces d'une
violente contusion avec ecchymose, sans plaies ni lésion des parois osseuses. 20° Dans la région de l'hypochondre droit, les mêmes signes
d'une très-violente contusion existent, et, dans ce point, comme à la
partie supérieure de la poitrine, des douleurs sourdes, mais persistantes et parfois très-vives, se font encore sentir. 21° En arrière, les
régions lombaire et sacrée sont le siége d'une large et profonde ecchymose, avec légère excoriation de la peau, probablement produite par
la chute du corps.

Sur les membres. — 22° A l'avant-bras gauche sur le bord cubital,
vers la réunion du tiers inférieur et des deux tiers supérieurs, existe
la cicatrice profondément indurée d'une plaie oblique de 5 centimètres
d'étendue. 23° Près de cette dernière plaie s'en trouve une autre tout
à fait superficielle et moins considérable. Toutes deux ont atteint le
bras, au moment où il était porté en avant à demi-fléchi et dans la
pronation, pour parer les coups qui pleuvaient sur la tête et sur le
visage. 24° Enfin les deux poignets et les deux mains sont couvert d'ecchymoses provenant de contusions très-nombreuses, dont le siége est
l'indice certain de la résistance qu'a opposée la victime et de la lutte
violente qu'elle a soutenue. Aucune autre lésion n'existe soit à l'extérieur soit à l'intérieur du corps.

Conclusion. — 1° La fille F. M... porte sur le corps vingt-quatre
blessures, dont dix-sept à la tête et sur la face. 2° Ces blessures consistent en contusions violentes, déchirures et plaies contuses, faites
avec un instrument contondant et tranchant, analogue au sécateur,

qui nous est représenté, et pouvant remonter au 18 juin dernier.
3° La fille M... survivra à ses blessures, bien que leur nombre et l'excessive gravité de quelques-unes d'entre elles, notamment d'une plaie avec enfoncement et perforation des os du crâne, aient mis ses jours dans le plus grand danger et doivent faire considérer sa guérison comme un bonheur inespéré. 4° Elle restera néanmoins complétement privée de l'œil gauche et elle a perdu les quatre seules dents qui lui restaient. 5° Elle n'est d'ailleurs pas encore tout à fait remise : la commotion violente qu'elle a éprouvée, la suppuration d'une des plaies de la face et la nécrose de l'os malaire, prolongeront la convalescence pendant un temps assez long. 6° Les lésions caractéristiques que nous avons constatées au-devant du col indiquent d'une manière positive qu'il y a eu tentative de strangulation.

Obs. XXV. — *Tentative d'assassinat par strangulation; coups portés sur la tête.* — A la suite d'une tentative d'assassinat, commis le 9 août 1848, contre la demoiselle Guillemin, domestique chez la dame L..., je fus chargé de constater les traces du crime, de concert avec M. le docteur Porre.

La demoiselle G..., qui est de petite taille et d'une constitution peu robuste, est couchée sur le dos ; les appareils de pansement, qui enveloppent la tête et une partie du visage laissent voir une tuméfaction considérable de la face et du col, qui présentent une coloration bleuâtre, presque générale, due à l'infiltration du sang dans le tissu cellulaire sous-cutané de ces régions. Après avoir enlevé les différentes pièces d'appareil, nous constatons à la tête et à la face les lésions suivantes :

A la partie latérale droite du front existe une plaie longue de 4 centimètres, dont les bords rapprochés mais non cicatrisés sont fort contus et offrent une teinte d'un rouge vif, résultant d'une violente inflammation. Cette plaie est entourée d'une auréole bleuâtre, formée par une ecchymose profonde. Une grande quantité de sang a dû s'écouler par cette blessure, et en effet les cheveux sont agglutinés sur toute la surface du crâne par une couche épaisse de sang desséché. Il n'y a d'ailleurs pas d'autre plaie aux téguments du crâne. Les paupières des deux yeux sont le siége d'une ecchymose considérable, qui ne s'élève pas jusqu'à la surface du globe de l'œil, mais qui s'accompagne d'un gonflement douloureux. Aux deux pommettes, mais surtout à celle du côté droit, on voit une contusion profonde, qui a déterminé une tuméfaction énorme de la joue, et une inflammation qui, à droite, paraît revêtir une forme érysipélateuse; il n'y a ni plaie ni excoriation de ces parties.

Il n'en est pas de même de la face dorsale du nez, qui présente à sa partie moyenne deux plaies contuses, irrégulières, plus profondes, sans lésion des os du nez.

La face interne de la joue droite et des lèvres a été déchirée par le choc violent, qui les a froissées contre les dents, et l'on voit à l'intérieur de la bouche une déchirure accompagnée d'une infiltration de sang près la membrane muqueuse; aucune dent n'a été brisée.

Au col nous avons signalé la coloration bleuâtre, produite par une extravasation sanguine considérable, mais la disposition de l'ecchymose est trop caractéristique, pour que nous ne la décrivions pas d'une manière toute spéciale. En effet, on voit au-dessus du larynx une ligne transversale, large de 2 centimètres environ, s'étendant jusque sur les côtés du col, et dont les extrémités, la droite surtout, sont marquées par une teinte plus foncée, une coloration presque violette et des traces de sang plus superficielles. Cette direction, cette forme et cet ensemble des caractères de l'ecchymose transversale du col, correspondent parfaitement aux lésions que déterminerait une forte pression exercée avec la main sur cette région.

A la partie antérieure de la poitrine, on découvre cinq ou six ecchymoses disséminées, plus ou moins larges, plus ou moins profondes, résultant de contusions. Il en existe de semblables à la partie postérieure et inférieure du tronc, où la demoiselle G... a une assez vive douleur. Sur les membres, nous trouvons aux coudes, des deux côtés, une large ecchymose avec excavation profonde et étendue le long du bord cubital de l'avant-bras. Sur la face antérieure de l'avant-bras et la face dorsale des poignets et des mains, il existe encore d'autres ecchymoses moins considérables. A la partie antérieure des genoux et des jambes, on voit encore des traces de contusions violentes et étendues. Nous devons ajouter qu'à la jambe gauche on remarque une ecchymose plus ancienne que toutes celles dont nous venons de faire mention, et qui s'en distingue par une différence plus grande de l'épanchement sanguin et une coloration tirant sur le jaune verdâtre; elle résulte d'une chute que la demoiselle G... dit avoir faite il y a huit jours. La plupart des contusions que nous avons décrites, ont pu échapper à un premier examen fait à une époque plus rapprochée du crime, par la raison que les ecchymoses ne deviennent souvent apparentes qu'au bout de deux ou trois jours.

Nous avons recherché avec le plus grand soin s'il existait quelques autres traces de violences du côté des parties sexuelles, et à la partie supérieure des cuisses. Ces recherches n'ont amené aucun résultat; et la femme G... bien qu'elle ait reconnu que l'inculpé G... avait commencé par vouloir l'embrasser, a nié de la manière la plus formelle qu'il se soit livré sur elle à aucune tentative de violence.

L'état général de la demoiselle G... est aussi satisfaisant que possible ; la fièvre est très-modérée.

Après avoir examiné la demoiselle G... nous avons été introduit dans la chambre où le crime avait été commis. La disposition des lieux et les taches épaisses de sang qui existent sur une table placée au pied du lit, permettent de penser que c'est contre l'angle de cette table que la tête de la femme G... a été violemment frappée, et que s'est faite la blessure qu'elle porte à la partie droite du front. Du reste, les blessures volontaires de l'inculpé Géber ayant dû aussi donner lieu à un grand écoulement de sang, il est impossible de reconnaître, d'après les dispositions, le nombre et le siége des taches qui sont disséminés sur le sol, sur les meubles et sur les murs, quel a été le caractère de la lutte qui a pu avoir lieu entre le nommé Géber et sa victime.

1° La demoiselle G... porte à la tête, à la face, au col, sur le tronc et sur les membres, plus de quinze ou seize contusions ou plaies contuses, résultant de coups portés soit avec les poings soit avec un instrument contondant ; et du choc violent de la tête et de la face, soit contre le carreau, soit contre des meubles ; 2° Il existe au col des traces évidentes d'une tentative de strangulation opérée par la pression de la main ; 3° La plaie qui existe au côté droit du front à dû donner lieu à une perte de sang assez abondante ; 4° Cette plaie paraît avoir été faite sur l'angle de la table que l'on retrouve au pied du lit de l'inculpé ; 5° Malgré le nombre et les violences des coups qu'elle a reçus, et si l'érysipèle qui semble devoir se développer à la face n'aggrave pas la position, il y a lieu de penser que la demoiselle G... ne succombera pas à ses blessures ; 6° L'incapacité de travail qui doit en résulter peut être évaluée au moins à un mois.

Le 1er septembre, trois semaines après le crime, la fille G..., visitée de nouveau, souffre encore de la tête. Elle a des vertiges, une extrême faiblesse des jambes et un trouble persistant de la vue. La principale plaie du front est complétement cicatrisée ; le nez, encore gonflé, et les ecchymoses encore très-apparentes à la face, au col, aux mains.

OBS. XXVI. — *Tentative de strangulation et de suffocation opérées avec la main ; blessures graves à la tête.* — Appelé le 14 décembre 1850 à constater les traces d'un crime tenté contre la dame Ostin, nous avons eu d'abord à examiner l'état des lieux et le désordre qui existe dans le petit salon ; sans répéter ici les détails consignés dans les procès-verbaux, nous nous bornons à rappeler qu'au bas de la fenêtre on voyait une mare de sang coagulé au milieu de laquelle on trouvait quelques cheveux arrachés et un peigne brisé. Des gouttelettes de sang

avaient jailli sur les vitres, sur les rideanx et sur la housse des fau-
teuils, jusqu'à une assez grande distance. Les meubles sur lesquels est
tombée la dame O... sont également imprégnés de sang. Le chapeau
qu'elle portait, et qui est en tissu très-peu résistant, est tout brisé et
entièrement déformé. Le côté gauche, surtout, porte les traces de coups
portés. Des linges ensanglantés et mouillés se trouvent près d'une fon-
taine dans la cuisine. Au pied de la fenêtre de la salle à manger, il existe
sur le carreau une large tache d'un brun rougeâtre; mais nous recon-
naissons qu'elle n'est pas formée par du sang. La dame O... est étendue dans son lit, la tête enveloppée d'appareils, encore à demi-vêtue,
pouvant à peine supporter le moindre mouvement, et accusant de violentes douleurs dans la tête. Le visage est considérablement tuméfié.
Les yeux s'ouvrent à peine, les paupières gonflées et ecchymosées ne se
laissent écarter qu'avec une extrême difficulté. Le nez est énormément
tuméfié ; en dehors de l'aile gauche on voit une plaie contuse entourée
d'une large excoriation. La lèvre inférieure est fendue et infiltrée de
sang. Autour du cou, il existe des traces manifestes d'une forte pression, qui a excorié et contus les téguments. Ces blessures sont les seules que nous puissions reconnaître, en raison de l'état général très-
grave dans lequel se trouve la dame O... En effet, cette dame a reçu
plusieurs coups sur la tête, et est à peine remise de l'état de commotion dans lequel elle était tombée. Le sang qu'elle a perdu en très-
grande abondance a épuisé ses forces. Elle est en proie à une fièvre
ardente et se plaint de douleurs aiguës dans le crâne. Enfin une agitation nerveuse excessive s'ajoute à ces différents phénomènes. Il n'y
a d'ailleurs aucun signe de paralysie même partielle et pas de délire.
Nous n'avons pas cru devoir enlever l'appareil qui couvrait la tête, dans
la crainte de déterminer, soit une hémorrhagie, soit de trop vives
souffrances.

1° La dame O... porte à la tête et la face des plaies contuses, nombreuses et profondes ; 2° Ces plaies ont été faites par un instrument
contondant, et le casse-tête plombé qu'on a trouvé à terre au milieu
du sang qu'a perdu la dame O..., a pu servir à faire les plaies indiquées; 3° Il existe au cou et autour de la bouche des marques provenant de violences exercées avec la main pour opérer la strangulation et
étouffer les cris; 4° Quant aux conséquences de ces diverses blessures,
outre l'extrême faiblesse qui résultera de la perte de sang, elles mettent
quant à présent la vie de la dame O..., en danger, à la fois par leur
effet direct, et par les complications telles que l'érysipèle et l'inflammation des enveloppes du cerveau, qu'elles sont de nature à entraîner à leur suite ; 5° Il sera nécessaire de constater ultérieurement
l'état de la dame O..., afin de reconnaître avec plus de précision les
caractères de ses blessures et d'en préciser avec certitude la nature.

Deux jours plus tard, l'état était un peu amélioré, la fièvre tombée. Mais il reste de la pesanteur de tête, un brisement général, de la surexcitation nerveuse, de la fièvre, des hallucinations; une contusion au-devant de l'épaule gauche a été produite par la pression du genou; l'avant-bras et les mains sont ecchymosés; trois plaies existent à la tempe gauche. L'état de la dame O..., sans paraître aujourd'hui aussi immédiatement dangereux pour sa vie, conserve néanmoins une grande gravité. Outre les blessures que nous avons précédemment notées, il existe sur le côté gauche de la tête à la tempe, trois larges plaies contuses, très-profondes, faites avec le casse-tête, et qui ont donné lieu à une très-abondante hémorrhagie. En supposant que les blessures de la dame O... ne compromettent pas sa vie, elles entraîneront certainement une incapacité de travail de plus de vingt jours et un traitement très-rigoureux.

OBS. XXVII. — *Tentative de strangulation à l'aide de la main; violences diverses.* — La femme Courtin a été de la part de son mari l'objet des plus cruelles violences. Chargé de constater son état, le 18 décembre 1850, je la trouve alitée et très-abattue. La face est tuméfiée au point d'être méconnaissable et offre une teinte violacée, presque uniforme, due aux ecchymoses presque innombrables dont elle est le siège. Les yeux couverts par les paupières gonflées et infiltrées de sang. Sur la joue gauche, vers l'angle de la mâchoire, on voit deux plaies contuses ayant tous les caractères d'une morsure. Les deux oreilles sont en partie arrachées et déchirées à leur base. En arrière, à l'occiput, le cuir chevelu est divisé par une plaie profonde de 2 centimètres d'étendue.

Au col, de chaque côté du larynx, on reconnaît les traces d'une pression très-violente, exercée avec la main. Les ongles, enfoncés dans la peau, y ont produit une longue excoriation. Des ecchymoses marquent l'empreinte des doigts, et le cou est notablement gonflé. La voix est affaiblie et ne sort qu'avec peine.

Les bras et les jambes sont comme marbrés d'ecchymoses multiples, larges et profondes, et d'excoriations, indices des coups répétés qui ont été portés sur toutes les parties du corps. Le poignet et la main gauche sont meurtris, tuméfiés, douloureux. La main droite est encore plus gravement blessée; elle est le siège d'un gonflement considérable avec rougeur et tension très-pénible, produite par une morsure très-étendue à l'extrémité du pouce et de l'index, qui sont divisés dans presque toute leur circonférence. La fièvre est très-forte, la souffrance extrême; il y a impossibilité de faire le moindre mouvement et de supporter aucun déplacement. La morsure de la main donne lieu surtout à des douleurs intolérables, et une inflammation très-vive

commence à se développer. L'intelligence est intacte; il y a seulement
une extrême surexcitation nerveuse.

En résumé nous concluons : 1° La femme C... porte à la face, sur
les membres et presque sur tout le corps, des traces de coups extrêmement nombreux, portés avec la dernière violence, à l'aide des poings
et d'un instrument contondant, tel que des pincettes, qui ont pu faire
notamment les plaies que l'on a notées aux oreilles et à la partie postérieure du crâne ; 2° Il existe de plus, au-devant du cou, des indices
certains d'une tentative de strangulation opérée par la pression de la
main et des ongles. 3° A la main droite on trouve deux morsures
profondes, à l'extrémité des doigts; il en existe une moins violente à
la joue; 4° L'état de la dame C... doit être considéré comme extrêmement grave, en raison du nombre, du siége et de l'étendue des blessures qu'elle a reçues. La vie est dès à présent en danger, et peut-
être ultérieurement compromise par les complications imflammatoires
qui peuvent survenir ; 5° Dans tous les cas, et quelle que soit l'issue de
ces blessures, l'incapacité de travail dépassera certainement un mois.

Revue par nous douze jours plus tard, la femme C... est levée, quoique très-faible encore : la face est altérée, colorée en jaune verdâtre.
La main enveloppée, suppuration abondante et profonde. Tendons
dénudés; mouvements impossibles et très-douloureux. Parties dé-
formées par un gonflement considérable. La dame C... est encore
très-souffrante et très-faible. Ells est loin d'être remise des blessures qu'elle a reçues et de l'ébranlement nerveux qui en a été la
suite.

L'inflammation, déterminée par les morsures des deux premiers
doigts de la main droite, persiste et présente une extrême gravité. La
suppuration qui s'est étendue profondément peut rendre nécessaire
l'amputation des deux doigts. Elle aura dans tous les cas, pour conséquence certaine, la perte du mouvement des dernières phalanges, qui
constituera une infirmité incurable. Cet état de la dame C... doit se
prolonger encore trop longtemps pour qu'il soit possible de lui assigner un terme précis.

Obs. XXVIII. — *Affaire Douls.* — *Mort par strangulation.* — *Suicide pris pour un assassinat.* — *Abandon de l'accusation.* — Le
25 juin 1861, l'accusé Douls arriva à Albi avec une vieille femme qu'il
faisait passer pour sa domestique. Après avoir logé quelques jours à
l'hôtel, il avait loué pour trois ans une maison isolée. Le 9 juillet, il
installa dans cette maison la femme qui l'avait accompagné à Albi ; les
voisins n'eurent pas le temps d'établir des relations avec elle et re-
marquèrent seulement sa surdité poussée à tel point qu'on pouvait
s'approcher d'elle sans qu'elle s'en aperçut.

Deux jours après, le 11 juillet, vers six heures du soir, Douls sortait de sa maison où on l'avait vu rentrer près d'une demi-heure auparavant, il paraissait troublé, appelait des secours et annonçait que la vieille dame qui logeait avec lui était morte.

Plusieurs personnes accoururent aussitôt, montèrent au premier étage de la maison et pénétrèrent dans une chambre où gisait étendu sur un lit de fer le corps d'une femme qui paraissait sans vie. Le cadavre était couché sur le dos et recouvert d'un drap jusqu'à la poitrine ; les bras nus longeaient le corps et se trouvaient à découvert ; quelques gouttes de sang avaient coulé du nez sur la lèvre supérieure ; enfin on remarquait autour du cou une torsade de coton terminée par des glands. Douls qui était entré dans la chambre avec les voisins se préparait à desserrer le cordon, il s'arrêta sur l'observation de la veuve Pélissier que ce soin était inutile et qu'il convenait d'attendre l'arrivée des magistrats qu'on avait averti.

Le docteur Guy arriva avant eux, il déclara qu'il n'y avait aucun espoir de rappeler à la vie la femme qu'il venait d'examiner ; il ne sentit aucune pulsation, la main droite était froide, la gauche conservait seule un reste de chaleur. M. Guy passa ensuite sa main entre la torsade et le cou et remarqua avec surprise que la constriction n'était pas assez forte pour empêcher la circulation du sang et produire l'asphyxie.

Bientôt les magistrats arrivèrent accompagné d'un second médecin, le docteur Caussé. Ils furent frappés, comme les personnes accourues les premières sur les lieux, de l'aspect que présentait le cadavre : la face était pâle, les yeux fermés ; les pupilles n'étaient ni contractées ni dilatées ; autour de la bouche entre ouverte on remarquait une teinte violacée avec un pointillé rouge à gauche et une dépression très-sensible. La position du corps dans le lit, celle des bras frappèrent tout le monde par l'aspect naturel qu'elles présentaient : rien n'annonçait une mort violente et la femme couchée sans vie paraissait d'abord endormie.

Le cadavre était revêtu d'une chemise propre, un mouchoir blanc couvrait les épaules et était maintenu en avant par une épingle ; les pantoufles étaient sous le lit, la robe et une coiffe de velours étaient suspendues à l'espagnolette. Sur le parquet, à côté d'une malle ouverte, étaient des cordes qui paraissaient avoir servi à fermer des caisses.

En présence de cette mort dont le caractère et la cause n'étaient pas encore connus, Douls fut inculpé du meurtre de la femme qu'il dit s'appeler veuve Bodelet, et les soupçons furent bientôt confirmés par le résultat de l'examen des hommes de l'art.

Le procès-verbal de constatation décrit ainsi la position du corps circulaire d'une femme de 70 ans, gisant sur son lit : les deux bras le long du corps, les jambes étendues ; le drap recouvrant jusqu'à la

poitrine, la couverture roulée sur le milieu du lit à côté du mur, les
deux mains et une partie des bras recouvertes par le drap.

Autour du cou une torsade de coton blanc servant d'embrasse de
rideaux serrée au moyen d'une coulisse. Cadavre encore rigide : les
yeux fermés; traces de sang, provenant d'un saignement de nez, sur
les narines et sur les lèvres.

Le corps aurait été trouvé à 6 heures du soir, déjà froid, les bras
rapprochés du corps et un peu ployés. Il semble à l'expert que le
bras droit était à découvert et le bras gauche sous le drap.

Le corps est vêtu d'une chemise et d'un corsage. Aucune souillure
ne se remarque sur les linges. Sous le jarret droit, il existe une plaie et
quelques excoriations.

*Rapport des docteurs Caussé et Guy du 20 septembre 1861. — Exa-
men et autopsie du cadavre de la femme Boucher.* — M. Guy avait été
appelé au premier moment pour donner des soins à la femme Boucher.
Il constata que le bras droit était froid, passa le doigt entre le cou et
le lien qui l'entourait et le trouva peu serré.

Peau pâle, yeux fermés, pas d'ecchymoses sous les conjonctives, pupilles normales; pas de dépression, ni décroissance du nez; quelques
gouttes de sang écoulé par la narine gauche; bouche entr'ouverte;
langue non sortie, pas d'écume. Autour de la bouche, légère teinte
violacée avec un pointillé rouge à gauche et une dépression très-
remarquable.

Les experts insistent sur la position du corps dans le lit, qui semble
très-naturelle et n'indique nullement une mort violente.

La torsade en coton, de la grosseur du petit doigt, entoure le cou
de la manière suivante : la tête une fois passée dans l'anse, celle-ci a
été réduite et serrée, soit au moyen du coulant qui se tourne en avant,
soit en tirant sur le chef droit qui a été ensuite passé à droite et à
gauche derrière le cou et ramené à la partie antérieure, où il a été
noué par un nœud simple et peu serré avec l'autre chef qui passe
double dans le coulant. Ces deux chefs de lien sont terminés par des
glands. Ce cordon ne nous a pas paru étreindre fortement le cou. La
peau ne présente aucun pli ou froncement et porte seulement l'empreinte rougie des différents fils formant la torsade qui, cependant, est
passée deux fois autour du cou.

Le bras droit est froid et le reste du corps n'est pas très-chaud. Flac-
cidité des membres.

A la partie externe et supérieure du bras droit, une tache de couleur
sombre de la largeur d'une pièce de 1 franc.

Dans le point exactement correspondant du bras gauche, on trouve
une semblable tache plus irrégulière et un peu plus grande. En dehors
du jarret droit, excoriation sèche avec desquammation de l'épiderme;

autour, sur un fond rouge, affection évidemment dartreuse; pas d'injection des tissus sous-jacents au niveau des taches brunâtres des bras. Toutes les constatations qui précèdent ont été faites, sur les lieux, le jour même de la découverte du crime. L'autopsie a été faite le lendemain.

Les doigts sont fléchis, comme crispés. Leurs extrémités, surtout à gauche, ont une teinte violacée sur laquelle nous nous expliquerons plus tard.

Le lien qui entourait le cou a été enlevé. Au lieu de l'empreinte formée par l'impression de la torsade sur les tissus, on constate une bande unie de couleur violacée, large de 10 millimètres et continue d'un côté à l'autre du cou, très-apparente à droite, un peu moins en avant et à gauche. Cette trace disparaît complétement en arrière et à droite. Elle passe au-dessous du cartilage thyroïde et se dirige obliquement de bas en haut et d'avant en arrière. La peau du cou et les tissus sont jaunes; d'ailleurs, ni ecchymoses, ni égratignures quelconques; un peu de rougeur et quelques mucosités sanguinolentes, pas d'écume dans le larynx.

Rien de particulier dans l'intérieur de la bouche, ni dans le pharynx.

Sous le cuir chevelu, nombreuses taches ecchymotiques, données comme des preuves de la mort par suffocation.

Os du crâne et encéphale à l'état normal.

Poumons volumineux, quelques adhérences à droite laissant écouler un liquide spumeux et sanguinolent abondant. Pas d'ecchymoses sous-pleurales.

Cœur contenant un peu de sang fluide, pas d'ecchymoses sous-péricardiques. Foie de couleur verdâtre, écoulement de sang visqueux et noir.

Estomac sain, contenant une bouillie liquide de couleur grisâtre. Intestins présentant une injection des vaisseaux capillaires, d'où couleur sombre rouge avec arborisations veineuses noires :

Conclusions. — 1° La femme Boucher est morte asphyxiée;

2° Il existe de graves présomptions qu'elles sont dues à des violences exercées sur la bouche au moyen d'une main ou d'un tampon, et sur le cou à l'aide d'un lien;

3° Le lien aurait dû laisser une légère interruption en avant et à l'endroit du coulant où les deux chefs ne peuvent se rapprocher assez pour comprimer la peau; que sur ce point au contraire l'empreinte est suivie et continue, tandis qu'en arrière et à droite il n'en existe aucune trace dans une étendue de plusieurs centimètres, que dès lors on peut se demander si la position de la torsade n'a pas été changée;

4° Les nombreuses taches ecchymotiques observées sous le cuir chevelu, la coloration violacée signalée autour des lèvres, la dépression

de la joue sont autant d'indices de la mort par suffocation et semblent
donner un démenti au fait du suicide ;

5° La couleur rouge sombre de toute la masse intestinale et la couleur violacée de l'extrémité des doigts, résultant de congestions pas-
sives, qui se forment après la mort, donnent lieu de penser que la
veuve Bodelet n'est pas morte sur le lit et qu'elle n'y a été portée
qu'après être restée quelque temps dans une position qui permit aux
liquides de congestionner ainsi passivement les viscères et les extrémités du corps ;

6° En tenant compte de tous ces faits, qui ont entre eux une certaine connexité et se corroborent mutuellement, nous pensons devoir
repousser l'idée du suicide de la femme Adèle Boucher, veuve Bodelet.

Déposition du docteur Guy. — Appelé vers cinq heures et demie du
soir près de la veuve Bodelet, je la trouve morte, mais la main droite
froide, la gauche encore chaude. — Je passai mon doigt entre la torsade et le cou, et il me parut que la constriction telle qu'elle se mani-
festait alors n'était pas de nature à empêcher une suffisante circulation du sang. La face de cette femme m'indiquait néanmoins qu'il y
avait ici une congestion. Je n'avais pas été le premier à la toucher.

Déposition du docteur Caussé. — Questionné sur la possibilité de cris
poussés par la femme Bodelet, il répond par cette hypothèse que la victime aurait été surprise par derrière. Le meurtrier a passé autour du cou
et par-dessus la tête l'embrasse qu'il aura serrée avec force de la main
droite pendant que de la gauche il lui fermait violemment la bouche. La
mort a dû arriver promptement sans cri ni lutte. J'appuie sur la solution de continuité du sillon en arrière et à droite. Dépression à
gauche de la bouche. Insiste sur la position régulière de la per-
ruque, malgré le mouvement du bras nécessité pour passer le lien
deux fois autour du cou. Sur la situation naturelle des bras et de tout
le corps, inconciliable avec les conclusions d'un suicide. Ne comprend
pas que la strangulation, après le premier tour, ait permis la liberté
d'esprit et de main propre à faire le second et une rosette.

A six heures et demie, Caussé a vu l'épigastre à peu près froid, le
bras droit plus froid encore. On peut admettre que la mort n'ait eu
lieu que vers quatre heures ; comprendrait cet état de chose, si la mort
avait eu lieu de deux à trois heures.

Déposition de M. le docteur Rigal (de Gaillac). — Se borne à résumer très-brièvement la contre-expertise à laquelle il s'est livré.

L'état du lit, l'absence de toute lutte, de toute trace de violences ;
l'intégrité du nez et des lèvres tant au-dessous qu'au dedans de la bouche ; la dépression probablement passive ; la nature, la disposition du
lien, la trace qu'il laisse après lui, soit à la surface soit au-dessous de
la peau du cou ; l'absence de taches ecchymotiques sous-pleurales ; la

présence très-admissible de taches péri-crâniennes; la congestion des intestins produite par l'asphyxie ou par une maladie ancienne, plutôt que par la position verticale supposé du cadavre, tout cela incline plutôt au suicide qu'au meurtre.

Déposition de M. le docteur Estevenet. — Après un mûr examen des pièces, je fus amené à penser et je persiste à déclarer que les conclusions du rapport qui tendent à affirmer l'homicide me semblent ne pas résulter suffisamment de ce même rapport.

La tache ecchymotique et une légère dépression de la lèvre supérieure étant les seules lésions constatées. Nulle déformation du nez, nul indice de violences extérieures. L'occlusion forcée de la bouche et des narines eût laissé des traces plus graves.

En ce qui touche le lien peu serré, l'examen sur le cadavre ne peut donner l'idée exacte de la contraction pendant la vie. Ce lien, qui semblait peu serré après la mort, a pu, pendant la vie, l'être assez pour produire la strangulation.

L'absence de l'empreinte en arrière s'explique par la différence d'organisation de la peau à la partie postérieure, épaisse, résistante, unie par un tissu cellulaire très-serré et difficilement perméable aux organes sous-jacents.

L'attitude du corps et l'absence de grands mouvements est d'accord avec le mécanisme de la mort par strangulation et la congestion du cerveau.

Les taches ecchymotiques sous le cuir chevelu ne peuvent suffire chez l'adulte, pour prouver la suffocation. On suppose, il est vrai gratuitement, qu'il y a eu à la fois strangulation et suffocation.

Les arborisations intestinales données comme signe d'une attitude donnée au cadavre après la mort, erreur; l'accumulation du sang dans les tissus, après la mort, se fait par imbibition ou extravasation et non par la marche naturelle du sang dans les vaisseaux comme le suppose l'arborisation.

Je me suis complétement rallié à cette opinion. La veuve Bodelet avait déjà fait une tentative de suicide, et s'était jetée dans la Seine, il y a vingt ans.

Consultation du docteur A. Tardieu. — Appelé devant la cour d'assises du Tarn et invité par M. le président à assister aux débats, j'ai soutenu cette opinion qu'il n'existait aucune preuve de l'homicide. L'étude approfondie que j'avais faite de tous les éléments de la cause m'avait donné la conviction que la dame Bodelet n'avait point péri par une main criminelle, mais qu'elle s'était suicidée; les débats religieusement suivis, loin d'affaiblir ma conviction, n'ont fait que la fortifier et je n'hésitai pas à affirmer le suicide.

M. le procureur impérial, reconnaissant que mon opinion avait apporté dans le débat un élément nouveau et d'une gravité que l'on ne saurait se dissimuler, termina ainsi son réquisitoire :

« Cette opinion si nette et si catégorique a fait naître des doutes dans mon esprit ; et ce doute doit suffire pour que, dans ma conscience d'honnête homme et de magistrat, je ne persiste pas dans une accusation qui ne me paraît pas complétement et péremptoirement justifiée. »

Obs. XXIX. — *Affaire Armand.* — *Simulation de tentative homicide par strangulation et commotion cérébrale.* — Le 7 juillet 1863, vers huit heures du soir, un homme dans la force de l'âge, domestique au service de M. Armand, à Montpellier, le sieur Maurice Roux, est trouvé dans une cave de la maison, étendu sur le sol, les pieds et les mains liés, étranglé, presque sans vie. Des soins et un traitement énergique ne tardent pas à le ranimer. En moins de trois heures, les médecins constatent qu'il est complétement revenu à lui. Il ne lui reste, sauf les brûlures profondes qu'on lui a faites aux bras et aux mollets pour le rappeler à la vie, qu'un brisement général et un mutisme absolu.

C'est donc seulement par des signes que, dès le lendemain matin, il fait comprendre comment il se fait qu'on l'ait trouvé dans l'état que nous venons de rappeler. Il aurait été surpris par son maître dans la cave, où il chargeait du bois, et M. Armand, en l'apostrophant, lui aurait asséné un coup derrière la tête et l'aurait ensuite étranglé et chargé de liens. Cette scène de violences, d'après la déclaration du sieur Maurice Roux, se serait passée à huit heures et demie environ du matin; ce qui porte à plus de onze heures l'espace de temps durant lequel il serait resté gisant sur le sol de la cave où il a été trouvé, à sept heures et demie du soir, par la servante qui descendait chercher le vin du repas.

Le sieur Maurice Roux est transporté à l'hôpital Saint-Éloi, pour y être soigné de ses brûlures qui, paraît-il, se sont compliquées d'accidents inflammatoires assez graves pour avoir mis sa vie en danger. Quant aux suites des violences, elles ne paraissent pas s'être prolongées, et, dès la matinée du second jour, le sieur Maurice Roux avait recouvré l'usage de la parole et confirmait, dans un long interrogatoire, le récit qu'il avait fait d'abord par gestes.

Sur cette accusation, M. Armand enlevé à sa famille, prisonnier pendant neuf mois, n'a vu son innocence proclamée qu'après un renvoi pour cause de suspicion légitime devant la cour d'assises des Bouches-du-Rhône, le 24 mars 1864. La science médico-légale a eu trop de part à ce tardif triomphe de la justice et de la vérité pour que l'on ne lise pas avec intérêt la consultation suivante sur laquelle s'est appuyée

la défense de M. Armand, confiée à l'éloquence entraînante de M’’ Jules
Favre et Lachaud :

Consulté sur les faits imputés à M. Armand (de Montpellier) et sur les
questions nombreuses de médecine légale qu'ils soulèvent, nous avons
reçu communication de toutes les pièces de la procédure, rapports de
médecins, interrogatoires de l'inculpé, dépositions des témoins et notamment du plaignant Maurice Roux. C'est par une étude approfondie
de ces divers éléments, et par une analyse minutieuse des moindres
détails de cette grave et difficile affaire, que nous sommes arrivé à
une conviction formelle, à une absolue certitude dont nous allons, en
notre honneur et conscience, exposer les motifs dans le présent
mémoire.

Qu'il nous soit permis d'insister, dès le début, sur une remarque
préliminaire dont on appréciera la valeur : c'est que la discussion à
laquelle nous allons nous livrer aura exclusivement pour bases les
constatations médicales consignées dans l'information, les procès-verbaux authentiques et les déclarations des témoins. C'est là, en effet,
et là seulement, que nous voulons puiser les preuves sur lesquelles
s'appuieront nos conclusions.

Il est à peine nécessaire de faire remarquer qu'aucun autre témoin
que le sieur Maurice Roux ne vient déposer du fait principal, et que
c'est uniquement sur la relation qu'il en a donnée que peuvent et doivent porter nos observations.

Nous avons donc à nous demander, avant tout, si le fait tel qu'il
est raconté par le sieur Maurice Roux est vrai, s'il est possible. Et pour
résoudre cette question capitale, nous allons reprendre un à un chacun des détails de ce récit, en le contrôlant, d'une part, à l'aide des
observations faites par les divers témoins, et de l'autre, à l'aide des
données les plus positives de la science.

Nous passerons ainsi en revue successivement les signes propres à
nous éclairer sur la position dans laquelle a été trouvé le sieur Maurice Roux, la disposition des liens appliqués au cou, aux mains et aux
pieds, la durée du temps qu'a pu passer dans cette situation le sieur
Roux, la nature et les effets du coup qu'il aurait reçu derrière la tête,
les conséquences immédiates de ces diverses violences, leurs suites
plus éloignées, et de cet examen ressortira clairement et invinciblement
la solution du problème que nous avons posé et qui domine en
réalité l'accusation tout entière : les faits allégués par le sieur Maurice
Roux sont-ils possibles ?

1° *Position dans laquelle a été trouvé le sieur Maurice Roux.* — Sur
ce premier point, nous possédons les constatations précises faites sur
les lieux mêmes par deux médecins appelés le 7 juillet, au moment où
le corps venait d'être découvert, MM. les docteurs Brousse et Surdun.

Le premier, appelé en toute hâte, décrit en ces termes la position et l'état de Maurice Roux : « A gauche de la porte de la cave, étendu diagonalement sur un sol rempli de petits fragments de charbon, couché sur le côté gauche, la face tournée vers le sol, les jambes enveloppées par un mouchoir... Les avant-bras et les bras étaient froids ; la face et la tête présentaient la chaleur naturelle ; la respiration était stertoreuse, le pouls à peine appréciable, la paupière et l'œil presque insensibles.

M. Surdun, qui arrive un peu après le premier médecin, trouve encore Roux « étendu tout de son long, un peu sur le côté gauche ; la face blême, noircie par le charbon, ayant une expression d'hébétude, les paupières à demi fermées, la bouche presque close la respiration presque normale, le pouls faible, régulier, très-lent, les battements du cœur très-lents quoique réguliers ; la chemise souillée par devant de taches encore un peu humides de mucus ou de salive mêlée à de la sérosité légèrement sanguinolente. Toute l'habitude du corps était littéralement froide. Il n'y avait un peu de chaleur que sur la poitrine et le ventre. »

A cette double description qui, sur presque tous les points importants est parfaitement concordante, il est impossible de méconnaître qu'au moment où le sieur Maurice Roux a été trouvé étendu sur le sol de la cave, il était, comme l'a fort justement dit M. le docteur Surdun, dans un état d'asphyxie imminente, et subissait en réalité les premiers effets de la strangulation ; l'affaiblissement du pouls à peine appréciable pour M. Brousse, la respiration stertoreuse, c'est-à-dire ronflante, l'insensibilité des paupières et du globe de l'œil, l'écume légèrement sanguinolente qui tachait la chemise, tous ces signes démontrent un commencement d'asphyxie.

Mais il n'est pas moins constant que cette asphyxie était incomplète et encore peu avancée ; car il a suffi à M. Brousse de comprimer la poitrine, en pratiquant la respiration artificielle, pour signaler le retour graduel « de la respiration, de la circulation et de la sensibilité, » à ce point que dans l'intervalle très-court qui a séparé la venue de M. Surdun des premières constatations faites par M. Brousse, l'état de Maurice Roux s'était déjà modifié favorablement, puisque M. Surdun trouvait la respiration non plus stertoreuse, mais « presque normale ; » le pouls non plus à peine appréciable, mais « faible et régulier, » et que cet honorable médecin notait « le retour des mouvements respiratoires et de la sensibilité, comme faisant espérer le retour à la vie. » Ces observations s'accordent donc à prouver que le sieur Maurice Roux n'a éprouvé qu'un commencement d'asphyxie dont les symptômes se sont dissipés rapidement et avec facilité.

2° *Disposition des liens autour du cou, des mains et des pieds.* — Le sieur Maurice Roux était, nous l'avons dit, étranglé et garrotté. Il est de la plus haute importance d'étudier la disposition des liens autour du cou, aux pieds et aux mains, en vue de déterminer si ces différentes ligatures ont pu être faites par l'individu même sur lequel elles ont été trouvées, où si elles ont, de toute nécessité, exigé l'intervention d'une main étrangère. C'est la question qui se reproduit dans les cas fréquents de la pratique médico-légale, où il s'agit de distinguer le suicide de l'homicide.

Rappelons d'abord de quelle manière était disposé le lien autour du cou du sieur Maurice Roux. M. le docteur Brousse se contente de dire « qu'une petite corde serrait fortement le cou, qu'elle ne présentait pas de nœuds, mais faisait au moins quatre fois le tour du cou. » Le lien, ayant été enlevé par M. Brousse, n'a pas été vu par son confrère M. Surdun. Mais la femme Suzanne Bourgade, cuisinière, et Jean Servent, serrurier, qui assistaient le premier médecin, sont plus explicites : la femme prétend que la corde enroulait dix fois le cou et était très-serrée ; et le serrurier, dont la déposition est d'une précision véritablement remarquable et qui dit avoir lui-même détaché la corde, ajoute qu'elle enroulait le cou cinq ou six fois très-fortement. Il faut joindre à ces constatations celles qui concernent les traces que le lien avait laissées sur le cou. M. Surdun les décrit ainsi : « La corde avait 5 millimètres de diamètre environ. La région cervicale présentait dans son pourtour de nombreuses sugillations se rattachant à deux traces principales rapprochées en arrière, largement espacées en avant, toutefois ne dépassant pas en haut le cartilage thyroïde. Ces traces étaient toutes fraîches, sans ecchymoses, et, quoique peu profondes, leur aspect suffisait pour expliquer, » etc.

Ainsi, en résumé, pour lien constricteur du cou, chez le sieur Maurice Roux, une petite corde enroulée et non nouée autour du cou et faisant plusieurs tours, les uns disent quatre, les autres disent six ou même dix, et laissant sur la peau des traces peu profondes, non ecchymosées, largement espacées entre elles.

Ces caractères, si positifs, si nettement établis, témoignent tous bien plutôt en faveur d'un acte accompli par Maurice Roux sur lui-même que d'une violence homicide, œuvre d'une main étrangère.

Déjà, dans notre *Étude médico-légale sur la strangulation*, publiée il y a quatre ans, tout en reconnaissant que la manière dont le lien est placé et attaché autour du cou ne fournit pas de signes certains soit du suicide, soit de l'homicide, nous relevions comme appartenant plus spécialement au suicide « les tours multipliés » que fait autour du cou le lien constricteur. Il est facile de comprendre, en effet, que l'assassin, au lieu de compliquer son œuvre meurtrière en contournant quatre, cinq, six, dix fois le cou de sa victime, se contentera d'un constriction directe et violente qui assure le plus brièvement possible le résultat homicide qu'il poursuit. Ces remarques s'appliquent de la manière la plus frappante au cas qui nous occupe, où l'on voit les tours multipliés que fait la corde au cou de Maurice Roux. Mais il en est de plus décisives encore. Le lien n'était pas fixé : ce qui ne pourrait s'expliquer que par cette circonstance, que le meurtrier aurait serré très-fort de façon à n'avoir pas besoin d'assujettir le lien, la strangulation ayant été opérée d'un seul coup. Or les marques de cette constriction très-forte, qui seraient restées profondément empreintes sur la peau du cou, font précisément défaut, « sugillations peu profondes et sans ecchymoses, » dit M. le docteur Surdun. Circonstance décisive! car voici ce que l'observation et l'expérience nous dictaient dans l'*Étude* précitée : « Le point capital dans la distinction de la strangulation suicide ou homicide, c'est la présence des désordres extérieurs et des lésions locales que l'on trouve au cou et qui, presque nuls chez les suicidés, sont au contraire à peu près constants et souvent très-apparents, très-étendus, très-profonds et tout à fait caractéristiques dans le cas de meurtre accompli ou tenté par strangulation. »

Il est une particularité sur laquelle il est bon de revenir, car elle pourrait paraître élever une contradiction entre le fait observé chez Maurice Roux et les considérations qui précèdent. Tous les témoins s'accordent à dire que la corde qui lui entourait le cou était très-serrée. Nous sommes fort loin de contester cette assertion et nous ne doutons pas qu'elle soit parfaitement exacte. Mais le resserrement du lien autour du cou de Maurice Roux résulte manifestement du gonflement spontané qui s'est opéré dans ces parties sous l'influence d'une constriction d'abord modérée et graduellement accrue, à l'insu même du patient, qui a subi ainsi, sans le vouloir, un commencement d'asphyxie et une réelle menace de mort. Ce qui le prouve sans réplique, c'est l'absence de toute lésion extérieure et même de toute ecchymose qu'une constriction violente dès le début n'eût pas manqué de produire.

Sur ce premier point, donc, c'est-à-dire en ce qui touche la disposition du lien autour du cou, tout concourt à éloigner l'idée de l'intervention d'une main homicide ou même d'une main simplement étrangère.

Passons à la ligature des mains et des pieds.

Pour les pieds, nulle difficulté, nul intérêt. Les jambes étaient attachées à la hauteur de la cheville par un mouchoir blanc appartenant à l'inculpé Armand. Ce n'est pas à nous qu'il appartient de relever la signification morale de ce dernier détail. Quant au reste, nous n'avons rien à dire, les pieds ayant manifestement pu être liés n'importe par qui ni comment.

Quant aux mains, la chose est, en apparence au moins, de plus d'importance. « Les mains étaient liées derrière le dos, » dit brièvement M. Brousse. Le second médecin, M. Surdun, s'exprime ainsi : « Les mains avaient été attachées par les poignets réunis à une faible distance, et portaient sur les reins. La corde qui avait servi de lien était de chanvre, d'un diamètre de 6 à 7 millimètres, et point neuve. Elle faisait plusieurs tours, de cinq à six sur un poignet, trois sur l'autre. » Enfin, le serrurier Jean Servent, beaucoup plus précis et qui a dégagé les liens, donne les détails suivants, qui permettent de se rendre le compte le plus exact du mode de ligature des mains : « Les mains étaient placées derrière le dos, attachées l'une à l'autre par une corde de 6 millimètres de diamètre. La main droite était retenue par dix tours et chaque tour par un nœud. La corde qui enroulait ce poignet était très-serrée. L'autre main était retenue par une corde qui faisait trois fois le tour du poignet, et par un seul nœud. Une seule corde reliait les deux mains ; la longueur de cette corde était celle d'un doigt. »

Après ces constatations si complètes et si démonstratives, nous n'aurons que de très-courtes remarques à présenter.

En fait, rien n'est plus commun que de voir des suicidés qui, se défiant de l'énergie et de la constance de leur résolution et pour paralyser toute résistance de l'instinct conservateur, se lient les mains et les pieds avant d'accomplir leur dessein. Nous ne nous contenterons pas d'invoquer à ce sujet notre propre expérience, qui nous fournirait dans ce que nous voyons tous les jours à la Morgue de Paris des exemples par centaines. Nous aimons mieux citer un auteur qui a fait du suicide et de ses conditions diverses l'étude la plus complète et la plus vraie. « Il y a des personnes, dit le docteur Brierre de Boismont, dont la résolution est tellement arrêtée, que, pour que rien ne s'oppose à l'exécution de leur projet, elles se lient les genoux, les jambes, *se nouent les mains derrière le dos...*, » etc. Marc et Auvity ont également cité un cas de suicide accompli par un individu qui s'était préalablement serré avec une corde le cou, les jambes et les poignets. La possibilité, la fréquence même du fait ne saurait donc être douteuse. Nous pourrions nous en tenir là, mais nous croyons utile d'ajouter quelques détails qui achèveront de répandre la lumière sur ce point.

Ces ligatures volontaires se rencontrent dans tous les genres de suicide. Si elles s'observent plus fréquemment chez les noyés, ce qui tient en partie à ce que ce mode de suicide est plus commun, il n'est pas rare de les voir chez des individus qui se sont donné la mort en s'étranglant ou en se pendant : on en compte plusieurs de cette catégorie parmi les prisonniers suicidés.

Quant à la manière dont les mains sont attachées, elle n'a pas à beaucoup près autant de portée que l'on est généralement tenté de le
croire. Nous ne craignons pas de le dire, tout est possible en pareille matière. Et nous nous rappelons parfaitement avoir éprouvé
plus d'une fois une véritable surprise en constatant, dans des cas de
suicide avérés, des ligatures faites aux mains avec une habileté extraordinaire et un art qui semblait attester une dextérité ou une patience
merveilleuses. Il s'en faut de beaucoup que le procédé de ligature employé pour le sieur Maurice Roux doive exciter le même étonnement
et puisse laisser place au doute. La position des mains derrière le dos,
faite pour frapper le vulgaire, n'a, on l'a vu, aucune signification. Elle
est signalée comme un fait banal par M. Brierre de Boismont. Il n'est
pas plus difficile de se lier soi-même les mains derrière le dos qu'au-
devant de la poitrine. Enfin, pour la manière dont la corde enroulait
les poignets du sieur Maurice Roux, elle est véritablement la plus
simple du monde, et atteste, d'une manière flagrante, que c'est bien lui
qui s'est attaché les mains. La main droite liée d'abord, reste plus
habile pour faire, quoique serrée déjà, la ligature de la main gauche.
La même corde réunit les deux mains, faisant dix tours à la première
et trois seulement à la seconde. Elle les réunit sans les assembler en
laissant entre elles juste l'espace nécessaire pour que la corde puisse
être tournée d'une main sur l'autre. Le nœud qui la fixe est simple.
Que dire de plus? Et n'en avons-nous pas dit assez déjà pour démontrer sans réplique que :

Les ligatures que le sieur Maurice Roux portait au cou, aux pieds et
aux mains, n'impliquent en aucune façon l'intervention d'une main
étrangère; non-seulement il peut se les être appliquées lui-même, mais
encore tout concourt à démontrer que c'est lui et non pas un autre,
qui a tourné la corde autour de son cou et attaché ses pieds et ses
mains de la manière qui a été constatée.

5° *Durée du temps pendant lequel le sieur Roux est resté étranglé
et garrotté.* — Dans toute affaire criminelle, préciser l'heure exacte à
laquelle le crime a été commis est le point capital, celui sur lequel
repose quelquefois toute l'accusation. Et il nous sera permis de le faire
remarquer, c'est le plus souvent à la médecine légale que la justice est
conduite à demander cette détermination précise. Jamais peut-être celle-
ci n'a été à la fois plus importante et plus facile que dans le cas dont
il s'agit ici.

La déclaration de Maurice Roux, qui est, personne ne le conteste,
toute l'accusation, pose en fait, sans commentaire ni atténuation possibles, que c'est dans la matinée du 7 juillet, vers huit heures et demie,
que s'est passée la scène de violence dont il a été victime. Et il demeure établi que c'est dans la soirée du même jour, vers huit heures,

à l'heure où il est d'usage que la femme de chambre descende à la cave pour en rapporter le vin destiné au repas, qu'il a été découvert par cette femme, gisant à demi mort sur le sol. Il n'y a pas à sortir de ces deux termes. Onze heures se sont écoulées entre le moment où Maurice Roux a été frappé, étranglé et lié, et celui où il a été trouvé, délivré et heureusement rappelé à la vie. Onze heures ! et si nous démontrons que cette durée est inadmissible, que Roux n'est resté dans l'état où il a été découvert, ni onze heures, ni même dix, ni cinq, ni seulement une heure, il n'y aura pas à se retrancher derrière une variation dans la mesure du temps ; et l'accusation, qui n'eût jamais dû se tenir debout un instant devant les appréciations de la science la plus élémentaire, croulera par sa base.

Les preuves matérielles abondent, en effet, qui démontrent ici le mensonge et l'erreur. Notre embarras sera de les choisir ; nous les emprunterons toutes d'ailleurs aux constatations faites par les médecins qui ont vu cet homme dès les premiers moments.

De l'aveu de ces médecins, et d'après leurs observations que nous n'avons pas hésité à admettre, l'état dans lequel a été trouvé Maurice Roux à huit heures du soir, le 7 juillet dernier, était celui d'une asphyxie imminente produite par la constriction du cou, c'est-à-dire par la strangulation. Or cette menace d'asphyxie ne peut, en aucun cas, rester indéfiniment suspendue. Et si la proposition est vraie pour toute espèce d'asphyxie, elle l'est plus particulièrement encore pour la strangulation. Si lente que soit l'action d'un lien serré autour du cou, elle ne dépassera pas en durée un espace de temps certainement inférieur à une ou deux heures. Les faits et les expériences pratiquées sur les animaux le démontrent. Nous n'en citerons qu'une dont la portée n'échappera à personne, et que nous emprunterons à des recherches spéciales du docteur Faure sur l'asphyxie. Un chien, au cou duquel on passe une corde fixée par un nœud coulant, mais que l'on ne serre pas et dont on laisse l'extrémité flottante, est mort étranglé au bout d'une heure. Voilà, certes, un exemple dans lequel se trouvent réalisées les conditions de la strangulation la plus passive en quelque sorte et la plus lente, et qui est complète et mortelle en une heure. Mais si, à des cas de cette nature, on oppose ceux où une tentative criminelle s'opère à l'improviste sur un individu incapable de résister, ce qui eût été bien certainement le cas de Maurice Roux, la strangulation reste l'un des genres de mort violente les plus prompts et les plus terribles.

Mais, quelque positives, quelque certaines que soient ces données générales de la science, nous ne voulons pas nous en contenter. Nous tenons à faire voir que les signes matériels les plus évidents prouvent que le sieur Maurice Roux n'a eu le cou, les pieds et les mains serrés

que pendant fort peu de temps. Et ici ce n'est vraiment plus la science
que nous ferons parler, mais le simple bon sens.

Qui ne sait qu'une constriction opérée d'une façon quelconque
sur une partie du corps dont toute la circonférence est embrassée,
a pour effet de déterminer très-rapidement le gonflement et le
changement de couleur de cette partie? La ligature faite au bras
avant une saignée, une cravate, une jarretière ou un anneau trop serrés produisent ce résultat visible pour tous les yeux, et qui ne se fait
attendre ni une heure, ni deux, ni dix.

Ajoutons, en ce qui touche particulièrement la tentative de strangulation, que nous avons établi par l'analyse d'un grand nombre de faits
consignés dans notre *Étude*, que « pour peu que la tentative de strangulation ait été sérieuse, on trouve sur la face, sur le cou et même sur
la poitrine des points ecchymotiques et des extravasations sanguines
qui en sont un des signes les plus constants. Ce sont là, disions-nous,
et l'on nous permettra de rappeler ces réflexions qui, faites il y a
quatre ans, trouvent ici une application si directe, ce sont là des caractères positifs, auxquels un expert habile reconnaitra la réalité d'une
tentative de strangulation, et dont l'absence le mettra sûrement en
garde contre la fraude, surtout si les exagérations de la personne qu'il
examine lui montrent un désaccord trop frappant entre les violences
dont elle se dit victime et le peu de gravité des désordres locaux et des
accidents qu'elle présente. »

Si l'on veut bien maintenant se reporter à l'état de Maurice Roux,
tel que le décrivent les médecins qui lui ont donné des soins, sa face
est blême, le cou ne présente que quelques sugillations peu profondes,
dont les traces, dit M. Surdun comme pour mieux confirmer nos conclusions, sont *toutes fraîches* et par conséquent ne remontent pas
à onze heures ; il n'y a pas d'ecchymoses ; et (nous citons textuellement) les mains et les pieds ne sont pas tuméfiés, malgré la constriction assez forte des poignets et des chevilles. D'où cette conclusion
forcée, que ni le cou, ni les mains, ni les pieds n'étaient serrés
depuis longtemps.

Nous avons déjà fait pressentir un autre argument tiré de la rapidité
avec laquelle le sieur Maurice Roux avait repris ses sens ; car avant
qu'on lui brûlât les bras, il est constant qu'il avait déjà recommencé
à respirer librement, que le pouls avait repris sa régularité et que
la sensibilité avait reparu. Ce qui prouve sans réplique que, loin
d'être depuis onze heures sous l'influence de l'asphyxie, il en subissait seulement les premières atteintes. Lorsque celle-ci en effet a agi
fortement ou très-longuement, il faut parfois plusieurs heures pour
que les soins les mieux dirigés réussissent à réveiller quelques signes
de vie. Nous avons constaté ailleurs que la strangulation incomplète

laisse parfois, après que le lien a été enlevé, une perte de connaissance prolongée pendant plusieurs heures. On voit combien, à tous ces points de vue, les caractères offerts par Maurice Roux diffèrent de ceux que nous venons de retracer.

Nous n'hésitons donc pas, sur cette question capitale, à savoir le moment précis où cet homme aurait été en butte aux violences dont il s'est dit victime, à affirmer qu'elles n'ont pu avoir lieu à l'heure qu'il a assignée; que s'il eût été lié pendant un temps beaucoup plus court, il eût eu la face, les pieds et les mains gonflés et noirs; que s'il eût subi une constriction même modérée du cou, celle-ci se fût progressivement accrue d'elle-même, au point d'amener certainement la mort dans un espace de temps infiniment moins long que celui durant lequel il prétend être resté étranglé et lié; qu'enfin il n'a, fort heureusement pour lui, subi qu'un commencement d'asphyxie et non une asphyxie prolongée contre laquelle ne l'eussent protégé, ni le relâchement possible du lien constricteur, ni une force de résistance individuelle particulière, ni un évanouissement indéfiniment prolongé, ni toute autre circonstance hypothétique que l'on pourrait invoquer.

Sur ce point essentiel et fondamental comme sur tous les autres, mais ici plus flagrants encore, éclatent la fausseté et le mensonge.

Nous n'avons pas voulu interrompre la discussion à laquelle nous venons de nous livrer pour aller au-devant d'une objection tout à fait oiseuse, mais que nous voulons prévoir et dont un seul mot fera justice. Nous voulons parler du refroidissement partiel suivant M. Brousse, général ou du moins plus étendu suivant M. Surdun, qu'aurait présenté le corps de Maurice Roux. Sans insister plus que de raison sur ces contradictions, il nous suffira de faire remarquer que la perte de la chaleur peut bien avoir quelque signification sur un cadavre pour fixer l'époque de la mort; mais que sur un vivant l'abaissement de la température ne serait nullement un signe de la prolongation d'un état asphyxique, tout au contraire. Le séjour dans une cave au mois de juillet paraîtra sans doute à tout le monde une explication suffisante et beaucoup plus naturelle. Enfin nous appellerons l'attention sur un détail de fait qui, pour n'être pas exclusivement de notre ressort, mérite cependant d'être relevé ici. C'est que la respiration stertoreuse très-bruyante, qui a été constatée dès que l'on est arrivé auprès de Maurice Roux, appartient aux premiers moments de l'asphyxie et qu'elle eût été certainement entendue bien avant huit heures du soir par les diverses personnes qui, ainsi que cela est établi, sont venues à plusieurs reprises, dans le cours de la journée, aux caves voisines de celle où gisait Maurice.

4° *Coup porté derrière la tête.* — La scène, imaginée, nous ne crai-

gnons pas de le dire, par le sieur Roux, s'ouvre, on se le rappelle, par
un coup de bûche ou de bâton que son maître, se dressant devant lui,
lui aurait asséné sur le derrière de la tête, pendant qu'à genoux il
ramassait du bois.

Voyons d'abord les faits, matériellement établis. Nous citerons le
rapport de M. le docteur Surdun écrit trois jours après l'événement, circonstance qui explique comment, dans le même paragraphe, il mentionne des constatations faites, les unes le premier jour et les autres
le lendemain, après que la version de Maurice Roux était connue :
« J'examinai la nuque avec précaution sans déranger le malade et ne
trouvai rien ; cependant le lendemain je vis dans cette région, au milieu et tout près de l'insertion supérieure du muscle trapèze droit, une
petite excoriation placée en long sur la saillie de ce muscle, de couleur
brune, de 2 centimètres de longueur et de 1 centimètre dans sa plus
grande largeur. » Telles sont les constatations de M. le docteur Surdun : il ne voit rien d'abord et découvre le lendemain une écorchure
à l'occiput.

Ici se place un incident que nous voudrions pouvoir passer sous silence, une expertise médico-légale, grave par les noms qui y figurent,
nulle par la manière dont elle a été conduite, erronée par les réponses
monosyllabiques auxquelles elle a abouti.

Au lieu de demander aux médecins si la lésion constatée par M. Surdun pouvait être attribuée à un coup de bâton ou de bûche, ce que
rendaient au moins fort douteux les caractères si nettement tracés par
le premier expert qui n'avait trouvé dans la région occipitale qu'une
écorchure très-peu étendue et peu profonde, on leur pose dans une
commission spéciale trois questions purement théoriques et abstraites
qu'il faut, de toute nécessité, que nous citions textuellement :

« 1° Un coup porté sur la nuque peut-il occasionner une commotion, peut-il occasionner une syncope?

« 2° Est-il nécessaire qu'un coup ait été violent ou très-violent pour
provoquer la commotion et amener la syncope, quand ce coup est porté
sur la région précitée?

« 5° Un coup porté sur la nuque et susceptible d'amener la commotion ou la syncope doit-il toujours laisser, au moment même, des traces
marquées de contusion et en particulier des ecchymoses? »

A ces trois questions qui, nous devons insister sur ce point, ne
s'adressent qu'à de pures hypothèses, et semblent supposer établis des
faits qui non-seulement ne sont nullement prouvés, mais sont même
contredits par l'examen direct de la personne prétendue blessée, les
experts, sans commentaire, sans distinctions, sans réserves, se rési-
gnent à répondre : à la première, oui ; à la seconde, non ; à la troisième, non. Leur rapport est tout entier dans ces trois mots. Et ce qui

est plus fâcheux, chacun de ces trois mots contient à lui seul plusieurs erreurs, ainsi qu'il nous sera facile de le démontrer.

Les experts, en effet, eussent dû d'abord rectifier la désignation de la région blessée qui, pour M. Surdun, décrivant sur place, est la région occipitale, et qui dans l'ordonnance de M. le juge d'instruction est dite la nuque. Ils eussent dit alors que le sieur Maurice Roux n'avait pas reçu un coup à la nuque; et que si un coup à la nuque pouvait, dans certaines conditions, occasionner une commotion, il eût fallu spécifier quelle espèce de commotion ; la blessure légère constatée chez le sieur Roux n'avait pu produire ni une commotion, ni une syncope : tout le contraire de ce qu'ont répondu les trois experts.

Quant à la seconde question, en s'en tenant au siége réel de l'excoriation, au niveau de l'insertion du muscle trapèze, il fallait montrer que c'est là précisément la partie la plus épaisse, la plus résistante et la plus dure de la boîte crânienne, celle par conséquent où il fallait le coup le plus violent pour produire la commotion : les trois experts ont dit le contraire et se sont laissé entraîner à une erreur par une question mal posée.

Nous en dirons autant pour la troisième, car un coup porté sur l'occiput non pas d'une manière abstraite, mais avec un bâton ou une bûche, ainsi que l'a prétendu Maurice Roux, et avec assez de violence pour amener la commotion, devait de toute nécessité laisser des traces de contusion, telles que bosse sanguine, ecchymoses ou plaie contuse. Quant à l'apparition des traces *au moment même* où le coup a été porté, si elle peut en effet n'avoir pas lieu toujours, ce n'était nullement le cas de la mettre en question, puisque la lésion constatée chez Maurice Roux, par le docteur Surdun, n'était pas une ecchymose parfois tardive, mais une excoriation, c'est-à-dire une écorchure qui ne peut se produire qu'au moment même du choc, et qui avait simplement échappé au premier examen du médecin. Sur ce point donc, comme sur les deux autres, les trois experts se sont trompés.

Nous ajouterons qu'ils ont négligé un fait, consigné cependant dans le rapport de M. Surdun et qui était bien propre à les édifier sur la nature de l'excoriation de l'occiput, c'est l'existence d'une autre excoriation s'étendant du tiers inférieur de la deuxième fausse côte jusqu'au tiers postérieur de la septième ou huitième côte, et que M. Surdun qualifie de très-mince égratignure.

Si, en effet, on veut réfléchir que le corps de Maurice Roux était étendu sur le sol d'une cave rendu plus raboteux par la présence de morceaux de charbon écrasé, que ce corps a été soulevé, retourné précipitamment, comme il arrive quand on porte secours à un homme privé de sentiment, on n'hésitera pas à reconnaître qu'il n'est pas besoin, pour expliquer cette blessure superficielle du cuir chevelu, de

upposer que Roux a été assommé d'un coup de bûche qui eût fait de
bien autres désordres et qu'il est beaucoup plus simple et plus vrai-
semblable d'attribuer la double écorchure à l'occiput et au côté aux
tractions du corps sur le sol.

Dans aucun cas, d'ailleurs, on ne saurait admettre la réalité d'un
coup porté derrière la tête au sieur Roux, et il n'y aurait pas eu lieu
d'en discuter les effets problématiques, si nous n'avions à revenir sur
la prétendue perte de connaissance qui en aurait été la suite et qui
tient une si grande place dans la fable de Maurice Roux.

5° *Conséquences immédiates des actes de violence.* — Parmi les
circonstances de la scène racontée par le sieur Maurice Roux, il en est
une qui mérite d'être examinée d'une manière toute particulière.
Nous voulons parler de l'espèce d'évanouissement dans lequel le coup
asséné sur la tête l'aurait plongé, et qui cependant ne l'aurait pas empêché de suivre les mouvements de son agresseur et d'en raconter les
moindres gestes. Il est difficile de ne pas être frappé de ce qu'il y a
d'obscur et d'improbable dans cette partie de sa déclaration. Nous la
reproduirons avant de la discuter.

En premier lieu, lorsque le sieur Maurice Roux s'exprime par signes,
le procès-verbal traduit ainsi qu'il suit ceux qui se rapportent à cette
circonstance. « Le témoin nous indique par signes, qu'il a d'abord reçu
sur le derrière de la tête un coup de bûche qui l'a renversé et étourdi ;
que, se précipitant sur lui, Armand lui a passé une corde autour du
cou qu'il a fortement serrée, puis il lui a lié les mains derrière le dos,
et enfin, prenant son mouchoir, il lui a noué les jambes au-dessus des
chevilles. »

Le récit fait le lendemain de vive voix par Maurice Roux n'est pas,
à beaucoup près, aussi précis, et contredit même sur un point important la pantomime de la veille : « Tout à coup, et sans que j'aie entendu
le moindre bruit qui m'annonçât son arrivée, je vis devant moi mon
maître Armand... Il me dit : « Je vais t'apprendre si ma maison est
« une baraque » Je me sentis aussitôt frappé à l'aide d'un bâton ou
d'une bûche derrière la tête. Je fus étourdi et je tombai sans connaissance. Dans l'état d'étourdissement dans lequel j'étais plongé, je ne
sentis pas qu'il m'étranglait et qu'il liait mes bras et mes jambes. Je
ne puis dire combien de temps je restai dans cette position, mais à
mon réveil je me sentis suffoqué. Je finis par me rendre compte que
j'étais lié. Je suis resté là jusqu'au moment où l'on est venu me porter
secours. J'entendais du bruit dans les caves voisines, mais je ne pouvais
appeler. »

Cette version n'est pas encore la dernière. Dans un troisième interrogatoire subi le jour suivant, nous lisons : « ..... En même temps, je me
sentais frappé derrière la tête ; j'étais renversé, je me sentis alourdi,

dans l'impossibilité de crier et de faire un mouvement. Il m'a semblé qu'il se livrait sur moi à quelque acte extraordinaire et je me suis trouvé plus tard étranglé et lié. »

Nous ne nous arrêterons pas à ces contradictions flagrantes, à ces variations inadmissibles de la part d'un individu qui a la mémoire assez présente pour ne négliger aucun des détails, même les plus minutieux, de la mise en scène. Nous ferons remarquer seulement qu'il faut de toute nécessité reconnaître que Maurice Roux n'a pas dit la vérité; qu'il ne peut pas à la fois avoir vu et n'avoir pas vu ; qu'il était évanoui ou qu'il ne l'était pas, et que l'on ne saurait en aucun cas admettre ce prétendu évanouissement lucide, cet état intermédiaire entre la perte de connaissance et la conservation des sens qui aurait permis la perception même incomplète ou obscure que suppose la déclaration évidemment fausse de Maurice Roux. Ce n'est pas qu'il n'y ait, en réalité, certains cas où une personne en apparence privée de sentiment peut néanmoins continuer de voir et d'entendre. Mais ces cas n'ont pas la moindre analogie avec la situation de Roux; ils se présentent exceptionnellement dans quelques maladies nerveuses, dans certaines affections convulsives, et diffèrent absolument de l'étourdissement produit par un coup porté sur la tête. L'homme ainsi frappé, si le coup a été assez violent pour lui faire perdre connaissance, est bien, pendant tout le temps que dure l'étourdissement, complétement privé de sens, et hors d'état de voir ni de sentir ce qui se passe autour de lui. C'est là la commotion dans le vrai sens du mot ; et la commotion, au moment où elle se produit, abolit toute connaissance et toute sensibilité. De telle sorte que, pour en finir sur ce point, il demeure parfaitement établi :

Que le sieur Maurice Roux n'a pas reçu de coup sur la tête, que s'il avait reçu un coup capable de déterminer une commotion, celui-ci eût laissé de bien autres traces que celles qui ont été constatées à l'occiput ; et qu'enfin s'il avait été plongé dans l'évanouissement de la commotion il n'aurait pas vu son aggresseur se jeter sur lui et le garrotter, et n'aurait même pas senti qu'il se livrait sur lui à quelque acte extraordinaire. ·

Mais ce n'est pas tout : il y a quelque chose de beaucoup plus grave à relever dans cette partie capitale de la déclaration accusatrice de Maurice Roux. Nous sortons ici de ses contradictions et de ses variations. Quelle que soit la version que l'on adopte touchant l'attaque et la consommation des actes de violences, il est un point qui, dans ses diverses dépositions mimées ou parlées, ne varie pas : c'est qu'à un certain moment, peu importe lequel, cet homme a repris ses sens, s'est rendu compte, à ce qu'il dit expressément, de sa position, a reconnu qu'il était étranglé et lié ; qu'il est resté ainsi jusqu'au moment où l'on est venu à son aide ; et, ce qui est plus caractéristique encore, que pendant tout ce temps il entendait du bruit dans les caves voisines sans pouvoir appeler. Rien n'est plus net et plus précis ; mais on va voir en même temps que rien n'est plus impossible et plus faux.

Que le sieur Maurice Roux, étourdi par un coup violemment porté sur la tête, et garrotté pendant son évanouissement, reprenant ses sens après un temps plus ou moins long, s'aperçoive qu'il a les pieds et les mains liés, cela se conçoit et n'a rien qui doive surprendre. Mais, en combinant sa fable, il a oublié qu'il n'avait pas seulement les pieds et les mains attachés, qu'il avait encore au cou une corde que son aggresseur, il le dit lui-même, avait serrée fortement. Pour nous, nous ne pouvons l'oublier : et nous ajoutons que là encore, et sur un point décisif, nous retrouvons une preuve nouvelle que, dans le fond comme dans les détails, tout est de pure invention dans ce récit. Nous n'avons pas besoin de longs développements pour faire toucher du doigt cette impossibilité qui s'ajoute à tant d'autres.

Il eût été déjà fort extraordinaire qu'une corde violemment serrée autour du cou par la main du meurtrier n'eût pas déterminé une strangulation complète, et par conséquent n'eût pas à tout jamais empêché la victime de reprendre ses sens. Mais nous voulons bien admettre que la corde qui n'était pas nouée, se soit relâchée malgré les tours multipliés qu'elle faisait, de manière à permettre le rétablissement de la respiration et le retour à la vie : le sieur Maurice Roux se serait retrouvé dans la situation de l'homme non plus étranglé, mais simplement lié ; et qu'est-ce qui pouvait alors l'empêcher d'appeler à son secours les personnes qu'il entendait près de lui ?

Ici encore le même dilemme résumera notre discussion. Ou le sieur Maurice Roux étranglé a été, dès le principe, dans l'état de demi asphyxie où il était bien réellement quand il a été découvert, et alors il n'a pas repris ses sens et n'a pu se rendre compte de rien, et, pour parler plus vrai, il aurait dû mourir ; ou la strangulation, incomplétement opérée, a cessé par le relâchement du lien, et alors il aurait certainement pu appeler à son aide.

6° *Effets consécutifs des actes de violences.* — Nous ne voulons rien laisser dans l'ombre, et malgré tant de preuves accumulées déjà, nous poursuivrons jusqu'au bout, la fraude qui devient d'ailleurs, on le reconnaîtra, de plus en plus flagrante. Nous avons vu que les symptômes graves observés chez le sieur Maurice Roux, au moment où il a été découvert gisant dans la cave, se sont dissipés assez vite, que la circulation et la respiration se sont rétablies promptement, que l'intelligence est revenue presque immédiatement dans son intégrité, et que le docteur Surdun constatait d'une manière positive, et dès le lendemain matin, qu'il ne restait que de la courbature et un peu de douleur au cou, le larynx étant d'ailleurs parfaitement intact, ainsi qu'une gêne de la déglutition. Tels sont bien, en effet, les caractères que l'on observe chez les personnes qui ont été incomplétement étranglées, à un degré quelquefois beaucoup plus considérable que chez Maurice Roux. Jusqu'ici nous n'avons donc rien à dire.

Mais à ces symptômes on remarquera que chez cet homme il s'en est joint un autre. Il a perdu la parole. Ce n'est pas une voix altérée, étranglée, brisée, éteinte même. C'est du mutisme, et le mutisme le plus absolu, sans rémission, sans retour d'un mot ni même d'un son. M. le docteur Surdun le constate, sans en paraître surpris. « Il avait perdu complétement la voix, car, en dépit des efforts qu'il fit, il ne put prononcer une parole, ni pousser un cri, pas même un léger gémissement. » Avons-nous besoin de faire remarquer que la voix et la parole ne sont pas une seule et même chose, que l'on peut parler sans voix, ainsi que cela arrive à ceux qui sont atteints de cette indisposition si commune que l'on appelle une extinction de voix ; et qu'enfin il n'est pas un muet de naissance qui ne puisse pousser un cri et faire entendre des gémissements ? Quoi qu'il en soit, voilà Maurice Roux muet. Il est indispensable de le suivre et de le montrer dans cette phase nouvelle et si expressive. Pas un détail n'est à négliger dans cette scène, qui a lieu le lendemain de l'événement, à huit heures du matin.

M. le juge d'instruction demande à Maurice Roux s'il se sent l'intelligence et la force nécessaires pour le comprendre et lui répondre. Sa physionomie s'est alors animée, et il s'est tourné vers lui et lui a répondu affirmativement, en le regardant avec une grande intelligence. On lui demande s'il peut parler, il répond négativement.

Alors commence cette pantomime animée, où, pour reproduire dans les moindres détails les actes de violence dont il se dit victime, Maurice Roux épuise tous les gestes, se dresse, s'agite, se passionne, met la main sur son cœur, lève les yeux au ciel, donne tour à tour à son regard toutes les expressions, ressemblant bien plus à un comédien qui joue un rôle qu'à un malade épuisé qui cherche par quelques signes à se faire comprendre et à suppléer la voix qui lui manque. La menace de la justice céleste que lui adresse le magistrat ne pouvait pas le toucher beaucoup. « Dans quelques minutes, peut-être, vous allez mourir ! — Vous n'avez plus que quelques instants à vivre. — Vous allez paraître devant Dieu. » Maurice Roux devait se sentir moins moribond que cela, et M. Surdun lui-même nous rassure à cet égard en disant que tout symptôme grave avait disparu ; d'ailleurs il n'y avait guère à s'y tromper, en voyant Maurice Roux se livrer à cette mimique si active, si énergique, comme le constate à chaque pas le procès-verbal. La scène s'achève ainsi sans que Maurice Roux dise un mot. Le lendemain, à huit heures du matin, juste vingt-quatre heures après, il a recouvré la parole et se dit en état de pouvoir répondre aux questions. Le mutisme a cessé de lui-même comme il était venu, sans qu'on ait rien fait pour cela, sans qu'on sache pourquoi, et même, ce qui paraîtra plus surprenant encore, sans qu'on se le demande.

Mais ne voit-on pas cependant que ce mutisme est un jeu ; que jamais la strangulation ne fait perdre la parole, c'est-à-dire la faculté d'articuler les mots, pas plus qu'elle n'atteint la faculté de trouver les expressions. Ce que nous avons vu, ce que nous avons décrit chez les individus qui ont été victimes d'une tentative de strangulation, c'est une gêne douloureuse dans l'action de parler en rapport avec les désordres qui peuvent exister au cou, et une altération plus ou moins marquée de la voix, mais non jamais la perte de la parole.

Une circonstance favorable et vraiment faite pour porter la conviction à cet égard dans tous les esprits, nous fournit un rapprochement tout à fait caractéristique. Nous avons consigné dans l'*Étude* qui précède le fait d'une jeune fille qui a feint d'être victime d'une tentative de strangulation et a simulé le mutisme dans des conditions absolument identiques.

Nous avons établi que la fraude et le mensonge avaient présidé à tous les actes, à toutes les paroles du sieur Maurice Roux, depuis le commencement jusqu'à la fin de cette douloureuse affaire. Ce n'est pas à nous qu'il appartient et nous ne voudrions à aucun titre usurper la mission de rechercher à quel mobile peut être attribuée son inqualifiable conduite.

Nous ne terminerons pas toutefois sans montrer encore par un exemple qui offre avec le cas actuel la plus remarquable analogie que quel qu'en ait pu être le motif, l'acte de simulation de Maurice Roux, consistant à jouer lui-même sa vie, pour faire payer sa mort à un autre, n'est pas sans précédent.

« En 1854, au mois de mai, un employé de l'octroi de Paris fut trouvé dans sa chambre à demi asphyxié. Rappelé à la vie, il accusa sa femme d'avoir allumé le fourneau qui avait failli lui donner la mort. Celle-ci, protestant hautement de son innocence, soutenait qu'elle avait quitté son domicile peu de temps après le retour de son mari et qu'elle n'avait pas allumé de fourneau. Les témoignages les plus certains, et les expériences auxquelles nous procédâmes de concert avec Lassaigne sur les conditions physiques dans lesquelles s'était accomplie l'asphyxie, ne laissèrent pas de doute sur la véracité de cette femme, que son mari renonça lui-même à contredire ; et il resta prouvé que celui-ci avait simulé une asphyxie dont il avait malgré lui ressenti les effets, pour pouvoir accuser sa femme et arriver à obtenir une séparation à laquelle pour sa part elle s'était toujours refusée. »

Comparez cet acte à celui de Maurice Roux, la pensée et le moded'exécution sont exactement les mêmes; l'instrument seul diffère.

Il y a là, si nous ne nous abusons, au point de vue de la simulation et de la conception mensongère, une preuve morale considérable à ajouter à toutes les preuves matérielles à l'aide desquelles nous avons renversé pièce à pièce l'échafaudage d'accusations imaginaires dressé contre son malheureux maître par Maurice Roux.

Conclusions. — Arrivé au terme de ce long travail, nous espérons obtenir de tous ce témoignage que, ainsi que nous en avons pris l'engagement, nous sommes resté scrupuleusement attaché aux faits tels que l'instruction judiciaire les a établis ; et que dans l'analyse et dans l'appréciation que nous en avons faites, nous nous sommes abstenu de toute hypothèse et même de toute discussion théorique. Aussi avons-nous la ferme conviction que chacun tirera de ces faits les conclusions qui en découlent naturellement et comme d'elles-mêmes, et qu'il nous reste à formuler :

1° Le sieur Maurice Roux est l'unique auteur de la prétendue scène de violences dont il s'est dit victime, et qui aurait eu lieu le 7 juillet dernier, à huit heures du matin, dans l'une des caves de la maison de son maître. Il a tout imaginé, tout combiné, tout accompli de sa propre main.

2° Il est faux et absolument inadmissible qu'il ait pu rester pendant plus de dix heures dans l'état où il a été trouvé le même jour à 7 heures du soir.

3° Les constatations matérielles dont sa propre personne a été l'objet démontrent, d'une manière irréfragable, qu'il ne s'était lié le cou, les pieds et les mains, que fort peu de temps avant l'heure où il savait que l'on avait coutume de descendre à la cave pour prendre le vin nécessaire au repas, et où l'on y est en effet descendu.

4° L'écorchure constatée à la partie postérieure de la tête ne peut en aucun cas être attribuée à un coup de bûche ou de bâton asséné par une main homicide. Une pareille violence eût laissé de tout autres traces.

5° L'évanouissement si étrangement lucide dans lequel il dit avoir été plongé, le mutisme complet qu'il a simulé, la pantomime à laquelle il s'est livré, sont autant de supercheries grossières que l'observation et l'expérience démentent de la façon la plus formelle.

6° C'est à son insu et sans qu'il ait pu le prévoir, que d'elle-même la constriction du cou s'est graduellement augmentée, comme cela devait nécessairement arriver, et qu'il a failli périr étranglé dans ce jeu perfide qu'il avait imaginé, et pour lequel ses récits mensongers avaient préparé une autre victime.

Je ne crois pas utile de reproduire les débats contradictoires qui ont eu lieu devant le jury d'Aix. La science n'aurait rien à y gagner. Les

questions véritables du procès y ont trop souvent été obscurcies par
de vaines théories, par des assertions sans valeur et des expérimenta-
tions oiseuses qui n'avaient nullement trait au fait même qu'il s'agissait d'élucider.

J'aime mieux faire remarquer que l'accusation primitive n'a pas résisté à nos objections, qu'elle a été en réalité abandonnée par le minis-
tère public qui, reculant devant l'impossibilité de soutenir le récit de
la prétendue victime, a donné au coup porté à la nuque une importance prépondérante, a réduit la tentative de meurtre à un simple délit
de coups et blessures; et, divisant arbitrairement en deux actes le
drame du 7 juillet, a fini par considérer la strangulation et la ligature
des pieds et des mains comme une mise en scène accessoire imaginée
par l'accusé Armand, non plus pour achever celui qu'il avait frappé,
mais pour *faire croire* à un suicide, de telle sorte que la *simulation*
en principe n'a plus été contestée par l'accusation. Que pouvions-nous
désirer de plus décisif? et sur tous les points, d'ailleurs, n'avons-nous
pas eu gain de cause ?

Il me sera permis en terminant de me féliciter, comme je l'ai fait
publiquement aux assises, d'avoir vu mon opinion fortifiée par celle
de es honorables et savants confrères, MM. les professeurs G. Tourdes
et Ch. Rouget, et MM. E. Gromier, Sirus Pirondi et Jacquemet. Je saisis
cette nouvelle occasion de les remercier encore de leur appui; et je
me persuade qu'ils n'ont pas oublié plus que moi l'étroite et affectueuse
solidarité qui nous a unis pendant toute la durée de cette longue lutte
que nous avons soutenue contre le mensonge et l'erreur, et qui restera l'un des meilleurs souvenirs de notre carrière médico-légale.

DE LA SUFFOCATION

La suffocation est un genre de mort violente extrêmement commun dont les caractères ne sont indiqués nulle part et sont restés confondus avec ceux des asphyxies en général.

Il me sera facile de prouver que la mort par suffocation, qui a été à peine indiquée par les auteurs, se présente avec des caractères anatomiques constants et tout à fait distincts. On ne saurait douter d'ailleurs de l'utilité de ces recherches si l'on songe à l'extrême fréquence des crimes commis par suffocation, et aux difficultés qui entourent trop souvent l'appréciation des faits de cette nature. Qu'il suffise de rappeler que, dans presque tous les cas de pendaison criminelle, les meurtriers ont commencé par étouffer ou par étrangler leur victime, et que si l'on a pas un moyen de reconnaître sûrement le premier genre de mort, on reste impuissant à distinguer l'homicide du suicide. Enfin il est un crime, l'infanticide, qui emprunte à la suffocation ses procédés les plus habituels.

Pénétré de l'importance de cette question, et frappé de la constance et de la spécificité des lésions propres à ce genre de mort, non moins que du silence que gardaient tous les auteurs à cet égard, je n'ai pas voulu m'en tenir aux seules données de l'inspection cadavérique, et j'ai

entrepris un grand nombre d'expériences dans lesquelles
j'ai varié autant que possible, sur plusieurs espèces d'animaux, les modes de suffocation en les comparant à d'autres
genres de mort plus ou moins analogues. Ces expériences,
qui ont eu pour témoins MM. Rouget et Boulard, alors
prosecteurs de la Faculté, M. Binet, interne plein de
mérite, et M. Londe fils, élève distingué de nos hôpitaux,
dont le concours intelligent et dévoué m'a été si utile, ces
expériences sont venues confirmer, de la manière la plus
éclatante, tous les faits que m'avait révélés déjà l'autopsie
de tant de pauvres enfants morts victimes de criminelles
violences.

C'est à cette double source que j'ai puisé les éléments de
cette étude, qui, en raison de la nouveauté des faits et de
l'importance pratique des questions qu'elle soulève, ne
paraîtra peut-être pas indigne d'intérêt.

APERÇU HISTORIQUE.

Il n'est pas hors de propos de démontrer avant tout, par
un résumé historique succinct, que, ainsi que je l'annon-
çais en commençant, les auteurs n'ont pas distingué la
suffocation des autres genres d'asphyxie. Si, dans des
rapports d'expertises judiciaires et dans de rares observations, quelques médecins légistes ont noté quelques-unes
des altérations spéciales que la nature plaçait sous leurs
yeux (1), aucun, si ce n'est H. Bayard, n'a paru même

_____

(1) M. le docteur Caussé (d'Albi) a bien voulu nous communiquer des
rapports faits par lui, il y a vingt-cinq ans, dans lesquels se trouvent
consignées très-explicitement les ecchymoses sous-pleurales, dans des
cas de mort par suffocation, enfouissement, occlusion des voies aériennes, et par faiblesse congéniale du fœtus. Il a rappelé cette circonstance
dans un mémoire récent d'un très-grand intérêt pour l'histoire de l'infanticide. [*De l'asphyxie par suffocation et des rapports de ce genre
de mort violente avec l'hémorrhagie du cordon ombilical* (*Ann. d'hyg.
publ. et de méd. lég.*, 3e série, 1869, t. XXXII, p. 122).]

soupçonner ce que ces lésions pouvaient avoir de caractéristique et d'essentiel.

Orfila (1) indique, d'une manière tout à fait sommaire, l'asphyxie par suffocation, et il ne comprend sous ce titre que les causes morbides capables d'amener un trouble profond ou un anéantissement complet des fonctions respiratoires, renvoyant à l'asphyxie en général l'étude des symptômes et des lésions. C'est seulement au sujet de l'infanticide que le célèbre professeur parle des cas de mort violente par enfouissement, occlusion des narines et de la bouche, étouffement par des couvertures, etc. ; mais là même sa précision ordinaire, que des recherches expérimentales n'éclairaient pas, lui fait défaut, et il se borne à signaler des lésions extérieures que peuvent produire ces diverses espèces de violences, sans donner aucun signe distinctif certain de ce genre de mort. C'est là aussi évidemment la doctrine d'Ollivier (d'Angers), telle qu'elle ressort des observations particulières qu'il a consignées dans la *Relation médicale des événements survenus au Champ de Mars en* 1837 (2).

Eusèbe de Salles (3) est aussi explicite que concis dans la proposition erronée qu'il avance sur ce sujet : « L'air, dit-il, peut aussi être intercepté par un mouchoir qui boucherait le nez et la bouche ; mais rien ne pourrait fournir la preuve d'un pareil genre d'assassinat. »

M. Devergie (4), parmi les généralités concernant l'asphyxie, indique bien dans le cadre étiologique l'obstacle

(1) Orfila, *Traité de médecine légale*, 4° édition. Paris, 1848, t. II, p. 411.

(2) Ollivier (d'Angers), *Annales d'hygiène et de médecine légale.* Paris, 1837, t. XVIII, p. 485.

(3) Eusèbe de Salles, *Médecine légale* in *Encyclopédie des sciences médicales.* Paris, 1835, p. 162.

(4) Devergie, *Médecine légale, théorique et pratique*, 2° édit. Paris, 1840, t. II, p. 466.

mécanique à l'entrée de l'air dans les poumons, et la
suffocation ou l'introduction d'un corps étranger dans la
trachée. Mais c'est là tout ; et nulle part il ne donne de
signes particuliers de cette espèce d'asphyxie. En traitant
de l'infanticide, il parle de l'asphyxie par défaut d'air,
mais sans être plus précis. Il débute, en effet, par cette
proposition négative et passablement obscure : « Tout
agent qui tend à s'opposer à l'établissement de la respiration ou à la suspendre alors qu'elle est établie, sans
agir directement sur une partie isolée du corps, ne peut
pas laisser d'autres traces de son existence que sa présence
même autour du corps de l'enfant. » On devra observer
seulement, ajoute plus bas l'auteur dont nous ne saurions
trop énergiquement combattre la doctrine, « des résultats
d'asphyxie, notamment la teinte plus ou moins violacée
de la peau, le développement considérable des poumons,
leur coloration foncée et violette, et l'engorgement des
cavités droites du cœur. » Ces caractères ne sont pas
seulement incomplets et insuffisants ; ils sont, ce qui est
plus grave, complétement en désaccord avec la réalité des
faits. M. Devergie ne tient donc compte que des lésions
locales qui peuvent être produites par une action directe
sur telle ou telle partie, la bouche, le nez, le pharynx : il
omet toutes les autres.

MM. Briand et Chaudé (1), dont le livre est le résumé le
mieux fait et le plus récent des travaux publiés jusqu'à
ces derniers temps sur la médecine légale, après avoir
donné une simple mention à la mort par suffocation à
l'aide de corps étrangers introduits dans le pharynx, ou
d'occlusion de la bouche ou des narines, se bornaient,
dans les éditions qui ont précédé mes recherches, à indi-

(1) Briand et Chaudé, *Manuel complet de médecine légale*, 5ᵉ édit.
Paris, 1852, p. 254 et 445, et 9ᵉ édit. Paris, 1869.

quer les lésions locales telles qu'excoriations ou déchirures ;
et pour le reste, ils se contentaient de dire que dans ces
cas, « on ne trouverait à l'ouverture du corps que les
signes ordinaires de l'asphyxie, et à moins que d'autres
traces de violences ne décélassent le crime, il serait difficile d'obtenir la preuve de l'attentat. » Appliquant ces
fausses données à l'histoire de l'infanticide : « De quelque
manière, écrivaient-ils, qu'un nouveau-né ait été privé d'air
respirable, qu'il ait été renfermé dans un coffre ou enfoui
dans la terre, ou dans la paille, ou étouffé dans des couvertures, il est le plus souvent bien difficile de constater ce
genre de mort. On ne trouve ordinairement aucune trace
de violences. » C'était là, il faut bien le reconnaitre, dans
sa forme la plus nette, la moins équivoque, la doctrine
qui avait prévalu sur ce sujet.

· MM. Briand et Chaudé ont été des premiers à adopter
mes idées, et les dernières éditions de leur excellent ou-
vrage les reproduisent fidèlement.

La savante dissertation de Slingenberg (1), qui renferme
une description de la mort par suffocation plus exacte que
celle de la plupart des auteurs, ne mentionne pas le signe
caractéristique des extravasations sanguines sous-pleurales. Il signale toutefois, d'après Buttner (2), avec une
incontestable justesse, « *colorem flavescentem pulmonum
sanguine injectorum et aere irregulariter extensorum.* »

Nous devons à Bayard une place distincte au milieu des
auteurs que nous venons de citer. Il est vrai que dans le
Manuel élémentaire (3), où il a déposé les premiers fruits
d'une-expérience que guidait un jugement si droit et si
sûr, il garde un silence complet sur l'asphyxie par suffocation, et ne cite qu'en passant les manœuvres infanticides

(1) Slingenberg, *De infanticidio.* Groningen, 1843.
(2) Buttner, *Von dem Kindermord.* Kœnigsberg, 1804.
(3) H. Bayard, *Manuel de médecine légale.* Paris, 1843, in-18.

qui y ont si souvent recours; quoique par un singulier
contraste, et, à ce qu'il semble, presque à son insu, dans
un des spécimens de rapport qu'il rattache à ce chapitre,
il ait noté, parmi les détails de l'autopsie judiciaire d'un
nouveau-né mort étouffé, ces ecchymoses sous-pleurales
dont il n'a pas su généraliser les caractères véritablement
significatifs et faire ressortir la valeur. Mais plus tard, et
encore accessoirement, à la suite de quelques observations
sur l'avortement provoqué et sur l'infanticide, publiées en
1847 (1), il a noté en quelques lignes « la présence chez
les enfants qui ont succombé par suite de l'occlusion
incomplète ou complète des voies aériennes, d'ecchymoses
ponctuées disséminées sous la plèvre pulmonaire. » Quelque succincte que soit cette indication, elle est précise, et
d'ailleurs ces observations, j'en ai été témoin et les ai
faites avec Bayard lui-même. Mais ni dans ce court passage ni ailleurs il n'a signalé plus que les autres auteurs,
et c'est à peine s'il a entrevu la constance de ce caractère
en y rattachant l'ensemble des autres signes de la mort
par suffocation, et surtout en en étudiant le siége et les
formes diverses, et en le distinguant des autres lésions qui
pourraient être confondues avec lui.

Tel est en résumé l'état exact de la science sur le sujet
que je me suis proposé d'étudier d'une manière plus complète et plus approfondie.

DES SIGNES GÉNÉRAUX DE LA MORT PAR SUFFOCATION

Il serait superflu, sans doute, de définir ce que l'on doit
entendre par *suffocation*. Le sens le plus large et le plus vulgaire est celui qu'il convient d'accepter ; et si l'expression
ne satisfait pas les exigences d'un purisme absolu, il suffit

(1) H. Bayard, *Annales d'hygiène et de médecine légale.* Paris, 1847,
t. XXXVII, p. 455.

qu'elle soit très-généralement acceptée et très-intelligible pour qu'elle doive être préférée. La mort par suffocation comprend donc tous les cas dans lesquels un obstacle mécanique, autre que la strangulation, la pendaison ou la submersion, est apporté violemment à l'entrée de l'air dans les organes respiratoires. Qu'il y ait compression des parois de la poitrine et du ventre, occlusion directe des narines et de la bouche, introduction d'un corps étranger dans les voies aériennes, séjour forcé dans un espace confiné, trop étroit ; enfouissement dans la terre ou dans un milieu pulvérulent, si ces causes diverses agissent avec assez d'énergie et de persistance sur un être vivant, la mort arrivera par suffocation.

Aussi dans tous ces cas, dont j'ai observé des exemples dans plus d'une affaire criminelle, et que j'ai reproduits dans mes expériences, trouve-t-on des lésions communes, caractères essentiels et fondamentaux auxquels viennent s'ajouter des signes secondaires résultant des circonstances diverses dans lesquelles s'est produite la suffocation. Après les avoir passés successivement en revue les uns et les autres, je marquerai les différences qui séparent la mort par suffocation de quelques autres genres de mort analogues en indiquant les questions médico-légales qui s'y rapportent.

Parmi les lésions que l'on rencontre chez les individus enfants ou adultes, et chez les animaux qui périssent étouffés, les plus importantes et les seules constantes sont, contrairement à ce qui a été professé jusqu'à ce jour, non pas des traces de violences extérieures, mais des lésions qui ont leur siége dans les organes internes, et notamment sur le crâne, le cœur et les poumons.

Organes respiratoires. — Les poumons ne présentent pas le plus souvent cet aspect, que l'on a coutume d'attribuer d'une manière générale à l'asphyxie. Ils sont, dans la

plupart des cas, peu volumineux, d'une couleur rosée,
parfois même très-pâles, offrant quelquefois seulement un
peu d'engorgement à la base et vers le bord postérieur.
Mais quels que soient la couleur et le degré de congestion
sanguine, on trouve à la surface des poumons de petites
taches d'un rouge très-foncé presque noires, dont les
dimensions varient sur les poumons d'un enfant nouveau-
né, depuis celles d'une tête d'épingle jusqu'à celles d'une
petite lentille, et gardent, quoique plus larges chez l'adulte,
les mêmes proportions. Leur nombre est excessivement
variable : tantôt réduit à cinq ou six, il peut s'élever
jusqu'à trente ou quarante, et devenir, et dans certains
cas, si considérable, que le poumon offre exactement
l'apparence du granit. On les voit parfois réunies entre
elles, et agglomérées de manière à former des plaques et
des espèces de marbrures. Dans tous les cas elles sont
très-exactement circonscrites, et leur contour très-arrêté
se détache des parties voisines, et tranche plus ou moins
fortement sur la teinte générale du poumon. Leur siége
n'est pas moins irrégulier que leur nombre : cependant
on les trouve le plus souvent à la racine des poumons, à
la base et principalement sur le tranchant du bord inférieur. Ces taches sont formées par de petits épanchements
sanguins disséminés sous la plèvre, et provenant de la
rupture des vaisseaux les plus superficiels du poumon.
Rarement on trouve en même temps des infiltrations
limitées, et de véritables noyaux apoplectiques dans l'épaisseur même du tissu pulmonaire. Ces caractères anatomiques ont, du reste, l'avantage de persister tant que le
tissu n'est pas détruit. J'ai retrouvé des ecchymoses sous-
pleurales distinctes, après dix mois, sur le poumon d'un
fœtus qui avait séjourné dans une fosse d'aisance.

Je dois signaler une particularité tout à fait exceptionnelle, mais qui n'en est pas moins très-digne d'attention.

Tous les détails dans lesquels je viens d'entrer, en tant qu'ils se rapportent à des nouveau-nés, n'ont pour objet que des poumons qui avaient fonctionné d'une manière complète, et sur lesquels les expériences docimasiques avaient mis hors de doute la pénétration de l'air dans les organes respiratoires. Mais il m'est arrivé trois fois de rencontrer des taches caractéristiques sous-pleurales sur des poumons qui ne surnageaient pas, et qui étaient encore dans l'état fœtal le mieux caractérisé ; ces faits n'ont toutefois rien qui doive embarrasser. Dans ces trois cas il s'agissait d'enfants nés vivants avant terme, et dans des conditions telles, que la vie n'avait pu s'établir d'une manière complète. L'un d'eux, né dans mon service à l'hôpital Lariboisière, avait poussé quelques cris, sans pour cela parvenir à ouvrir ses poumons à l'air extérieur. Cette lutte impuissante a pu, malgré son peu d'énergie, suffire à produire la lésion pulmonaire caractéristique de la suffocation ; l'obstacle à l'entrée de l'air était, dans ces trois cas, la faiblesse des nouveau-nés, et il n'y a rien que de très-légitime dans le rapprochement que l'on peut faire entre eux et ceux qui sont compris dans la précédente description ; seulement, au point de vue médico-légal, les conclusions à déduire devront varier dans ces deux espèces : toutes les fois que l'on trouvera les ecchymoses sous-pleurales sur des poumons qui, bien qu'appartenant à des sujets nés vivants, n'auront pas respiré, on se gardera d'admettre des violences criminelles, tandis que la lésion conservera toute sa signification lorsqu'elle siégera sur des poumons que l'air aura manifestement pénétrés.

Il est assez fréquent de rencontrer aussi dans les cas de mort par suffocation un emphysème partiel des poumons ; mais cette circonstance, que Prus (1), dans de très-beaux

_____

(1) Prus, *Mémoire sur l'emphysème pulmonaire chez les asphyxiés*

mémoires, avait déjà signalée, et qui depuis a été observée
par Ollivier (d'Angers) et par M. Devergie (1), n'a rien de
caractéristique ; elle appartient à un grand nombre
d'espèces d'asphyxie très-diverses, et ne diffère pas de ces
cas qu'a si bien décrits M. Depaul (2), où l'emphysème
succède brusquement à la rupture de l'un des points des
voies aériennes, ou encore de ceux qui ont été notés dans
les affections pulmonaires graves des nouveau-nés par
MM. Henri Roger (3), Natalis Guillot (4), et Ozanam (5).
Ce que l'on peut dire, c'est que la rupture des vésicules
pulmonaires et l'emphysème sont rarement très-étendus
et très-considérables dans la mort par suffocation ; ils ne
siégent pas toujours sur les mêmes points que les ecchymoses sous-pleurales, mais, dans quelques cas, cette
double lésion est concentrée sur un même endroit des
poumons et atteint un plus haut degré.

Il est assez difficile de déterminer avec précision quelles
sont les conditions qui peuvent favoriser le développement
de ces lésions, et leur donner un caractère plus saillant.
Les expériences auxquelles je me suis livré, dans le but
de vérifier leur constance, m'ont porté à penser que les
extravasations sanguines sont d'autant plus tranchées que
la suffocation a été plus rapide. Dans les cas, au contraire,
où l'interruption de l'entrée de l'air a été moins complète

---

par strangulation (Trans. méd., oct. 1832). — De l'emphysème pulmonaire considéré comme cause de mort (Mém. de l'Acad. de méd.
Paris, 1845, t. X, p. 655).

(1) Devergie, De l'emphysème pulmonaire envisagé comme caractère anatomique de la mort par asphyxie (Ann. d'hyg. et de méd.
lég. Paris, 1832, t. VII, p. 310, et t. XXV, 1841, p. 442).

(2) Depaul, Gazette médicale, 1842.

(3) H. Roger, Revue médicale, 1853, p. 156.

(4) N. Guillot, Archives générales de médecine, 1853, p. 151.

(5) Ozanam, De la rupture pulmonaire chez les enfants (Arch. gén.
de méd., janvier 1854).

et la mort plus lente, le tissu pulmonaire est plus fortement engoué, et les ecchymoses sous-pleurales, quelquefois très-abondantes, tranchent moins sur la teinte uniformément violacée du poumon. Mais alors même que la
mort n'est venue qu'avec lenteur, si l'air a été intercepté
d'une manière presque absolue, les lésions se dessinent
dans toute leur netteté, et peuvent acquérir leur maximum
de développement.

Pour terminer ce qui a trait à l'étude des organes respiratoires, il convient d'ajouter qu'il existe souvent, mais
non toujours dans la trachée et dans les bronches, dont
la couleur est tantôt pâle et tantôt très-foncée, suivant
l'état du poumon lui-même, une écume très-légèrement
rosée, à bulles très-fines, et généralement assez abondante.

Enfin chez les nouveau-nés, il n'est pas rare de trouver
de petits épanchements de sang dans l'épaisseur et à la
surface du thymus.

Organes circulatoires. — L'état du cœur n'offre rien de
particulièrement caractéristique dans la mort par suffocation. Le sang, qui est resté dans le plus grand nombre de
cas complétement fluide, se présente cependant exceptionnellement à demi coagulé, lorsque l'agonie a été extrème-
ment prolongée, et l'accès de l'air incomplétement et graduellement interrompu. C'est ce que j'ai vu sur des lapins
que j'avais fait périr par une compression forte et continue
exercée sur les parois de la poitrine et du ventre, l'entrée
des voies aériennes restant libre.

Mais ce que fournit de plus important et de plus spécial
l'examen du cœur, ce sont de petites taches ecchymotiques
ou des suffusions sanguines développées sous le péricarde,
principalement à l'origine des gros vaisseaux, et en tout
semblables à celles qui existent sous la plèvre. Ce signe
n'est d'ailleurs pas à beaucoup près aussi constant pour

le cœur que pour le poumon ; mais il ne manque guère
dans les cas où les lésions pulmonaires présentent quelque
développement.

Les caractères de ces taches sous-péricardiques et sous-
pleurales ne permettront pas de les confondre avec celles
que l'on observe dans certaines affections hémorrhagiques,
dans certaines formes de fièvres éruptives graves , le
typhus, le choléra et d'autres encore. Leur seule couleur
suffirait à les différencier des pétéchies auxquelles je viens
de les comparer ; j'ajoute qu'elles sont beaucoup mieux
circonscrites , plus tranchées, et formées par du sang
coagulé, tandis que les autres sont violacées, livides, diffuses, et constamment fluides. Je devais noter seulement
pour mémoire ces signes diagnostiques.

Tête. — On trouve sur le crâne des lésions tout à fait
analogues et non moins caractéristiques. Je ne parle pas
de l'état du cerveau, qui ne présente que cette espèce
d'engorgement sanguin asphyxique, qui est directement et
invariablement lié à celui des poumons, ainsi que l'a très-
judicieusement fait remarquer, dans un excellent travail
sur la suspension et la strangulation, M. Durand-Fardel (1).
Mais le fait saillant dans la mort par suffocation, c'est la
formation sous les téguments du crâne de taches ecchymotiques ponctuées , d'épanchements sanguins , très-
limités, disséminés sur la voûte crânienne, non dans
l'épaisseur du cuir chevelu, mais dans le tissu cellulaire
périostique. C'est encore la même lésion, du même ordre
et de la même nature que celles qui existent à la surface
des poumons et du cœur.

Cette altération m'aurait paru moins digne d'attention,
si je ne l'avais constatée que chez des nouveau-nés, bien

(1) Durand-Fardel, *loc. cit.*, *Supplément au Dictionnaire des dictionnaires de médecine.* Paris, 1852.

qu'elle soit très-distincte des bosses sanguines et des épanchements qui se forment naturellement pendant le travail de l'accouchement. Mais son véritable caractère m'a été clairement démontré, lorsque je l'ai vue non-seulement dans mes expériences sur des animaux adultes, mais encore dans plusieurs cas de mort violente par suffocation, recueillis chez d'autres personnes que des nouveau-nés, notamment chez plusieurs enfants étouffés pendant leur sommeil par leur mère ou leur nourrice; chez un enfant de trois mois étouffé par le poids du corps d'un enfant plus âgé couché sur lui, et enfin sur une jeune fille de onze ans étouffée par sa mère en état d'ivresse.

Il est bon de noter que les conjonctives et les téguments de la face et du cou présentent quelquefois des taches sanguinolentes, et un pointillé rouge que l'on rencontre également dans la strangulation et dans certains cas de mort subite ou d'affections convulsives ; mais le plus souvent, on remarque seulement une teinte rouge violacée du visage.

Telles sont dans leur ensemble les lésions propres à la mort par suffocation, lésions auxquelles on doit attacher d'autant plus d'importance qu'elles peuvent exister sans la moindre trace de violence à l'extérieur. Il nous reste à étudier les divers modes de suffocation et les particularités que chacun d'eux peut offrir.

DES DIVERS MODES DE MORT PAR SUFFOCATION ET DE LEURS SIGNES PARTICULIERS.

Il serait hors de propos de chercher à reproduire ici, dans une énumération stérile, les mille combinaisons dues au hasard ou au crime qui peuvent faire varier le mode suivant lequel se produit la mort par suffocation. Mais il me semble possible de faciliter leur étude en les

rattachant à quatre groupes principaux : 1° le premier
comprendrait les faits dans lesquels la suffocation est déterminée par occlusion directe des narines et de la
bouche, soit à l'aide des mains, soit à l'aide de corps étrangers ; 2° le second, ceux où la mort arriverait par pression
des parois de la poitrine ou du ventre ; 3° le troisième, les
cas d'enfouissement ; 4° et le dernier, ceux d'emprisonne-
ment dans un espace confiné, tel qu'une boîte ou une
caisse trop étroite, et complétement fermée. Je vais exposer succinctement les principales considérations que peut
suggérer chacun de ces cas particuliers.

Suffocation par occlusion directe des voies aériennes.
— L'occlusion directe des voies aériennes a lieu le plus
souvent à l'aide des doigts fortement appliqués à l'orifice
des narines ou du nez, et l'on comprend qu'une telle ma-
nœuvre serve aisément les projets des infanticides. D'autres fois un corps étranger, un voile plus ou moins épais,
est appliqué à l'entrée des voies aériennes, ou même plus
ou moins profondément dans l'arrière-gorge. C'est à ce
mode que je rattache encore l'emploi du bâillon ou du
masque de poix, resté fameux dans les fastes du crime.

Tous ces procédés, il est facile de le concevoir, donnent
le plus ordinairement lieu à quelques blessures locales
extérieures, qui sont comme un indice accusateur et une
première trace de la violence. La déformation persistante,
l'aplatissement du nez et des lèvres, l'excoriation de ces
parties, l'empreinte des doigts ou des ongles, les stigmates
que peuvent laisser les étoffes ou les linges appliqués sous
forme de tampon ou de bandeau, les débris de matières
agglutinatives dont la peau aurait été enduite, sont autant de signes qui sont loin d'être sans valeur, et qui ont
bien souvent suffi à découvrir la véritable cause de la
mort, mais qui par cela seul qu'ils peuvent faire complétement défaut ou être diversement interprétés, doivent

céder le pas aux caractères tirés de l'état des organes internes.

Ceux-ci ne sont jamais plus tranchés que dans les cas où la mort a été produite par occlusion directe des voies aériennes. J'ai soumis à ce procédé dix animaux, chiens, lapins et cabiais, et j'ai vu constamment, ainsi que je l'avais noté chez vingt-trois enfants nouveau-nés qui présentaient autour de la bouche et du nez des traces manifestes de violences, les poumons plutôt pâles et exsangues que fortement engoués ; les taches ponctuées de dimensions variables, très-nombreuses, très-irrégulièrement distribuées, confluentes dans certains points, et offrant un contraste frappant, par leur couleur presque noire, avec la teinte d'un blanc très-faiblement rosé des parties voisines. Les autres lésions, telles que rupture des vésicules pulmonaires, écume dans la trachée, épanchements péricrâniens et péricardiques, étaient relativement beaucoup plus rares que dans les autres modes de suffocation. Mais il est à remarquer que dans les expériences de cette catégorie, et surtout dans les deux cas où nous avons employé le masque de poix, la mort est survenue très-rapidement, circonstance dont on peut tenir compte, d'autant plus sûrement, dans les appréciations médico-légales, que la résistance des animaux aux divers genres d'asphyxie est plus grande que celle de l'homme.

Suffocation par compression des parois de la poitrine et du ventre. — L'interruption complète, brusque ou prolongée, des phénomènes mécaniques de la respiration amène nécessairement la mort, alors même que l'orifice des voies respiratoires reste accessible à l'air. Les exemples de ce genre de mort ne manquent pas. Des enfants nouveau-nés enveloppés de linges qui les serraient fortement ; des adultes et des vieillards, sur la poitrine de qui appuyaient violemment les genoux des meurtriers ;

des enfants endormis, sur lesquels pesait, par mégarde,
le bras ou le corps d'une nourrice, ou sur lesquels venait
s'accroupir durant leur sommeil quelque animal domestique ; des individus enfin pressés dans la foule, ont péri
victimes de ce genre de mort. J'en ai imité à plusieurs reprises le mécanisme, en comprimant à l'aide de poids ou
bandages fortement serrés, les parois thoraciques et abdominales de lapins et de cabiais.

Une première remarque que j'ai faite dans ces expé-   ·
riences, c'est que la mort, qui tardait quelquefois à se
produire par une simple compression méthodique, était
précipitée par une brusque pression exercée sur le ventre,
de manière à refouler violemment le diaphragme. Ce fait
confirme les observations de deux honorables médecins
légistes, MM. Isnard et Dieu, qui ont signalé (1), avec autant de force que de raison, le rôle capital que joue dans
la suffocation la pression exercée sur le ventre.

Les parois thoraciques et abdominales gardent très-
rarement l'empreinte extérieure d'une compression qui a
le plus souvent agi sur une large surface. J'ai vu cependant une dépression manifeste de ces parties sur des enfants à la mamelle étouffés pendant leur sommeil. Mais
comme il n'est pas nécessaire que l'obstacle mécanique
ait une énergie excessive, et qu'il suffit qu'il soit maintenu
d'une manière persistante et continue pour arrêter complétement le jeu des forces respiratoires, les traces de
violences sont très-rares à l'extérieur, sauf les cas de luttes   .
qui n'ont ici rien de caractéristique.

Mais il n'en est pas de même des organes intérieurs. Les
poumons offrent un aspect généralement marbré, et peuvent être en même temps le siége d'un emphysème très-

_____

(1) Isnard et Dieu, *Revue des cas de médecine légale recueillis
dans l'arrondissement de Metz.*

étendu. Les épanchements de sang multiples et ponctués se montrent très-nombreux dans le tissu cellulaire péricrânien : mais on peut voir, en outre, une exsudation sanguine en forme de couches plus ou moins épaisses, à la surface des poumons, du cœur et même des viscères abdominaux, sans qu'ils offrent pourtant la moindre déchirure.

Il est bon toutefois de distinguer ces exemples bien caractérisés de mort par suffocation des cas d'écrasement dans lesquels la suffocation peut bien avoir une part, mais qui entraînent le plus souvent des lésions d'une autre nature, telles que des fractures multiples des côtes, des ruptures viscérales, des hémorrhagies qui peuvent amener directement la mort. J'ai eu à procéder à l'autopsie d'un ouvrier de l'entrepôt des vins qui, occupé à dégerber des pièces, était tombé du tabernacle haut de 2 mètres environ, et sur lequel l'un des fûts avait roulé. Relevé il s'écria qu'il était perdu, et expira presque immédiatement, malgré les soins qui lui furent prodigués. Il n'existait à l'extérieur aucune trace de contusion. Mais on trouvait dans la profondeur des organes des désordres considérables, et, pour ne parler que des plus importants, six côtes étaient fracturées à la partie antérieure, le foie était déchiré, et un vaste épanchement de sang remplissait tout le bassin. Quant aux poumons, ils étaient parfaitement intacts, ainsi que le cerveau, et il était impossible d'attribuer, en quoi que ce fût, la mort à la suffocation.

Ce qui est ici, et dans les cas du même genre, parfaitement tranché, peut l'être beaucoup moins lorsqu'il s'agit de ces faits observés dans plus d'une circonstance, et qui atteignent parfois les proportions d'un désastre public. Je veux parler de ces accidents terribles dont à plusieurs époques et dans des circonstances diverses les grandes foules ont été l'occasion et dans lesquelles de nombreuses

victimes ont péri écrasées, submergées sous le flot irrésis-
tible et dans le courant aveugle d'une multitude qui se
ruait sur elle-même. Déjà en 1857, à propos d'un événement de cette nature survenu au Champ de Mars, Ollivier
(d'Angers), dans une intéressante communication à l'Académie de médecine (1), avait montré quel intérêt peuvent
offrir à la science ces faits heureusement exceptionnels,
mais dont les proportions augmentent singulièrement la
valeur. Le nombre des cas réunis pour ainsi dire du
même coup, fournissent à l'observation des données qu'il
serait regrettable de négliger.

Au mois de mai 1848, une terreur panique, produite
dans un atelier de femmes par la chute d'un pan de mur,
précipitait ces malheureuses vers une étroite issue où elles
s'entassaient et s'écrasaient aveuglément. Un grand nombre étaient renversées et foulées aux pieds. Toutes les
victimes de cet accident, qui eût pu avoir des suites si fu-
nestes, furent transportées à l'hôpital du Bon-Secours dans
le service de M. le professeur A. Hardy; praticien excellent
autant qu'éclairé, qui parvint à les rappeler toutes à la vie.
Mais, dans l'état de ces femmes, une observation attentive
lui avait révélé une grande variété de troubles fonctionnels et de lésions. A part les contusions et blessures extérieures, on voyait prédominer, chez les unes; des symptômes purement nerveux, convulsions, syncopes, paralysie;
chez les autres, et c'était le plus petit nombre, des phénomènes caractéristiques de suffocation.

Ces faits, quoique dépourvus des renseignements
qu'aurait pu fournir l'examen des organes internes, n'en
sont pas moins de nature à jeter un grand jour sur le sujet que nous étudions. Ils peuvent servir à expliquer

(1) Ollivier (d'Angers), *Relation médicale des événements survenus
au Champ de Mars*, lue le 20 juin 1858 à l'Académie de médecine
(*Ann. d'hyg. publ. et de méd. lég.*, 2ᵉ série, t. XVIII, p. 485).

comment, sur les seize cadavres dont Ollivier (d'Angers) avait fait l'autopsie après la catastrophe du Champ de Mars, il n'a noté que chez un seul, à la surface des poumons, des ecchymoses qui pénétraient à plus d'un pouce de profondeur dans le tissu pulmonaire. En effet, en admettant que ces taches sous-pleurales, qui n'avaient pas à ses yeux de signification, aient pu lui échapper, il faut reconnaître aussi que beaucoup de personnes, parmi celles qui étaient soumises à son examen, avaient pu périr par écrasement, par congestion cérébrale ou par syncope.

Quoi qu'il en soit, une particularité qui ne doit pas être passée sous silence, et qui concorde avec mes propres observations, c'est que, dans tous les cas observés par Ollivier (d'Angers) et par M. A. Hardy, il existait soit des infiltrations sanguines de la conjonctive et des paupières, soit des ecchymoses ponctuées à la face, au cou et sur la poitrine. J'ai dit déjà, du reste, que ce signe n'appartenait pas exclusivement à la suffocation, et, en particulier, à la suffocation produite par des violences criminelles. On sait qu'il n'est pas rare de l'observer chez certaines femmes à la suite d'un accouchement laborieux qui leur a arraché des cris aigus, ou qui seulement a nécessité des efforts prolongés.

Une catastrophe récente est venue s'ajouter à celles qui avaient attristé anciennement la population parisienne, et, quelque pénible que soit un retour sur de pareils malheurs, j'ai cru utile de recueillir et de publier (1) la relation médicale de l'accident survenu dans la soirée du 15 août 1866 sur le pont de la Concorde.

Je commencerai par l'exposé sommaire du fait et des

_____

(1) A. Tardieu, *Relation médicale de l'accident survenu au pont de la Concorde le* 15 *août* 1866, *pour servir à l'histoire de la mort par suffocation* (*Ann. d'hyg. publ. et de méd. légale*, 2ᵉ série, t. XXVI, p. 338).

constatations particulières auxquelles je me suis livré. Il me sera plus facile ensuite d'en résumer les principaux résultats et d'en faire comprendre l'importance au point de vue de l'histoire médico-légale de la suffocation.

L'accident du pont de la Concorde n'a heureusement pas eu la même gravité que ceux qui, il y a trente ans, au Champ de Mars, et près d'un siècle, à la place Louis XV, l'avaient précédé. Mais il s'est produit dans des circonstances et par des causes absolument identiques. A un moment donné et par un conflit dont le point de départ reste inexpliqué, au milieu de la foule, une première personne tombe privée de sentiment, une sorte de tourbillon se forme dans ce fleuve vivant et la peur aidant, les victimes s'accumulent. Cette fois le mouvement meurtrier a été rapidement maîtrisé, et tandis qu'Ollivier (d'Angers), en 1837, avait eu sous les yeux vingt-trois cadavres, je n'en ai trouvé à la Morgue, où ont été transportés tous ceux qui ont succombé, soit au moment, soit par suite de la catastrophe, que neuf. Le chiffre des blessés ne saurait être fixé d'une manière aussi exacte, quelques-uns ayant pu regagner leur domicile, soit après avoir reçu les premiers soins près du théâtre de l'événement, soit même sans en avoir eu besoin. Les seuls dont l'état ait paru plus sérieux ont été conduits à l'hôpital de la Charité. C'est par erreur que l'on a dit qu'il en avait été admis un assez grand nombre à l'hôpital Necker ; je me suis assuré que pas un n'était dans ce cas. En résumé, en ajoutant aux dix blessés que j'ai visités à la Charité onze autres individus dont les noms ont été publiés et qui auraient été soignés à domicile, on arriverait, avec les neuf cadavres reçus à la Morgue, à un total de trente personnes environ atteintes à des degrés divers par l'accident du 15 août dernier. Je ferai remarquer que l'une des personnes qui ont péri avait été primitivement portée à la Charité, où elle n'a succombé que le surlendemain et d'où, étant restée inconnue, elle a été transférée à la Morgue.

On trouvera parmi les observations qui terminent cette étude le détail individuel de chacun de ces cas. En les résumant, une première observation frappe tout d'abord, c'est que tous ceux qui ont péri dans l'accident du pont de la Concorde, ont péri étouffés.

Nulle autre cause que la suffocation n'a agi sur eux et les signes de ce genre de mort, tels que je les ai décrits, ont été invariablement retrouvés, non-seulement sur tous les cadavres que j'ai examinés, mais sur plusieurs des personnes les plus grièvement atteintes qui ont été transportées à l'hôpital de la Charité.

La constance et l'uniformité des lésions acquièrent dans ce cas une importance particulière, puisqu'elles confirment les caractères d'une espèce de mort violente que le médecin légiste a très-souvent l'occasion de reconnaître. On me permettra donc d'insister sur ces caractères, en faisant ressortir ce qu'ils ont de spécial dans le mode de suffocation dont il s'agit en ce moment et où la mort arrive par pression des parois de la poitrine ou du ventre. Mais avant de revenir sur cette analyse des signes de la mort par suffocation, il ne sera pas sans intérêt de rapprocher, en les comparant au point de vue de leurs conséquences, les accidents analogues à celui du pont de la Concorde, notamment celui du Champ de Mars qu'a rapporté Ollivier (d'Angers) et celui qui s'est passé au mois de mai 1848, dans un atelier de femmes du faubourg Saint-Antoine, et dont je donne la relation à la suite de cette étude d'après les observations qu'avait bien voulu me communiquer M. le professeur A. Hardy.

Ollivier (d'Angers) n'a parlé que des morts qu'il a eu à examiner au nombre de 23; dans l'accident plus récent que je rapporte ici, j'ai visité 9 cadavres seulement, mais, de plus, 10 personnes blessées à des degrés divers. Dans le premier cas, sur les 23 morts, il y en avait 11 du sexe masculin et 12 du sexe féminin ; dans le cas présent, les 9 morts comprennent 3 hommes et 6 femmes, les blessés 7 hommes et 3 femmes ; mais il est à remarquer que parmi les blessés, 4 offrent des signes de suffocation, et que parmi eux on compte 3 femmes ; ce qui donne sur un total de 13 personnes étouffées, 9 du sexe féminin et 4 du sexe masculin.

Quant à l'âge, Ollivier (d'Angers) notait comme limite extrême 8 et 75 ans. J'ai trouvé parmi les morts deux jeunes gens de 15 et de 17 ans et 2 vieillards, un homme et une femme de 67 ans ; parmi les blessés, un enfant de 7 ans et deux de 13 et 14, tous les autres étaient dans la force de l'âge. Il n'y a rien de bien décisif à déduire de chiffres si restreints ; il est difficile cependant de ne pas faire remarquer que les femmes semblent et doivent être en effet plus exposées que les hommes à la suffocation. J'ai noté, comme l'avait fait déjà Ollivier, chez un certain nombre de victimes, un embonpoint excessif qui pourrait bien rendre moins énergique la résistance à ce genre de violences.

L'accident du Champ de Mars avait été à tous égards plus grave que celui du pont de la Concorde ; car, outre le plus grand nombre de morts, plus d'un tiers présentait des traces manifestes d'écrasement, des fractures multiples des côtes et du sternum : complications que je n'ai pas rencontré une seule fois. Mais, dans l'un comme dans l'autre accident, toutes les personnes blessées ou étouffées avaient sur diverses parties du corps, sur les membres inférieurs notamment, de nombreuses ecchymoses et des excoriations produites par des contusions reçues dans la foule. Quelques-unes portaient des marques de chutes, et des coups qui les avaient atteintes, quand elles étaient déjà renversées, à la tête ou sur les membres. Les plus graves blessures que j'aie eu à constater chez l'une des femmes qui ont péri, est une profonde contusion du coude et une large plaie à lambeau de la jambe qui paraissait avoir été faite par le fer d'un cheval. Il demeure donc constant qu'au supplice de la suffocation, il faut ajouter, pour ceux qui succombent au milieu d'une foule, des blessures diverses et multipliées qui depuis les plus légères comme chez la plupart de ceux que l'on a admis à l'hôpital de la Charité dans la soirée du 15 août pour de simples contusions et qui en sont sortis dès le lendemain, jusqu'à des plaies et des fractures, telles qu'Ollivier les avait signalées, telles que j'en ai constaté dans un cas auquel il faudrait peut-être ajouter celui du jeune garçon que l'on a dit avoir eu, lors du dernier acciden, le péroné brisé.

Mais ce qui domine en réalité et ce que mettent hors de doute les autopsies cadavériques faites par Ollivier (d'Angers), par M. Lorain et par moi, ainsi que les observations recueillies par M. A. Hardy, et celles que je viens de faire moi-même sur les femmes qui n'ont pas succombé, c'est que la cause réelle et déterminante des troubles fonctionnels et de la mort dans les accidents dont il s'agit, est, sinon toujours, du moins dans l'immense majorité des cas et presque exclusivement, la suffocation. L'étude plus approfondie à laquelle les faits récents m'ont conduit me permet d'être sur ce point plus affirmatif et je le crois plus exact que je ne l'avais été dans mon premier mémoire sur la mort par suffocation. Une analyse rapide des signes relevés dans les différents cas qui ont été précédemment cités, en fournira la preuve manifeste.

Ces signes sont de deux ordres et consistent en traces extérieures que le simple examen de la surface du corps fait aisément reconnaître, et en troubles fonctionnels plus ou moins graves, en lésions des organes internes que l'on constate à l'autopsie.

Les premiers sont flagrants et tout à fait remarquables par leur constance et par leur forme caractéristique.

Ollivier (d'Angers), décrivant les vingt-trois cadavres du Champ de Mars, disait : « Chez tous, sans exception, la peau de la face, du cou, et chez quelques-uns, de la partie supérieure de la poitrine, avait une teinte violacée uniforme au milieu de laquelle apparaissait une multitude de petites ecchymoses ponctuées de couleur noirâtre, dont les plus larges avaient une ligne et demie de diamètre, tandis que le plus grand nombre formait un pointillé très-fin. La conjonctive oculaire et palpébrale offrait une injection tout à fait semblable. Cette coloration particulière de la peau de la face et du cou variait bien d'intensité chez les différents sujets, mais chez tous elle avait les mêmes caractères. » La plupart des femmes apportées en 1848 à l'hôpital du Bon-Secours, dans le service de M. A. Hardy, présentaient aussi des ecchymoses ponctuées à la face, au cou et sur la poitrine, et des infiltrations sanguines de la conjonctive et des paupières. Et la description que je viens de citer ne semble-t-elle pas littéralement tracée d'après les observations que j'ai recueillies moi-même sur les victimes de l'accident du pont de la Concorde? J'y ai à peine quelques traits à ajouter. La teinte générale du visage et des parties supérieures du tronc peut varier depuis une rougeur légère jusqu'au violet le plus foncé, jusqu'au noir même. Les points ecchymotiques tantôt semblent symétriquement semés, tantôt pressés et se confondant presque, ils forment comme un sablé très-fin. Ils s'arrêtent parfois, chez les femmes, aux parties que les vêtements recouvrent; mais alors ils ont un caractère différent, et, très-probablement, ne se produisent pas sous l'influence de la même cause. J'aurai à y revenir.

Les ecchymoses ponctuées de la face, du cou et de la poitrine sont liées à l'effort considérable par lequel se manifeste la résistance à la suffocation. C'est pourquoi elles s'accompagnent le plus souvent, ainsi que l'ont indiqué les deux observateurs que je cite en ce moment et qu'on le voit dans les cas qui me sont propres, d'infiltration de sang sous la conjonctive oculaire, qui est soulevée, comme dans le chémosis, et moins constamment, d'écume séro-sanguinolente s'écoulant de la bouche et du nez, d'écoulement de sang par les narines et par les oreilles. On se rappelle que j'en ai noté plusieurs exemples et qu'Ollivier et A. Hardy en citent également un certain nombre. Il n'est pas besoin, pour expliquer ces derniers symptômes, de supposer une congestion cérébrale ou une lésion du crâne. Ils sont sous la dépendance de la suffocation elle-même. J'ai déjà fait remarquer ailleurs, et il est peut-être superflu d'insister sur ce point, que ces signes extérieurs de la suffocation ne lui appartiennent pas exclusivement, qu'il n'est pas rare de l'observer chez les femmes à la suite d'un accouchement laborieux qui a nécessité des efforts prolongés ; que je l'ai constaté moi-même chez un épileptique mort durant l'attaque ; qu'enfin il se rencontre encore, ainsi que je l'ai spécialement indiqué, dans la strangulation. Mais il n'en est pas moins certain que, dans aucun cas, les ecchymoses ponctuées de la face, de la poitrine et du cou, les suffusions sanguines des paupières et de la conjonctive ne se montrent plus constantes, plus étendues, plus marquées que dans la suffocation par compression violente et prolongée des parois de la poitrine et du ventre.

Cette compression, quand elle a lieu dans les circonstances que nous relatons ici, c'est-à-dire au milieu d'une

foule, détermine un autre effet, qui a été très-apparent sur
plusieurs des personnes que j'ai examinées, soient qu'elles
aient survécu, soient qu'elles aient péri. Ollivier avait déjà
observé, sur cinq des cadavres soumis à son examen, une
ecchymose allongée à la face interne d'un seul ou des deux
bras, probablement produite par la pression latérale et violente des membres supérieurs contre les parois de la poitrine. J'ai rencontré, non-seulement des traces analogues,
mais chez plusieurs des femmes que j'ai visitées, notamment chez l'une de celles qui avaient été apportées à
l'hôpital de la Charité dans l'état le plus grave, le tour des
seins, les plis du dos et des aisselles, la face externe et
interne des bras était marquée par de larges traînées
d'ecchymoses ponctuées, évidemment déterminées par la
compression latérale de la poitrine. On comprend aisément que cette pression puisse aller jusqu'à l'écrasement,
et que la violence avec laquelle elle s'exerce puisse déterminer les fractures des côtes et du sternum qu'a constatées sur sept individus Ollivier (d'Angers).

Il est très-intéressant de rechercher, dans ces différents
cas, quels sont les troubles fonctionnels produits, quelles
en sont la nature et la marche. On peut affirmer qu'ils
sont très-simples et qu'ils se réduisent à la perte de connaissance, de sentiment et de mouvement qui caractérise
l'abolition de la fonction et du sens respiratoires, ce que
l'on a improprement appelé l'asphyxie et, pour parler plus
exactement, l'apnée. C'est là ce qui s'est produit dès le
premier moment, et dans tous les cas, chez les individus
étouffés. Je ne veux pas dire qu'il n'y ait pas, dans les
foules, des gens frappés de syncope ou d'apoplexie cérébrale. Mais ce sont là des exceptions. La manière dont se
comportent ceux qui reviennent à la vie montre bien
qu'il s'agit, pour le plus grand nombre, de l'apnée par
suppression des phénomènes mécaniques de la respiration,

et de rien autre chose. Je tiens de M. le docteur Constantin Paul, professeur agrégé à la faculté de médecine, qui a prodigué ses soins avec le plus grand zèle à quelques-unes des victimes du pont de la Concorde, dans une officine voisine, que deux femmes qui paraissaient le plus gravement atteintes, et chez lesquelles on eût pu croire à une lésion cérébrale des mieux caractérisées, ont recouvré le sentiment et le mouvement, et ont pu être reconduites chez elles dès que les moyens exclusivement dirigés contre la cessation de la respiration ont eu réussi à ranimer cette fonction. Il en a été de même chez les deux femmes apportées à la Charité sans connaissance, et qui ont passé de l'état de mort apparente à la santé la plus parfaite, l'une après douze heures, l'autre après un jour et demi. Celle même qui a succombé au bout de quarante-sept heures et chez laquelle l'autopsie n'a démontré d'autres lésions que celles qui sont propres à la suffocation, a fourni une nouvelle et plus éclatante démonstration de ce que j'avance. Elle n'avait présenté, durant le temps qui s'est écoulé entre l'accident et la mort, pour tout symptôme qu'une profonde stupeur, avec résolution et insensibilité complète, sans délire, sans convulsion, sans paralysie. Enfin, dans les observations si bien suivies par M. A. Hardy, que j'ai consignées dans mon mémoire sur la suffocation, à part quelques phénomènes nerveux dus à l'émotion et à la peur et qui encore n'ont été notés que chez les femmes qui avaient été le moins gravement atteintes, on voit les symptômes se borner à ceux de l'absence de respiration, l'abolition du sentiment, la mort apparente. Quelquefois un léger engouement pulmonaire persiste, caractérisé par de la toux et quelques râles humides. Je n'ai rien observé de pareil chez les individus qui ont survécu à l'accident du pont de la Concorde. Ils restaient fatigués, brisés, se plaignant des contusions qu'ils avaient reçues, inquiets de leurs yeux sanglants qui n'étaient d'ailleurs le siége d'aucune douleur ; rien de plus.

Pour ceux qui ont succombé, les lésions des organes internes n'ont été ni moins caractéristiques ni moins constantes. Là encore, nos observations offrent avec celles d'Ollivier (d'Angers) la plus parfaite concordance, et je demande la permission d'ajouter que j'ai trouvé dans ces faits nouveaux la confirmation la plus décisive des caractères anatomiques que j'ai assignés à la mort par suffocation. Il est utile cependant de nous arrêter sur ce qu'ils offrent de spécial, et de fixer d'une manière plus précise ceux qui appartiennent à ce mode particulier de suffocation.

Ce qui frappe dans tous les cas où l'autopsie cadavérique a été pratiquée chez des individus étouffés au milieu d'une foule, c'est l'étendue et la violence de la congestion pulmonaire et la fréquence de l'apoplexie des poumons, plus commune certainement que dans les autres genres de suffocation. Il s'y est joint dans le plus grand nombre des cas des suffusions sanguines et des ecchymoses ponctuées, sous les plèvres et sous le péricarde, ainsi qu'on le voit dans tous les autres groupes que j'ai proposés pour les diverses espèces de suffocation. Je les ai trouvés six fois sur mes neuf autopsies, et lorsqu'il n'y avait pas d'ecchymoses sous-séreuses, les noyaux apoplectiques et les congestions ne manquaient pas.

J'ai constaté aussi quelquefois de l'emphysème produit par la rupture de quelques vésicules superficielles du poumon comme il s'en produit dans la strangulation et dans les autres genres d'apnée ; nouvel indice de l'effort qui rompt à la fois les vaisseaux sanguins et les extrémités les plus ténues des canaux aériens.

Parmi les caractères les plus constants, il faut citer la fluidité du sang et son accumulation dans les vaisseaux et dans le cœur, le plus souvent mais non exclusivement dans les cavités droites. Ollivier (d'Angers) avait déjà fait cette remarque, je la renouvelle et j'en fais une loi dans les morts violentes par apnée. J'attache beaucoup plus d'importance à la fluidité constante et persistante du sang qu'à sa couleur qui est quelquefois noire, mais très-souvent aussi plutôt rouge que noire.

Enfin, j'insiste sur l'état d'intégrité où j'ai trouvé le cerveau, dans les deux cas où il m'a été permis d'ouvrir le crâne. Une seule fois Ollivier (d'Angers) avait rencontré une exsudation sanguine assez considérable à la surface d'un des hémisphères cérébraux. Il avait eu la pensée de rattacher cette lésion à la congestion dont le piqueté de la face, la suffusion des conjonctives et l'écoulement de sang par les oreilles et par le nez semblent l'indice. J'ai établi que le trouble apporté à la circulation par l'arrêt prolongé de la respiration suffit à tout expliquer, et que, dans tous les cas, les lésions propres à la suffocation sont celles que l'on trouve si constantes et si caractéristiques dans l'état des organes respiratoires et circulatoires, et du sang lui-même.

Je termine sur ce sujet en appelant de nouveau l'attention sur l'intérêt qu'offrent, au point de vue de l'histoire médico-légale de la suffocation, ces accidents terribles qui peuvent se produire au milieu des grandes foules, et en ajoutant qu'il ressort des considérations dont le fait du pont de la Concorde m'a fourni l'occasion, une conclusion pratique très-importante, c'est que dans les secours à donner aux personnes qui tombent victimes de pareils accidents, et qui sont dans un état de mort apparente, on doit avoir principalement sinon exclusivement en vue de combattre l'apnée et de ranimer, par tous les moyens que l'art enseigne, le mouvement et le jeu régulier des organes respiratoires.

Les signes extérieurs de la suffocation peuvent encore

apparaître dans d'autres circonstances qui pourraient, jusqu'à un certain point, égarer le médecin expert appelé à prononcer sur la cause d'un décès, et à distinguer une mort naturelle d'une mort violente et criminelle. Je ne connais pas à cet égard d'exemple plus singulier et plus frappant que celui qui s'est offert à mon observation il y a une quinzaine d'années.

Un horloger, âgé d'une cinquantaine d'années, est trouvé, à neuf heures du soir, étendu sans vie sur le plancher de sa chambre. Il n'avait pas paru depuis la veille au soir, et plusieurs personnes avaient en vain frappé à sa porte dans le cours de la journée, lorsqu'à six heures du soir on s'aperçoit avec étonnement qu'une effraction vient d'avoir lieu, et l'on découvre le cadavre, dont il était bien permis, dans ces circonstances, d'attribuer la mort à un crime. Chargé de l'autopsie avec M. le docteur Robertet, nous ne trouvons aucune trace de violences extérieures, mais seulement à la base du cou et à la partie antérieure de la poitrine, un très-grand nombre de petites ecchymoses ponctuées analogues à des taches de purpura. Le cerveau est fortement congestionné ainsi que les deux poumons, sur lesquels n'existent pas de taches sous-pleurales. Ajoutons que la langue et la face interne des lèvres sont le siége de morsures profondes. La mort avait été manifestement déterminée par une double congestion cérébrale et pulmonaire consécutive à une attaque d'épilepsie, maladie dont cet homme, ainsi qu'on l'a su plus tard, était anciennement atteint. Des malfaiteurs le croyant absent s'étaient introduits dans son domicile avec l'intention de le voler, et avaient reculé devant ce cadavre dont le seul aspect, joint aux indices d'une effraction récente, pouvait si facilement faire naître l'idée d'un crime.

Ce fait, dans lequel une affection convulsive suivie de mort avait laissé après elle quelques-unes des lésions que détermine la suffocation, m'a suggéré l'idée de rechercher expérimentalement jusqu'à quel point pourrait se poursuivre l'analogie. Et dans ce but, j'ai fait périr par la strychnine, au milieu de convulsions violentes, un certain nombre d'animaux dont j'ai pu examiner les organes. Dans aucun cas je n'ai trouvé la moindre trace d'ecchymoses sous-pleurales ; mais seulement un état de congestion très-irrégulier et partiel, généralement peu considérable, en raison de l'extrême rapidité de la mort, et une fluidité constante du sang.

En résumé, les ecchymoses ponctuées des téguments de la face, de la poitrine et du cou, ne sont pas un indice certain de la mort par suffocation, quoiqu'elles puissent se montrer lorsque celle-ci a été produite par la compression violente et prolongée des parois de la poitrine et du cou. On ne doit se prononcer que si l'on constate l'existence des lésions pulmonaires qui ne manquent jamais, et qui ne sont pas moins caractéristiques dans ce mode de suffocation que dans les autres.

Suffocation par enfouissement du corps vivant. — Un être enterré vivant, ou enfoui dans un milieu solide plus ou moins pulvérulent, succombe après un temps variable, et présente les lésions caractéristiques de la mort par suffocation. Les exemples ne sont pas rares d'infanticide commis par ce moyen ; j'ai vu moi-même de malheureux nouveau-nés enfouis vivants dans du fumier, dans des cendres, dans du son, dans du remoulage ; et il existe un assez grand nombre d'observations et de recherches entreprises dans le but d'éclairer la question de savoir si des corps retirés de ces différents milieux y avaient été placés vivants ou déjà privés de vie. Mais les auteurs qui se sont livrés à cette étude se sont presque exclusivement attachés aux caractères tirés de la pénétration plus ou moins complète dans les voies aériennes et digestives de la matière au sein de laquelle avait séjourné le cadavre ; cherchant ainsi une analogie que l'on ne saurait méconnaitre entre l'enfouissement et la submersion. Mais en même temps ils négligent les caractères fondamentaux de la mort par suffocation, qui constituent la base nécessaire de toute recherche médico-légale appliquée aux cas de cette nature.

Or ces caractères ne font pas défaut ; je les ai constatés sous leur forme la plus tranchée, sur quatre enfants nouveau-nés. L'emphysème à son plus haut degré ; l'écume sanguinolente dans les voies aériennes ; les épanchements de sang disséminés en grand nombre, sous la plèvre, à la surface des poumons et sur le crâne ; la fluidité du sang ; tous ces signes évidents se sont montrés réunis dans ces cas, sans autre trace extérieure que la souillure du corps par l'enduit terreux ou pulvérulent provenant du lieu où il avait été enfoui. Ils n'ont été ni moins constants ni moins caractéristiques chez des cabiais que j'ai enterrés vivants ou enfouis dans une boîte hermétiquement fermée et remplie de son.

Mais si ce mode de suffocation ne diffère pas essentiellement des autres, il offre certaines conditions spéciales qui peuvent fournir des signes particuliers qu'il n'est pas inutile d'apprécier à leur juste valeur. Je rappellerai d'abord à ce sujet, d'une manière succincte, le petit nombre de faits que la science possède.

Un médecin belge, M. Matthysen (1), a fait quelques recherches expérimentales sur de jeunes chats et sur des lapins dans le but d'éclairer la question de savoir : si un enfant nouveau-né qu'on trouve enfoui dans la terre ou dans les cendres y a été enfoui mort ou vivant. Il est arrivé

(1) Matthysen, *Ann. d'hyg. publ. et de méd. légale.* Paris, 1843, t. XXX, p. 225.

à ces conclusions : que chez l'animal qui n'a été enfoui qu'après la mort, la matière pulvérulente peut pénétrer dans la bouche, le pharynx et le larynx ; mais pour qu'elle aille au delà, et notamment dans l'estomac et les intestins, il faut nécessairement que l'enfouissement ait eu lieu avant la mort, et que l'animal vivant ait pu opérer des mouvements de déglutition.

Ces expériences ont été répétées, en 1851, par M. le docteur Béringuier (1), à l'occasion d'un cas dans lequel un enfant nouveau-né avait été enfoui dans un vase rempli de cendres. Par malheur, pour tout ce qui touche aux lésions produites par la suffocation, les recherches de cet observateur laissent à désirer ; mais elles n'en sont pas moins très-dignes d'intérêt, à cet autre point de vue, à savoir de quelle valeur peut être, comme signe de l'état de vie ou de mort de l'individu enfoui, l'introduction plus ou moins complète de la matière pulvérulente dans les voies aériennes et digestives. Quatre petits chiens enfouis dans la cendre trois heures après leur naissance ont survécu quinze heures : les cendres avaient pénétré jusqu'au milieu de l'œsophage ; les fosses nasales et le pharynx en étaient farcis. Il ne s'en est pas glissé un atome dans la trachée ; elles s'étaient arrêtées d'une manière nette et bien tranchée tout autour de l'entrée de la glotte. Des essais comparatifs ont été faits avec d'autres substances réduites en poussière, telles que du plâtre et de la farine, qui ont pénétré moins loin, à cause de leur agglutination dans la bouche et l'arrière-bouche.

Je dois à l'obligeance d'un ancien interne fort distingué des hôpitaux de Paris, en possession et très-digne de la

---

(1) Béringuier, *Mémoire sur l'infanticide par l'immersion de l'enfant dans des matières pulvérulentes* (*Journal de médecine de Toulouse*, août 1851).

confiance du tribunal d'Évreux, M. le docteur Bidault, la communication d'un fait analogue à celui du docteur Béringuier.

Enfin M. le docteur Raynaud (de Montauban) a communiqué à M. Devergie un cas extrêmement intéressant (1) de mort par suffocation, dans lequel un homme avait été maintenu violemment, et pendant un temps assez long, la face sur un tas de blé, et avait été ainsi étouffé. Sans entrer dans les détails de ce fait et dans la discussion des questions médico-légales auxquelles il a donné lieu, je crois utile de donner un aperçu des lésions qui ont été constatées, et qui caractérisent si nettement l'asphyxie par suffocation à son plus haut degré. Les poumons sont emphysémateux et remplissent complétement la cavité du thorax. Leur coloration, violacée à la partie antérieure, est d'un brun noirâtre dans les deux tiers postérieurs. Sur ces derniers points à la surface externe des plèvres, on remarque de larges plaques noires de 6 à 8 centimètres de diamètre, paraissant formées par du sang extravasé. Tout le tissu du poumon est gorgé de sang dans les deux tiers postérieurs, et, au niveau des taches que nous venons d'indiquer, ce tissu est engorgé d'un sang noirâtre, et forme, à la moindre pression, une bouillie noire dans laquelle il est impossible de reconnaître la structure du poumon. Les mêmes altérations existent dans les deux poumons et sur des points correspondants. — On trouve des grains de blé dans l'arrière-bouche et le pharynx, dans le larynx, dans la trachée, où existe également une bave écumeuse à bulles fines et serrées, et jusque dans les divisions bronchiques de deuxième et de troisième ordre. L'œsophage,

_____

(1) Raynaud, *Mort par asphyxie provenant de l'introduction de grains de blé dans les voies respiratoires et digestives* (*Ann. d'hyg. et de méd. lég.* Paris, 1852, t. XLVIII, p. 187).

l'estomac et le duodénum en renferment également un grand nombre. — Les cavités gauches du cœur sont distendues par une assez grande quantité de sang noir fluide. Tous les vaisseaux encéphaliques sont gorgés de sang noir. Le cerveau lui-même est fortement congestionné.

A ces faits viennent s'ajouter mes propres observations.

Chez un premier enfant dont j'ai fait l'autopsie le 16 janvier 1854, tout le corps était enduit de cendres; les narines et les lèvres en étaient obstruées, la bouche remplie. On trouvait la poussière dans toute la longueur de l'œsophage et jusque dans l'estomac où des parcelles de cendres sont mêlées à des mucosités épaisses. Du côté des voies aériennes, la cendre n'a pas pénétré au delà de l'épiglotte; il n'en existe ni dans le larynx ni dans la trachée, où l'on trouve seulement de l'écume sanguinolente. Les autres organes portent les traces caractéristiques de la mort par suffocation.

Dans un autre cas, où l'enfouissement avait eu lieu dans un tas de fumier, on trouvait des détritus verdâtres bien reconnaissables dans la bouche et dans l'estomac.

Enfin, sur un enfant nouveau-né trouvé au mois d'octobre 1854 dans un tonneau rempli de remoulage, où la mère avouait l'avoir enfoui vivant, les narines et la bouche étaient remplies par la poussière qui ne pénétrait pas dans les voies digestives au delà de l'isthme du gosier. La trachée contenait une petite quantité de liquide sanguinolent non spumeux et quelques petits grains de poussière semblable à celle qui enduisait le corps. Les signes de la mort par suffocation n'étaient pas moins tranchés que chez les précédents.

Les expériences que j'ai entreprises sur les animaux, en vue de ce point spécial de la question, ont confirmé de la manière la plus complète les faits qui viennent d'être rappelés.

Dix lapins et cabiais vivants ont été enfouis dans du son ou dans la terre ; six l'ont été de même après avoir été tués par hémorrhagie. Pour le premier groupe, la mort s'est fait attendre en général pendant un temps très-long, et bien que, ainsi que je l'ai dit, on ne puisse conclure des animaux à l'homme pour la plus ou moins grande résistance aux causes de mort, on peut, en comparant entre eux les différents genres de mort, remarquer que l'enfouissement est de tous les modes de suffocation celui dans lequel la mort survient le plus lentement. Des enfants nouveau-nés enfouis après leur naissance ont pu être retirées vivants après quatre ou cinq heures de séjour sous une couche de terre de 25 à 30 centimètres (1). J'ai trouvé chez ces animaux, enterrés vivants la poussière, le sable, les graviers emplissant la bouche et les narines jusqu'à la base de la langue. Dans le plus grand nombre des cas, ces matières n'avaient pénétré ni dans l'œsophage ni dans la trachée. Une fois seulement l'estomac était distendu par une énorme masse de son, sur laquelle ses parois s'étaient moulées.

Pour le deuxième groupe, la terre n'avait pas dépassé l'entrée des narines et de la bouche ; elle imprégnait fortement les dents. Mais on n'en trouvait ni dans la cavité buccale, ni dans l'arrière-gorge, jamais non plus dans l'œsophage ni dans l'estomac. Dans un cas cependant, j'ai retrouvé quelques parcelles de cendre dans le larynx et dans la trachée d'un lapin enfoui dans une caisse pleine de cendres plusieurs heures après la mort.

Les expériences de la Société médico-chirurgicale de Londres ont ajouté sur ces points des faits intéressants à ceux que possède la science (2).

(1) A. Tardieu, *Étude médico-légale sur l'infanticide.* Paris, 1869, p. 129.

(2) *Report of the Committee appointed by the royal medical and*

Un des points les plus nouveaux sur lesquels elles aient porté, c'est la mesure mathématique de l'énergie des efforts respiratoires chez les individus privés d'air ou noyés. Cette puissance, calculée à l'aide d'un appareil manométrique, rend parfaitement compte de certaines particularités constatées par l'examen nécroscopique des animaux sacrifiés. Ainsi, chez un chien maintenu la tête en bas submergée sous le mercure, après une minute et demie on a retrouvé dans les poumons des gouttelettes du métal ; chez un chien placé la tête dans du plâtre liquide, après 10 minutes, le cœur avait cessé de battre, et l'on trouvait du plâtre blanc dans les tuyaux bronchiques. Mais si l'on acquiert de cette façon une démonstration nouvelle de l'énergie des mouvements inspiratoires dans l'agonie qui précède la mort par suffocation ou par submersion, il ne faut pas oublier que la seule présence de corps étrangers, poussières ou liquides, dans les poumons, abstraction faite de la connaissance des conditions matérielles dans lesquelles ils y ont pénétré, ne suffit pas pour prouver que l'enfouissement ou la submersion ont eu lieu pendant la vie. Il est constant, et mes propres expériences ont confirmé sur ce point celles des auteurs que j'ai cités, que même dans les cas où l'individu enfoui ou noyé ne l'a été qu'après la mort, on a pu retrouver des débris pulvérulents ou liquides jusque dans les bronches. Il faudra donc de toute nécessité, dans l'appréciation médico-légale des faits de cette nature, tenir le plus grand compte des circonstances de temps dans lesquelles s'est opérée la pé-

chirurgical Society to investigate the nature of suspended animation from vol. XLV of the Med.-chir. Transactions. London 1862. Et A. Tardieu, Nouvelle étude médico-légale sur la submersion et la suffocation à l'occasion des expériences de la Société médico-chirurgicale de Londres sur la mort apparente (Ann. d'hyg. publ. et de méd. lég., 2ᵉ série, t. XIX, p. 312, 1865).

nétration, de la quantité de matières retrouvées dans les organes respiratoires, et de la profondeur à laquelle elles auront pénétré. Mais lorsque l'on aura ainsi acquis la certitude que l'enfouissement ou la submersion ont eu lieu pendant la vie, on trouvera dans le fait dont je viens de parler un moyen précieux de mesurer l'énergie des efforts et de la résistance de la victime.

Il faut cependant reconnaître qu'il y a dans l'enfouissement une condition qui manque dans l'expérience que je viens de citer, et dont l'importance ne saurait être niée. Je veux parler de la pression considérable exercée sur le corps, sur le ventre, sur la poitrine en même temps que sur les orifices des voies aériennes par la masse dans laquelle il est enfoui. Il n'est pas impossible que cette circonstance prédomine dans ce procédé complexe de suffocation. Il est certain, dans tous les cas, que la gêne qu'éprouvent les muscles respiratoires sous le poids qui les opprime, doit singulièrement affaiblir la force de l'inspiration, si elle ne la paralyse pas complétement ; et que si l'on doit admettre comme possible la pénétration dans les bronches des matières pulvérulentes dans lesquelles le corps a été enfoui vivant, le fait reste exceptionnel en raison de l'abolition des mouvements respiratoires. Tandis qu'au contraire sur le cadavre, par le simple effet de la pesanteur et du mouvement insensible mais continu qui s'opère dans le terrain même le moins meuble, en apparence, la pénétration s'opère lentement et peu à peu à travers les orifices relâchés et béants des conduits aériens ; tout comme on voit sous le sol un tuyau inerte s'ensabler avec le temps. Dans de telles conditions, on le comprend, la présence des matières dans les dernières ramifications bronchiques ne prouve nullement que le corps a été enfoui vivant.

En résumé, dans les cas d'enfouissement, outre les signes caractéristiques communs à tous les modes de suffocation, on peut regarder comme constant que l'enfouissement a eu lieu pendant la vie, si la matière dans laquelle le corps a été enfoui a pénétré jusque dans l'œsophage et dans l'estomac. Dans les cas, au contraire, où l'enfouissement n'a été opéré qu'après la mort, bien que le plus ordinairement la poussière s'arrête à l'entrée de la bouche et des narines, on peut en retrouver la trace dans l'arrière-bouche, et tout à fait exceptionnellement dans les voies aériennes, mais jamais dans le conduit œsophagien et dans l'estomac.

Je signalerai en passant l'application très-importante que l'on peut faire de ces données aux cas extrêmement fréquents dans lesquels les cadavres d'enfants nouveau-nés préalablement étouffés ont été jetés dans des fosses d'aisance. Les mêmes principes doivent être suivis dans l'examen de ces faits, pour déterminer si la mort est le résultat de la submersion dans la fosse ou de violences antérieures.

Suffocation par séjour forcé dans un espace confiné et privé d'air. — Les animaux que j'ai fait périr en les enfermant dans une boîte matelassée dont la capacité ne dépassait pas deux ou trois fois le volume de leur corps, ont succombé au bout d'une heure et demie à deux heures, avec tous les signes de la suffocation. Les poumons, marbrés de taches d'un rouge cerise, présentaient d'innombrables noyaux d'apoplexie à la surface et dans l'épaisseur de leur tissu, et dans quelques points très-peu étendus, quelques bulles d'emphysème. J'ai vu le lobe supérieur d'un poumon de lapin tout à fait noir et recouvert d'une exsudation sanguine. Plusieurs ecchymoses existaient en outre sous le péricarde et le cuir chevelu.

Ce mode de suffocation a, de même que les autres, servi les desseins de certains criminels.

J'ai été appelé, le 17 juillet 1854, à procéder à l'autop-

sie d'un enfant nouveau-né qui avait été enfermé dans une
boîte et déposé à l'église Saint-Roch; j'ai trouvé dans les
différents organes de ce petit être toutes les lésions propres à la suffocation aussi nettement dessinées, aussi franchement accusatrices que dans les expériences dont je
viens d'exposer les résultats.

Je dois mentionner ici un fait qui m'a paru curieux à
rechercher; c'est le genre d'altérations auxquelles succombent les animaux placés dans le vide. Bien que ce soient
là des conditions où il est difficile de supposer que personne puisse se trouver placé, elles ne semblent pas au
premier abord sans analogie avec la mort résultant d'un
séjour forcé dans un espace confiné.

J'ai donc à cet effet placé un cabiais sur le plateau d'une
machine pneumatique. Pendant une demi-heure, l'appareil n'étant pas largement ouvert, l'animal manifeste une
gêne médiocre; mais au bout de ce temps, le vide se faisant rapidement, il tombe d'une manière presque subite,
et succombe en deux minutes au milieu des convulsions.
Je trouve, en examinant les organes, les deux poumons totalement privés d'air, à ce point qu'ils représentent deux
languettes charnues où la structure vésiculaire est absolument méconnaissable, et dont la coloration lie de vin
est uniforme. Le cœur est complétement vide. Je n'ai
pas besoin d'insister sur ce qu'un tel fait offre de particulier, et de montrer en quoi il diffère de ceux qui nous
ont occupés précédemment.

DES SIGNES DE LA MORT PAR SUFFOCATION COMPARÉS A CEUX DE LA
MORT PAR SUBMERSION, PAR PENDAISON ET PAR STRANGULATION.

J'ai exposé les signes caractéristiques des différents
genres de mort par suffocation; mais cette étude serait
incomplète et ne permettrait pas de leur assigner leur

véritable et juste valeur, si on ne les comparait avec ceux des autres espèces de mort violente confondues avec celle-ci sous le nom d'asphyxie.

Ce parallèle, dont les éléments se trouvent dans un nombre considérable d'observations consignées dans tous les ouvrages et les recueils de médecine légale, je l'ai poursuivi dans mes expériences personnelles, en me plaçant au point de vue des lésions dont j'avais constaté la constance chez les individus qui meurent étouffés. Et sans entrer ici dans des détails qui seraient superflus, je puis dire que les signes anatomiques que j'ai indiqués non-seulement caractérisent la mort par suffocation, mais encore la distinguent de tous les autres genres d'asphyxie. Quelques mots suffiront à le démontrer.

Pour les noyés, trop de signes particuliers indiquent la submersion pour que les différences aient besoin d'être longuement signalées. Il suffit de dire que l'état des poumons est tout à fait opposé à celui qu'on observe dans la suffocation et que, tandis que chez les noyés la congestion et l'engouement sanguin sont considérables, et occupent toute l'étendue des organes, on n'y remarque jamais les ecchymoses sous-pleurales, pas plus qu'on ne trouve les épanchements péricrâniens et sous-péricardiques. De sorte que si l'on trouvait ces lésions sur des corps retirés de l'eau, on serait autorisé à conclure avec assurance que la suffocation a précédé la submersion, et que l'on n'a noyé qu'un cadavre.

Mais c'est dans les cas de *pendaison* que la question acquiert une importance pratique bien plus considérable encore. On a vu que la pendaison criminelle est presque toujours précédée de suffocation ou de strangulation, et que les meurtriers ne pendent leurs victimes que pour dissimuler la véritable cause de la mort en faisant croire au suicide. De quel poids ne serait donc pas dans les re-

cherches médico-légales un signe qui, en dénotant les
violences à l'aide desquelles aurait été opéré l'étouffement,
permettrait, dans bien des cas, de résoudre le problème
toujours si difficile de la distinction du suicide et de
l'homicide chez les pendus. Pénétré de la gravité de cette
question, j'ai multiplié les expériences, et je suis arrivé
à ce résultat d'accord avec toutes les observations que la
science possède, que jamais, dans les cas de mort par pendaison, on ne trouve soit dans les poumons, soit sous les
enveloppes du cœur et du crâne, ces épanchements circonscrits, ces taches caractéristiques que nous ont offerts
sans exception tous les genres de suffocation. De quelque
manière que j'aie varié la position du lien suspenseur, je
n'ai pas observé dans les poumons autre chose qu'un engorgement sanguin très-général, sans ecchymoses à la
surface, ni foyers apoplectiques, et accompagné parfois
d'un emphysème circonscrit et d'écume dans la trachée;
de telle sorte que, à part la fluidité du sang, la rupture de
quelques vésicules pulmonaires, et plus rarement les
spumosités des voies aériennes, les signes de la suffocation
diffèrent essentiellement de ceux de la pendaison, et que
l'existence des premiers constituerait une preuve tout à
fait positive de violences et de tentatives criminelles d'é-
touffement dans les cas de pendaison où l'on aurait à distinguer le suicide de l'homicide.

La *strangulation* est le genre de mort qui se rapproche
le plus par les caractères anatomiques de la suffocation;
mais il faut reconnaître qu'il y aurait d'autant moins d'inconvénient à les confondre, qu'elles ne constituent en
réalité qu'un seul et même procédé criminel. Cela ne veut
pas dire pourtant que l'on rencontre toujours chez les individus étranglés les lésions propres à la suffocation; je ne
les ai trouvées sur les animaux tués par strangulation
qu'un très-petit nombre de fois, et encore beaucoup moins

nets, beaucoup moins tranchés que chez ceux qui avaient péri étouffés. Il y avait plutôt analogie qu'identité, ainsi qu'on peut en juger par la description succincte qui va suivre. Les poumons se sont présentés, dans les expériences de strangulation, médiocrement engoués, d'une couleur rosée assez uniforme, présentant non pas toujours, mais dans quelques cas seulement, quelques petits points à la surface, très-disséminés, pas plus gros que la pointe d'une aiguille, et principalement sur le bord postérieur; du reste, il n'en existait ni sous le cuir chevelu ni sous le péricarde. La trachée et les bronches ne contenaient pas toujours d'écume. Si l'on ajoute à cela des lésions locales qui peuvent être observées autour du cou, et qui résultent de l'action du lien constricteur, on comprendra que la suffocation simple soit encore très-facilement distinguée de la strangulation.

Il serait, sans doute, très-intéressant de rechercher et de découvrir la raison physiologique des différences de lésions produites par des genres de mort dont l'analogie frappe au premier abord bien plus que leur dissemblance; mais, quelque séduisante que puisse être une explication théorique, elle ne saurait à nos yeux compenser le danger de l'abus que nous signalions dans l'introduction de cette triple étude. Il ne serait pas impossible, sans doute, de trouver dans le mécanisme même de la suffocation quelque chose d'assez particulier pour faire comprendre la spécificité des lésions. En effet, l'interruption de l'entrée de l'air n'est apparemment ni aussi complète ni aussi brusque que dans la pendaison, la strangulation et la submersion; et de plus, l'individu suffoqué ne subit pas cette espèce de sidération du système nerveux, qui, dans les autres genres d'asphyxie, paralyse et anéantit l'énergie de sa résistance. Mais de quel poids seraient de semblables hypothèses auprès du fait même que nous a révélé l'examen anatomique des organes dans les cas de mort par suffocation?

RÉSUMÉ ET APPRÉCIATION DE LA VALEUR DES SIGNES CARACTÉRISTIQUES DE LA MORT PAR SUFFOCATION.

Je crois être en mesure maintenant de préciser la valeur médico-légale des signes qui caractérisent la mort par suffocation.

Les ecchymoses sous-pleurales, sous-péricardiques et sous-péricrâniennes constituent les lésions anatomiques vraiment caractéristiques de la mort par suffocation, et d'autant plus importantes qu'elles peuvent exister sans la moindre trace de violence à l'extérieur. La valeur de ce signe a été contestée; et plus je suis convaincu qu'elle est considérable, plus je dois m'attacher à l'établir sur des bases inattaquables et à la mettre au-dessus de toute atteinte : c'est ce que je vais faire.

Je n'ai pas besoin de la défendre contre un premier reproche, qui consiste à dire que les ecchymoses sous-séreuses ne se rencontrent pas d'une manière constante dans tous les cas où la mort a eu lieu par suffocation. C'est là une question d'observation et d'expérience. Il est certain qu'avant que l'attention des médecins-légistes ait été appelée sur ce caractère, il a dû échapper aux meilleurs observateurs ; et tous les faits négatifs antérieurs aux observations que j'ai publiées en 1855 doivent être considérés à cet égard comme non avenus. J'en donnerai pour preuve un travail qui n'a paru qu'il y a peu de temps, mais qui est fait tout entier avec des observations anciennes. L'auteur, M. le docteur Toulmouche (de Rennes), a vu un bon nombre de cas d'infanticides par suffocation, et l'on trouve dans son mémoire (1) d'excellentes remarques ; mais on sent que le caractère essentiel vraiment décisif lui manque et rend ses conclusions moins sûres, moins nettes qu'elles pourraient l'être et qu'elles le seraient certainement aujourd'hui. Mais quelles qu'en soient l'origine et la date, les faits négatifs ne peuvent rien contre la valeur significative des ecchymoses sous-pleurales et sous-péricardiques dans la mort par suffocation. Il est certainement des cas dans lesquels elles peuvent être réduites à un très-petit nombre, et même il est très-possible qu'elles manquent tout à fait. Ces cas, que je considère comme très-exceptionnels, et que l'on reconnaîtra du moins comme sans danger pour l'expertise médico-légale puisqu'ils conduiraient forcément à des conclusions négatives, ne sauraient infirmer les centaines de faits positifs où l'existence des ecchymoses a été constatée, soit par moi, soit par d'autres (2).

Ce qui serait grave, ce serait que l'expert pût se méprendre sur la cause de ces lésions ; et que celles-ci pouvant se produire dans des circonstances diverses et contraires, il ne fût pas possible de distinguer si elles appartiennent réellement à la suffocation. Or il est constant, je l'ai dit tout le premier et je n'ai aucun effort à faire pour le redire, que des ecchymoses peuvent se former sous la plèvre et sous le péricarde dans d'autres conditions

(1) Toulmouche, *Études sur l'infanticide et la grossesse cachée ou simulée* (*Ann. d'hyg. publ. et de méd. légale*, 1861, 2ᵉ série, t. XVI, p. 364).

(2) Il me sera permis de me prévaloir de l'adhésion de plusieurs des médecins légistes les plus expérimentés de notre pays, M. le docteur Dégranges (de Bordeaux), dont on lira avec fruit le récent mémoire publié sous ce titre : *Quelques mots sur les ecchymoses pleurales. Leur présence est-elle constante dans les morts amenées par un genre de suffocation?* (*Gazette des hôp.* du 9 novembre 1867 ; et M. Séverin Caussé, d'Albi, que j'ai cité au début de cette étude.)

que dans le cas de mort par suffocation. Je suis très-disposé à reconnaître que je n'ai peut-être pas assez insisté sur ces conditions ; j'y reviens donc pour qu'il ne reste aucun doute sur ce point important, et pour qu'il soit enfin bien compris que, si la valeur de ce signe n'est pas absolue, elle est néanmoins très-positive et très-grande, et que lorsqu'on sait l'interpréter avec rigueur, il mérite à tous égards la confiance des médecins légistes.

Les ecchymoses sous-pleurales et sous-péricardiques se montrent en dehors de la suffocation dans quelques maladies naturelles ou accidentelles, ou à la suite de violences, ou encore chez l'enfant né dans certaines conditions particulières (1). Je vais passer en revue ces différents cas et montrer que pour tous il y a des moyens sûrs de ne pas les confondre avec la suffocation, et que c'est pour n'avoir pas suffisamment observé ou réfléchi qu'on a cru trop facilement l'erreur et la confusion possibles. Ce sera la meilleure réponse à faire aux objections qui m'ont été adressées par quelques auteurs italiens et allemands (2).

Les maladies spontanées dans lesquelles on rencontre des ecchymoses sous-pleurales et sous-péricardiques sont les affections hémorrhagiques en général, et spécialement le purpura, certaines formes graves de fièvres éruptives, les maladies pestilentielles, notamment le typhus et le choléra.

(1) On consultera avec fruit les tableaux dressés à ce sujet par le savant professeur de médecine légale de l'université d'Aberdeen, M. le docteur Francis Ogston, qui apporte des faits nombreux à l'appui de ma doctrine et dont le concours m'est particulièrement précieux. (*On punctiform ecchymoses in the interior of the body as a proof. of death by suffocation* in Brit. medic. Journ. September 1868.)

(2) Liman, *Quelques remarques sur la mort par suffocation, par pendaison et par strangulation* (Ann. d'hyg. publ. et de méd. lég., 2° série, 1867, t. XXVIII, p. 388). — J.-B. Garibaldi, *Esamen della nuova dottrina di Tardieu sulla morte per strangolazione e per suffocazione.* Genova, 1865.

Mais les caractères qu'offrent les ecchymoses, dans les cas qui viennent d'être rappelés, ne permettent pas de les confondre avec les taches ecchymotiques produites par la suffocation. Celles-ci considérées en elles-mêmes sont beaucoup plus petites, nettement circonscrites, très-régulièrement arrondies et formées par une gouttelette de sang coagulé. Les autres, au contraire, sont toujours irrégulières, plus larges, diffuses, constamment fluides et de teinte généralement violacée et livide. Mais en outre, les conditions dans lesquelles elles se sont formées, leur nombre, leur dispersion dans tous les organes, les hémorrhagies qui les accompagnent, ne laissent véritablement pas place à l'erreur.

J'en dirai autant des empoisonnements dans lequels, ainsi que j'ai été le premier à le reconnaître (1), on trouve parfois des ecchymoses disséminées sous le péricarde et sous la plèvre, en même temps du reste que sous les autres séreuses, et notamment sous le péritoine, à la surface des viscères abdominaux : les empoisonnements par l'arsenic, par le phosphore, par le mercure, par la digitale, sont dans ce cas. Mais là encore la dissémination des taches, leur siége multiple, la concomitance des lésions abdominales, la présence fréquente d'infiltrations sanguines dans la muqueuse gastro-intestinale, les évacuations hémorrhagiques, fournissent des caractères distinctifs suffisants.

Il est un genre d'affection qui peut déterminer aussi, dans quelques cas, la formation d'ecchymoses dans diverses parties du corps, et notamment à la face, à la base du cou et à la partie antérieure de la poitrine, plus rarement dans les organes internes, à la surface du cœur et des pou-

(1) A. Tardieu et Z. Roussin, *Étude médico-légale et clinique sur l'empoisonnement.* Paris, 1867.

mons. Ce sont les affections convulsives, l'éclampsie, l'épilepsie, d'autant plus importantes à distinguer qu'elles empruntent quelquefois l'apparence d'une mort violente, et que le mécanisme de la formation des taches ecchymotiques peut être justement rapproché dans ces maladies de celui que l'on observe dans la mort par suffocation. J'en ai cité plus haut un exemple singulier et des plus frappants, celui d'un horloger mort d'épilepsie.

Dans ce fait, il n'y avait pas d'ecchymoses sous-pleurales ni sous-péricardiques, et il en est souvent ainsi chez les épileptiques; mais je ne nie pas que l'on puisse en rencontrer quelquefois, de même qu'il en existe sur les téguments à la poitrine et au cou.

Les poisons que j'ai appelés névrosthéniques, la strychnine, l'acide prussique, ont été indiqués comme pouvant produire des extravasations sanguines sous les séreuses ou dans les organes circulatoires et respiratoires. Lors de mes premières expériences sur la mort par suffocation, j'avais fait périr par la strychnine, au milieu de convulsions violentes, un certain nombre d'animaux, et dans aucun cas je n'ai trouvé la moindre trace d'ecchymoses sous-pleurales; mais seulement un état de congestion très-irrégulier et partiel généralement peu considérable en raison de l'extrême rapidité de la mort, et une fluidité constante du sang. Mes recherches plus récentes sur l'empoisonnement ont confirmé cette dernière donnée. On peut trouver chez les individus tués par la strychnine ou par l'acide cyanhydrique, sur les poumons et sur le cœur, des suffusions sanguines, des congestions plus ou moins étendues, des foyers apoplectiques, mais non pas les taches ponctuées si nettes et si tranchées de la suffocation. Dans tous ces cas d'ailleurs et à la moindre hésitation, au moindre doute, on aurait pour recours l'analyse chimique et la découverte du poison, sans parler des symptômes et des lésions spéciales qui peuvent exister du côté des centres nerveux.

Mais c'est assez s'arrêter sur cette première catégorie de faits dans lesquels, en dehors de la suffocation, des ecchymoses se montrent dans les divers organes. On m'accordera peut-être que la confusion n'est guère possible sans une grande inattention ou une grande ignorance. Mais, je le demande, en ce qui touche la mort violente par suffocation, y a-t-il un seul de ces cas qui, de près ou de loin, puisse l'atteindre et infirmer la valeur des ecchymoses sous-pleurales, sous-péricardiques et sous-péricrâniennes?

J'aborde le second ordre de faits, qui comprend plusieurs genres de mort violente, les uns voisins de la suffocation, les autres qui s'en éloignent en apparence plus qu'en réalité.

Pour les premiers, si longtemps confondus à tort sous le nom générique d'asphyxie, la strangulation, la pendaison et la submersion, je les ai examinés assez longuement pour n'y pas revenir.

Je ferai remarquer seulement que je ne peux me rendre à de simples assertions, et que lorsque le professeur Liman (1) me dit : « J'ai vu dans presque la moitié de toutes les asphyxies ces ecchymoses sur les poumons et sur le cœur (du reste aussi quelquefois sur les organes abdominaux), et je les ai vues sur des pendus, des strangulés, même des noyés, quoique plus rarement, » je suis en droit de lui demander les détails de chaque fait particulier, et que je ne suis nullement convaincu que ses pendus, ses strangulés et même ses noyés n'aient pas été un peu étouffés; ou que ce qu'il a pris pour les taches ecchymotiques ponctuées de la suffocation, ne soient de simples

_____

(1) Liman, *loc. cit.*, p. 590.

suffusions sanguines ou des congestions et des apoplexies
partielles. Je me défie malgré moi ; et je me rappelle involontairement ce cas rapporté par son illustre prédécesseur
à l'université de Berlin (1), où il s'agit. d'un enfant qui
meurt après avoir séjourné deux heures dans un tiroir de
commode et où les experts allemands déclarent « que l'enfant était né à terme, avait vécu et était mort d'hypérémie
pulmonaire, mais que la cause n'était pas due à une violence extérieure, que le séjour dans la commode et les
lésions de la tête n'étaient pour rien dans cette fin funeste. » Je me permets de trouver que nos confrères
d'outre-Rhin sont bien difficiles en matière d'infanticide
et surtout de suffocation, et je ne sais trop ce qu'il leur
faut pour qu'ils admettent qu'un nouveau-né est mort
étouffé. J'embarrasserais peut-être beaucoup M. le professeur Liman si je lui demandais à quelle cause il attribue
la mort de ces nouveau-nés chez lesquels il avoue lui-même
que ce signe est excessivement fréquent, à peu près dans
les quatre cinquièmes des cas ; et s'il croit en donner une
explication bien claire à la justice de son. pays, lorsqu'il
ajoute que ces ecchymoses sont dues au peu de résistance
des vaisseaux capillaires, soit que l'asphyxie ait eu lieu
avant, pendant ou après la naissance. Enfin, quand il in-
voque. contre cette preuve d'une suffocation violente le
témoignage de tous les médecins d'établissements d'accouchement, je me permets de lui répondre que, dans le service d'accouchement que j'ai l'honneur de diriger à l'Hôtel-
Dieu, et, je ne crains pas de le dire, il en est du. mien
comme des autres, nous ne trouvons d'ecchymoses sous-
pleurales que rarement et dans les cas seulement où la
mère a plus ou moins accidentellement étouffé l'enfant
qu'elle allaite, ou bien encore chez les enfants nés dans

(1) Casper, *Traité de médecine légale*, t. II, p. 556, *obs.* 374.

les conditions particulières que je signalerai bientôt.

Je n'ai que peu de mots à ajouter relativement à la submersion. Des différences plus considérables encore la distinguent de la suffocation. L'état des poumons chez les noyés est tout à fait l'opposé de celui que l'on constate chez les individus étouffés. La congestion et l'engouement sanguin y sont considérables et occupent toute l'étendue des organes. Et si l'on trouve parfois à leur surface des marbrures, des taches formées par des suffusions sanguines, celles-ci n'ont aucune ressemblance avec les taches ecchymotiques ponctuées, arrondies, circonscrites, tranchant sur la couleur générale des poumons, caractère de la mort par suffocation qui conserve toute sa valeur même sur des cadavres retirés de l'eau.

Mais il est un dernier genre de mort violente dont personne n'a encore parlé et qui s'accompagne souvent de la formation d'ecchymoses sous la plèvre et sous le péricarde, c'est l'écrasement et la précipitation d'un lieu élevé. Qu'il y ait fracture des côtes ou rupture du diaphragme, ou lésion du cordon rachidien, le trouble profond qui en résulte dans les phénomènes mécaniques de la respiration et dans les mouvements inspirateurs, amène des efforts infructueux, une sorte de lutte du blessé qui ne peut respirer et qui se trouve dans des conditions tout à fait analogues à celui qui meurt étouffé. L'obstacle n'est plus alors à l'entrée des voies aériennes, il est dans l'inertie des agents de l'inspiration. J'ai recueilli dans ces dernières années plusieurs exemples qui m'ont clairement démontré ce fait. Mais on reconnaîtra qu'il n'est pas de nature à embarrasser beaucoup un expert, et que les lésions multiples que produisent l'écrasement ou la chute d'un lieu élevé, tiennent ici le premier rang, et ne permettent pas, quelle que soit la similitude des taches sous-pleurales et sous-péricardiques qui existent dans l'un et l'autre cas, de

penser à une mort par suffocation. Chez le nouveau-né
cependant, où la connexité des deux procédés meurtriers
pourrait être plus facilement admise, et pour les cas d'infanticide où un enfant, après avoir été en partie étouffé,
aurait pu être jeté par-dessus un mur ou écrasé sous le
talon ou sous une pierre, il faudrait, sauf à laisser dans
l'ombre une partie de la vérité, s'abstenir de conclure à
la suffocation. J'appelle l'attention sur ce fait possible et
non encore signalé, et sur la restriction qu'il impose dans
la pratique en ce qui touche la signification des ecchymoses sous-pleurales.

Il en est une plus importante encore que j'avais déjà eu
le soin de faire dès mes premières recherches, et qui
semble avoir passé inaperçue. Je l'avais pourtant signalée
comme une particularité tout à fait exceptionnelle, mais
très-digne de remarque. Elle concerne exclusivement les
nouveau-nés, et s'applique à ces cas dans lesquels des
enfants nés vivants, vivent pendant un certain temps et
meurent sans avoir respiré. Chez ces enfants débiles, nés
avant terme ou mal conformés, ou profondément atteints
par la longueur et les difficultés du travail de la naissance,
les poumons soumis à la docimasie hydrostatique ne surnagent pas et sont restés complétement à l'état fœtal, ou
n'ont été que très-incomplétement distendus par l'air ; et
néanmoins ils présentent à leur surface un certain nombre
de taches ecchymotiques sous-pleurales, en tout semblables à celles que produit la suffocation. Je cherchais à
rendre compte de ces faits par la faiblesse même des nouveau-nés qui constitue alors le véritable obstacle à l'entrée
de l'air ; et il me paraît légitime de rapporter à cette cause
générale les lésions que l'on rencontre simultanément,
chez les nouveau-nés incapables de respirer, chez les individus écrasés et chez ceux qui périssent étouffés.

Mais au point de vue de la médecine légale pratique, y

a-t-il là une cause d'erreur et un motif de refuser toute
valeur aux taches ponctuées ecchymotiques du poumon,
comme signes de l'infanticide par suffocation? Nullement : car il faut avant tout, pour démontrer le meurtre
du nouveau-né, établir qu'il est né vivant et qu'il a vécu
réellement ; et, en ce qui concerne les poumons, qu'ils ont
été pénétrés par l'air et qu'ils surnagent quand on les
plonge entiers ou divisés par fragments que l'on comprime
dans un vase rempli d'eau. Mais « toutes les fois, ce sont
les propres termes dont je me suis servi dès le principe,
que l'on trouvera les ecchymoses sous-pleurales sur des
poumons qui, bien qu'appartenant à des sujets nés vivants,
n'auront pas respiré, on se gardera d'admettre des violences
criminelles, tandis que la lésion conservera toute sa signification, lorsqu'elle siégera sur des poumons que l'air aura
manifestement pénétrés. » Ces remarques s'appliquent à
bien plus forte raison à ces cas, à coup sûr fort singuliers
et vraiment exceptionnels, dans lesquels quelques observateurs allemands, Hecker notamment et Hoogeweg, cités
par Casper (1), auraient trouvé des taches ecchymotiques
sur les poumons ou sur le cœur de fœtus très-certainement morts avant leur naissance, et pour qui la formation
des ecchymoses s'explique par la mort antérieure de la
mère, ou par un trouble apporté à la circulation placentaire, contre lesquels luttent les fœtus qui périssent,
comme le dit très-justement Casper, « suffoqués en faisant
des efforts instinctifs dans l'utérus. » Mais chez eux également on trouve les poumons à l'état fœtal, ils n'ont pas
respiré et ne présentent aucune chance d'erreur à
l'expert.

Je n'ai rien à ajouter et j'espère qu'il ne reste rien des
doutes et des objections qui auraient eu pour résultat de

(1) Casper, *loc. cit.*, p. 324.

nous rejeter dans les ténèbres et d'enlever à la médecine
légale pratique l'un des meilleurs éléments de preuve et
de certitude dont elle puisse disposer. Je me crois en droit
de conclure, comme je l'ai fait à une époque où j'étais
loin de posséder l'expérience que j'ai aujourd'hui et la
masse de faits sur laquelle elle se fonde. Aussi, en ce qui
touche les signes généraux de la mort par suffocation, je
répète de nouveau, avec une ferme et absolue conviction,
que, sous le bénéfice des réserves que je viens de faire, la
seule présence des altérations qui ont été décrites, et notamment des extravasations sanguines disséminées sous
la plèvre et sous le cuir chevelu, à quelque degré et en si
petit nombre que ce soit, suffit pour démontrer, d'une
manière positive que la suffocation est bien, en réalité, la
cause de la mort. A ces lésions viennent s'ajouter souvent,
mais d'une manière moins constante, les taches ecchymotiques sous le péricarde, la rupture de quelques vésicules
pulmonaires superficielles, et la présence d'écume fine,
blanche ou légèrement rosée dans les voies aériennes ;
ainsi que les diverses traces extérieures de violences,
telles que l'aplatissement du nez et des lèvres, l'excoriation de la face, la dépression ou l'écrasement des parois
de la poitrine et du ventre.

La multiplicité et l'étendue de ces différentes lésions
peuvent, jusqu'à un certain point, mesurer sinon la durée, du moins l'énergie de la résistance opposée par ceux
qui sont morts étouffés. Il est juste dans cette appréciation
des circonstances de la mort, et notamment de sa plus ou
moins grande rapidité, de tenir compte de la constitution
et de la force de la victime, et du mode suivant lequel a
été opérée la suffocation.

Ces signes permettent de distinguer sûrement la mort
par suffocation, de la submersion, de la pendaison et même
de la strangulation, et fournissent ainsi, dans plus d'un

cas, un moyen précieux de ne pas confondre l'homicide avec le suicide.

CHOIX D'OBSERVATIONS RELATIVES A LA MORT PAR SUFFOCATION.

L'histoire que je viens de tracer de la mort par suffocation est tout entière fondée sur des observations recueillies par moi dans des expertises judiciaires, et sur les expériences que j'ai entreprises. L'exposé détaillé de ces faits nombreux serait dépourvu de tout intérêt, et j'ai préféré en offrir, en quelque sorte, la substance dans le mémoire qui précède. Mais il est bon de montrer, par quelques exemples choisis, les principales circonstances que peuvent présenter les affaires de cette nature; c'est dans ce but que je donne ici un extrait de plusieurs rapports rédigés, soit par d'autres médecins légistes, soit par moi-même, et qui, à divers titres, m'ont paru mériter d'être cités. Ils formeront le complément des observations déjà éparses dans le cours de ce travail, et rendront plus frappants encore les caractères que je me suis efforcé d'assigner à la mort par suffocation.

Obs. I. *Infanticide par suffocation à l'aide de l'introduction des doigts dans l'arrière-bouche.* — La fille Goumaud, inculpée d'infanticide, avait déclaré, dans le cours de l'information, qu'elle était accouchée seule dans la nuit du 17 au 18 mai 1854, que son enfant n'avait pas donné signe de vie, et qu'elle l'avait enterré dans sa maison. Elle indique l'endroit où elle l'a déposé.

Après avoir enlevé avec précaution une petite quantité de terre nouvellement remuée, nous découvrîmes le cadavre à 15 centimètres environ de profondeur. Il était enveloppé d'un lambeau de grosse toile usée et trouée.

Enfant du sexe masculin, très-bien développé et fortement constitué; pesant 3 kilogrammes 500 grammes; long de 55 centimètres. La moitié du corps correspondant à 3 centimètres au-dessus de l'ombilic; la tête présentant les diamètres suivants : bi-pariétal, 9 ; occipito-frontal, 11 ; occipito-mentonnier, 13, 0 ; ongles parfaitement conformés et dépassant l'extrémité des doigts ; peau bien organisée, blanche, avec des taches rosées; traces d'enduit sébacé au pli des aines, au creux des aisselles, sur le dos; cheveux nombreux, longs de 5 centimètres.

La putréfaction commence à se développer : elle se manifeste par l'odeur putride qu'exhale le corps, la teinte brunâtre de la peau *à la partie supérieure et antérieure du cou, au-dessous de la mâchoire inférieure,* le développement des gaz putrides dans cette même région.

Paupières closes; la cornée a perdu sa transparence : le nez est aplati, il s'écoule des narines quelques gouttes d'un liquide sanieux.

Une portion du cordon de 42 centimètres reste adhérente à l'anneau; elle ne porte pas de ligature, et se termine par une extrémité frangée, ce qui fait croire que le cordon a été cassé ou déchiré, et non coupé. L'ombilic ne présente aucun phénomène indiquant un travail d'élimination du cordon.

Tête bien conformée ne présentant pas de bosse sanguine indiquant un travail prolongé. La région temporale droite offre une teinte bleuâtre, violacée, et, dans ce point, au-dessous du cuir chevelu se trouve un épanchement de sang pur et coagulé de 5 millimètres d'épaisseur, long de 5 centimètres, et large de 3 centimètres dans la direction de la suture fronto-pariétale. Les os du crâne ne présentent pas de fracture : il n'existe pas d'épanchement dans la cavité crânienne. La dure-mère offre seulement une teinte un peu plus brune dans le point correspondant à l'ecchymose. Le tissu du cerveau et du cervelet est à l'état normal.

Bouche, pharynx. — L'ouverture buccale ne porte pas de traces de meurtrissures; et, en écartant les mâchoires, on ne remarque rien de particulier dans la bouche : il ne s'y trouve pas de terre.

Agrandissant l'ouverture de la bouche au moyen d'une incision partant de chaque commissure et désarticulant la mâchoire inférieure, nous mettons à découvert la paroi postérieure du pharynx sur laquelle nous remarquons, dans la partie de cet organe qui se trouve en rapport avec l'ouverture supérieure des voies aériennes et la face postérieure du larynx, *une surface brune, meurtrie,* avec deux plaies contuses intéressant la membrane muqueuse du pharynx.

L'une de ces plaies, de forme ovale, est longue de 2 centimètres et large de 15 millimètres. L'autre déchirure plus petite à gauche de la première, irrégulièrement arrondie, large de 1 centimètre.

Sur cette partie contuse du pharynx nous remarquons un grand nombre de petits corps pulvérulents, dont les uns grisâtres nous paraissent être de la cendre, et dont les autres, noirs, examinés à la loupe, offrent l'aspect de parcelles de charbon. Parmi ces corpuscules de matière minérale se trouvent de petits grumeaux de matière organique d'apparence graisseuse : production naturelle que nous retrouvons dans l'estomac de l'enfant, et qui aura, sans doute, été projetée dans le pharynx par les efforts de vomissement auxquels l'enfant se sera livré.

La muqueuse du pharynx au-dessus et au-dessous des parties contuses est à l'état normal : l'œsophage ne présente aucune altération.

Poumons. — Les poumons remplissent exactement la cavité thoracique; leur bord antérieur s'avance sur le thymus et le péricarde; leur tissu est ferme, élastique, crépitant sans traces de développement gazeux putride. Ils sont de couleur rosée, *parcourus par des vaisseaux capillaires remplis de sang, et parsemés de petites ecchymoses ponctuées, disséminées sous la plèvre.*

Il existe dans la trachée-artère et dans les bronches des mucosités spumeuses sanguinolentes; le péricarde contient une petite quantité de sérosité; respiration complète dans l'étendue des deux poumons; point d'ossification au centre des condyles.

Conclusion. — 1° Le cadavre soumis à notre examen est celui d'un enfant né à terme et bien conformé;

2° Il est né vivant; il a vécu, et la respiration s'est opérée de la manière la plus complète;

3° L'existence de meurtrissures et de plaies contuses dans l'arrière-bouche coïncidant avec l'état des poumons et la présence de l'écume sanguinolente de la trachée, nous paraît établir que la mort a été causée par l'introduction d'un corps étranger *très-probablement* des doigts dans le pharynx, ce qui aura apporté un obstacle mécanique à l'acte respiratoire, et déterminé l'asphyxie par l'occlusion des voies aériennes.

Obs. II. *Infanticide par suffocation. Occlusion directe des voies aériennes.* — J'ai été chargé le 27 mars 1854, de procéder à l'autopsie d'un enfant nouveau-né issu de la fille Potelichette, inculpée d'infanticide, et j'ai fait les constatations suivantes :

Enfant du sexe féminin, forte et vigoureuse, 2 kilog., 750, 52 centimètres de long, point épiphysaire très-développé, cordon non coupé, déchiré, non lié, pas de putréfaction.

Tête et cou, ainsi que la partie supérieure de la poitrine d'une couleur violacée très-foncée; pas d'excoriation apparente sur le visage et le cou.

A la surface du péricrâne, on trouve un très-grand nombre de petits épanchements très-limités de sang coagulé, distincts de la bosse sanguine syncipitale; os intacts.

Organes thoraciques surnageant.

Poumons gorgés de sang; mais sur la surface d'un rouge foncé on distingue une multitude de petites ecchymoses ponctuées, disséminées sous la plèvre, d'une couleur noirâtre, et qui donnent aux deux poumons un aspect granitique.

Larynx et trachée contenant une certaine quantité d'écume sanguinolente.

Cœur offrant aussi à sa surface des ecchymoses sous-péricardiques vers la base et à l'origine des gros vaisseaux. Il contient du sang tout à fait fluide.

Viscères abdominaux à l'état normal.

Estomac distendu par une grande quantité de mucosité teinte de sang.

1° Enfant né à terme, viable et très-vigoureusement constitué ;

2° Cet enfant a vécu et respiré ;

5° La mort est le résultat d'une asphyxie par suffocation, produite par un obstacle violemment apporté à l'action de l'air dans les voies aériennes ;

4° Il n'existe pas de lésion apparente à l'extérieur ; mais les altétions des organes respiratoires ne peuvent laisser des doutes sur la cause de la mort, qui ne peut être attribuée ni aux difficultés naturelles de l'accouchement ni à un état de faiblesse congénitale de l'enfant.

Obs. III. — *Infanticide par suffocation. Discussion médico-légale.* — J'ai été chargé au mois d'octobre 1849, de concert avec mon honorable confrère M. le docteur Gaide, en vertu d'une commission rogatoire de M. le juge d'instruction de Nogent-sur-Seine, de résoudre plusieurs questions relatives à une grave affaire d'infanticide. « Il s'agissait d'émettre notre avis sur les rapports des docteurs C. et P., en les rapprochant des données de l'instruction commencée contre la fille Billy, inculpée d'infanticide ; dire si la déclaration de l'inculpée paraît concorder avec les observations faites sur le cadavre de l'enfant, ou si la mort n'est pas dû au défaut de soin apportés à l'enfant ou à un acte coupable fait directement, comme l'apposition de la main ou de tout corps étranger sur la bouche de l'enfant. » Après avoir prêté serment entre les mains de M. le juge d'instruction, nous avons reçu communication des pièces suivantes : 1° deux interrogatoires subis par l'inculpée ; 2° la déposition de la sage-femme ; 5° le rapport de l'officier de santé Poupelier, et 4° le rapport du docteur Chertier, et du docteur Poupelier.

Afin d'apporter dans la solution des questions qui nous sont posées toute l'exactitude et toute la rigueur possibles, nous commencerons par exposer succinctement les faits matériels qui résultent de l'examen auquel se sont livrés les premiers experts, ainsi que les allégations contenues dans les interrogatoires de l'accusée. Nous discuterons ensuite les conclusions du rapport de MM. Chertier et Poupelier, et nous terminerons par l'énoncé de notre propre opinion.

Exposé des faits. — Malgré certaines omissions importantes que nous devrions signaler, l'autopsie cadavérique de l'enfant né de la fille Billy, a établi d'une manière positive les faits suivants :

L'enfant paraît être né à terme ; bien que le poids ne soit pas indiqué, les dimensions et le diamètre de la tête montrent que le volume du corps était plutôt au-dessous qu'au-dessus de la moyenne ordinaire.

La coloration d'un blanc mat suffirait s'il n'en existait d'autre preuve, pour exclure l'idée de la mort du fœtus longtemps avant la délivrance et du séjour du cadavre dans le sein de la mère.

Il existait sur différentes parties du corps, au front, à la peau, sur les bras, des excoriations légères ou des ecchymoses toutes situées du côté gauche, et qui ne paraissent avoir présenté aucune gravité.

L'état des organes respiratoires doit, au contraire, fixer notre attention d'une manière toute spéciale. En effet, à l'extérieur, les lèvres sont brunâtres, violacées, la langue fait saillie entre les mâchoires, la peau du cou est, dit-on, intacte ; mais rien n'indique que le tissu cellulaire et les muscles sous-jacents, que l'épaisseur des lèvres, l'intérieur de la bouche, et même le fond de la gorge aient été examinés dans le but d'y rechercher ces ecchymoses, ces traces de violences qu'il est si fréquent de rencontrer dans ces parties, lorsqu'une main criminelle a été portée sur un nouveau-né. Quoi qu'il en soit, les poumons décrits avec beaucoup de soin sont distendus par l'air ; ils offrent une coloration générale rosée ; mais, chose très-importante à noter, « *ils présentent quelques petites marbrures irrégulières d'un rouge plus foncé.* » Ils sont d'ailleurs congestionnés, et une sérosité spumeuse sanguinolente s'écoule de leur tissu divisé. Ce n'est pas tout : « La membrane interne du larynx, de la trachée et des bronches est injectée, et l'on trouve dans ces conduits *de la sérosité spumeuse, abondante surtout dans les petites bronches.* »

Le cœur ne contient pas de sang coagulé.

Du côté de la tête on constate les signes d'une congestion assez considérable qui va jusqu'à produire une exhalation sanguine à la surface du cerveau.

L'estomac n'a pas été ouvert ; et il est à regretter que l'on n'ait pu reconnaître si la déglutition s'étant opérée, quelles matières auraient été ainsi portées dans l'estomac, ce qui eût permis de mesurer en quelque sorte l'énergie et la durée de la vie du nouveau-né.

Quant aux déclarations de la fille Billy, elles tendraient à établir que la délivrance qui a eu lieu sans trop de douleurs a eu lieu pendant que l'inculpée était accroupie ; que l'enfant a mis de un demi-quart à un quart d'heure à sortir tout à fait. Les pieds ayant passé d'abord, la tête a mis sept ou huit minutes à se dégager, et a été immédiatement suivie du délivre. Cette fille ajoute que le corps du nouveau-né était tout froid, qu'il n'a ni bougé, ni poussé un seul cri, et qu'elle a vu tout de suite qu'il était bien mort et ne respirait pas.

. Tels sont les faits et allégations d'après lesquels doit se former notre conviction, et qui ont dû servir de base aux conclusions des premiers experts, sur lesquelles nous sommes appelé à donner notre avis.

Discussion du rapport des premiers experts et des faits précédemment exposés. — Les trois premières conclusions qui établissent que l'enfant issu de la fille Billy est né à terme, qu'il a vécu et respiré, sont parfaitement en rapport avec les constatations nécroscopiques, et découlent rigoureusement de la conformation et de l'apparence extérieure du corps, ainsi que de la structure des poumons, et des expériences auxquelles ces organes ont été soumis.

Sur la quatrième conclusion, nous ne saurions partager l'avis de MM. Chertier et Poupelier, et nous avons besoin d'entrer dans quelques développements. Ces honorables médecins pensent « *qu'il est très-probable que la mort est le résultat du fait de l'accouchement non d'un infanticide.* » Et pour soutenir cette opinion, ils s'appuient non plus sur les faits matériels qui ressortent de l'autopsie, mais presque exclusivement sur les allégations de la fille Billy, et principalement sur le mode d'accouchement que l'inculpée a déclaré, mais dont rien absolument ne saurait faire admettre la réalité. Ainsi, dès le principe, nous sommes obligé de faire remarquer que les premiers experts acceptent sans réserve une simple hypothèse, peut-être même une déclaration inexacte.

En effet, à quels signes peut-on reconnaître que l'enfant s'est présenté par le siége, ainsi que la mère le déclare? Sera-ce aux matières qui ont souillé le pourtour de l'anus? Mais quel qu'ait été le mode d'accouchement, le méconium peut s'échapper dès les premiers moments de la naissance; et, d'ailleurs, s'il n'est pas douteux que l'enfant ait vécu, nul ne peut dire pendant combien de temps. Sera-ce la présence du placenta adhérent encore au cordon? Cette circonstance est encore moins probante que la première, et peut se présenter dans les conditions les plus diverses de la délivrance. Il en est de même de cette prétendue compression du cordon ombilical et du col, pendant le quart d'heure durant lequel la tête serait restée au passage. Suppositions qu'aucun fait ne confirme, qui n'ont été soumises à aucun contrôle, et qui, au contraire, paraîtraient formellement contredites par la facilité de cet accouchement que la fille Billy elle-même dit s'être opéré sans trop de douleur.

Quant aux lésions qui ont dû produire la mort, l'interprétation qu'en donnent MM. Chertier et Poupelier est évidemment dominée par la manière dont ils ont admis que l'accouchement avait eu lieu. Sans s'arrêter à l'état des organes respiratoires, et se préoccupant surtout de la congestion évidemment secondaire qui existait vers la tête, ils ont cru reconnaître un état apoplectique consécutif à la suspension de la circulation placentaire; mais c'est là, nous ne craignons pas de le dire, une nouvelle hypothèse que dément de la manière la plus évidente l'état des poumons si bien décrit dans le rapport d'autopsie.

La distension des vésicules pulmonaires par l'air atmosphérique cette preuve physique de l'accomplissement le plus régulier et le plus complet de l'acte respiratoire, est absolument incompatible avec un état apoplectique et une suspension de la circulation placentaire portée assez loin pour déterminer la mort. Cela est si vrai que MM. Chertier et Poupelier ont été frappés les premiers de certaines contradictions singulières; et il n'est pas inutile de citer à ce sujet les remarques qui terminent leur consciencieux rapport. « Toutefois, disent-ils, si ces faits peuvent rendre compte de la mort, ils ne sont pas complets. La respiration, dans ces cas d'apoplexie des nouveau-nés, n'a souvent pas lieu ou est incomplète. Dans l'espèce, elle a été complète; nous ne nous rendons pas bien compte de l'intégrité des poumons, de l'absence du sang dans les cavités du cœur. Aussi avons-nous cru devoir formuler notre quatrième conclusion sous forme de probabilité. »

En résumé, on voit que, à part la déclaration de l'inculpée, cette dernière conclusion, en attribuant la mort du fœtus au fait de l'accouchement, ne repose sur aucune preuve suffisante.

Il nous sera facile de montrer que la seconde partie de cette même conclusion, qui exclut toute idée d'infanticide, est complétement en désaccord avec les faits matériels résultant de l'autopsie, et les allégations contradictoires de la fille Billy.

Si nous nous reportons, en effet, à ces déclarations, nous devons, avant tout, faire remarquer qu'il est tout à fait impossible d'admettre que le corps du nouveau-né ait été tout à fait froid; fût-il mort pendant le travail, la chaleur eût persisté après la délivrance.

Il est également de toute impossibilité que l'enfant n'ait ni bougé ni poussé un seul cri; les poumons ont été complétement pénétrés par l'air, la respiration a eu lieu, et pour le nouveau-né le premier mouvement vital, la première inspiration est un cri.

Ajoutons que les contusions et ecchymoses observées sur le côté gauche de la tête et des membres, et que l'on attribue à la position du corps sur le chaume, sembleraient, d'ailleurs, indiquer que la vie n'était pas éteinte au moment où le nouveau-né a été transporté dans le champ où il a été trouvé inhumé.

Mais outre la preuve de la vie et de la respiration accomplie, on trouve dans l'état des poumons et des voies aériennes des signes qui jettent une vive lumière sur la cause de la mort.

A la saillie de la langue, à la coloration des lèvres, à la congestion du tissu pulmonaire, à la présence d'une écume abondante dans le larynx, la trachée et jusque dans les plus petites divisions des bronches; enfin, et surtout à ces petites taches irrégulières d'un rouge foncé disséminées à la surface des poumons, à ces signes constants, joints à la liquidité du sang, on ne saurait méconnaître les lésions caractéristiques de l'asphyxie par obstacle à l'entrée de l'air dans les organes respiratoires. La congestion cérébrale signalée dans le procès-verbal d'autopsie est un effet secondaire du trouble profond et de la gêne apportée dans la respiration. Dans tous les cas, ces lésions sont tout à fait indépendantes du mode suivant lequel la délivrance s'est opérée.

Conclusions. — De l'exposé des faits et de la discussion qui précède nous concluons que :

1° L'enfant issu de la fille Billy est né viable à une époque probablement très-voisine du terme naturel de la grossesse ;

2° Cet enfant a vécu et respiré ; la vie s'est prolongée assez longtemps pour que la respiration ait eu lieu largement et à plusieurs reprises ;

3° Les déclarations de l'inculpée ne concordent en aucune façon avec les observations faites sur le cadavre de l'enfant ;   .

4° La mort du nouveau-né n'est pas le fait de l'accouchement ni même du défaut de soins ;

5° Elle est le résultat de l'asphyxie par obstacle apporté à l'entrée de l'air dans les voies aériennes ou par étouffement;

6° Il est impossible de déterminer d'une manière précise, en raison de l'omission de certains détails non consignés dans le rapport d'autopsie, si l'acte coupable qui a déterminé la mort a consisté dans l'apposition de la main ou d'un corps étranger quelconque sur la bouche de l'enfant, ou dans une pression violente exercée directement sur les parois de la poitrine.

Obs. IV. *Mort accidentelle par suffocation. Compression des parois de la poitrine et du ventre.* — Le 28 novembre 1854, j'ai pratiqué l'autopsie de l'enfant de la fille Delbos, âgé de deux mois, laissé seul par sa mère, couché près de sa petite sœur, âgée de dix-huit mois. La mère, après une absence de trois heures, dit avoir retrouvé les deux enfants dans la nuit, l'aînée couchée sur le plus jeune.

Cadavre d'un enfant de deux mois très-vigoureusement constitué. Il n'existe à l'extérieur du corps que quelques petites excoriations au front et à la tempe du côté gauche. Cette dernière paraît avoir été faite par le frottement de la tête contre le mur. Les autres ont l'aspect et la forme de coups d'ongle. Dans le flanc gauche on voit une petite cicatrice croûteuse plus amincie que les trous qui viennent d'être indiqués, et qui paraît résulter d'une piqûre. On remarque aussi en travers du ventre et de la poitrine une sorte de dépression assez large, et qui a laissé une empreinte sur les téguments.

La tête n'offre aucune lésion ; les os sont intacts ; le nez et la bouche ne sont pas aplatis. Il n'existe non plus au bras aucune marque de violence.

Les deux poumons sont le siége d'altérations caractéristiques : ils sont volumineux ; congestionnés dans quelques parties, pâles, au contraire, dans d'autres : mais sur les unes et sur les autres il existe un assez grand nombre de taches ecchymotiques, noirâtres, disséminées sous la plèvre. Les vésicules sont en outre déchirées dans une grande étendue ; le cœur ne renferme que du sang tout à fait liquide.

L'estomac est absolument vide et rétracté.

Ce jeune enfant est mort étouffé par une pression violente et continue exercée sur les parois de la poitrine et du ventre.

Les excoriations n'ont en aucune façon contribué à la mort ; celle-ci a eu lieu au moins plusieurs heures après que l'enfant a été allaité pour la dernière fois.

Obs. V. *Infanticide par suffocation. Pression exercée sur les parois de la poitrine et du ventre.* — La fille Anne Tripier, âgée de vingt-quatre ans, est accouchée dans une étable dans la nuit du 14 au 15 février 1855, et d'après ses propres indications, que nous n'obtenons qu'à grand'peine, elle reconnaît avoir eu sa dernière époque menstruelle au mois de mai dernier, date qui correspondait effectivement au terme naturel de la grossesse. Les suites de couche ont été très-régulières. Pressée par nous de s'expliquer sur la manière dont s'est opérée sa délivrance, la fille Tripier entre dans des explications embarrassées et contradictoires qui révèlent néanmoins une astuce et une intelligence que n'aurait pu faire soupçonner la physionomie stupide de cette fille. Il est absolument impossible d'obtenir d'elle une réponse précise sur le point de savoir dans quelle position elle est accouchée. Elle dit tantôt qu'elle était debout, tantôt accroupie ou agenouillée ; mais si cette circonstance est obscure, elle n'a qu'un intérêt très-secondaire.

Ce qui est plus important, c'est l'explication que donne la fille Tripier des conditions dans lesquelles l'enfant s'est trouvé. Elle soutient que dans les ténèbres où elle était elle n'a pas vu son enfant, que celui-ci n'a pas crié, et qu'étant tombée près de lui après la délivrance elle a, en se relevant, posé le pied sur ce petit corps. Nous la faisons préciser davantage, et elle ajoute que s'étant aperçue du fait, elle a immédiatement retiré le pied sans l'avoir appuyé beaucoup. Mais l'enfant ne donnant, à ce qu'elle prétend, aucun signe de vie, elle l'enveloppa dans un linge et le porta dans un coin de l'écurie où elle le coucha derrière un tonneau.

Ces dernières circonstances, sur lesquelles nous avons insisté à dessein parce qu'elles se rapportent directement à la cause de la mort de l'enfant, sont tout à fait en opposition avec les constatations qui résultent de l'autopsie cadavérique.

Le cadavre est celui d'un enfant nouveau-né du sexe masculin, long de 51 centimètres, et présentant le développement régulier d'un enfant né à terme, notamment un point osseux bien formé dans l'épaisseur des cartilages fémoraux. Ce cadavre a été gravement mutilé par un chien qui a enlevé toutes les parties molles du dos, du cou et de la région temporale du côté gauche. La surface de cette large plaie, qui pénètre jusqu'aux os, est dans toute son étendue blafarde, et ne présente pas d'infiltration de sang coagulé.

La tête offre un aplatissement considérable dans son diamètre transversal, et l'on remarque dans les muscles temporaux, et sous le cuir chevelu du côté droit un épanchement de sang coagulé. Si l'on n'en constate pas la présence du côté opposé du crâne dans le point correspondant, cela peut tenir à la destruction des parties dans lesquelles le sang se serait infiltré ; les os ne sont pas fracturés.

Les organes thoraciques extraits de la poitrine en totalité et plongés dans un vase rempli d'eau surnagent ; les poumons, qui sont volumineux, pénétrés par l'air dans toutes les parties, offrent une couleur rosée sur laquelle tranchent à la surface, et principalement vers les bords, une innombrable quantité d'ecchymoses ponctuées dont quelques-unes sont réunies en plaques presque nacrées, et qui toutes résultent d'extravasations sanguines disséminées sous la plèvre. Une véritable exsudation de sang recouvre le bord postérieur du poumon gauche. Les poumons, du reste, isolés, et par fragments, plongés dans l'eau, surnagent invariablement. Le cœur est volumineux et distendu par du sang liquide.

Bien que les parois abdominales n'offrent à l'extérieur aucune apparence de contusion, on trouve dans les cavités du ventre un épanchement très-abondant de sang coagulé qui recouvre tous les viscères, et qui résulte manifestement de l'exhalation sanguine qui s'est faite à la surface du péritoine, sous l'influence d'une forte pression. Les organes abdominaux ne sont le siége d'aucune déchirure. L'estomac contient une assez grande quantité de liquide spumeux, mélangé de salive et d'eau.

En résumé, cette fille est accouchée d'un enfant né à terme, viable et bien conformé.

Cet enfant a vécu et respiré, et a certainement dû faire entendre des cris.

La mort est le résultat d'une asphyxie par suffocation, et d'un obstacle violent et prolongé apporté à l'entrée de l'air dans les voies respiratoires.

La suffocation a été produite par une pression exercée à l'aide d'un corps à surface large, et placé sur le ventre, la poitrine et la tête.

La profondeur et l'étendue des lésions constatées dans les organes thoraciques et abdominaux, en attestant l'énergique résistance que le nouveau-né a opposée à ces violences, démontrent qu'elles ne résultent pas d'un simple accident, et d'une pression passagère du pied posé par mégarde sur le corps, mais, au contraire, d'un effort puissant et soutenu qu'atteste également la déformation de la tête.

Cette fille a fini par avouer, dans le cours de l'instruction, qu'elle avait tué son enfant en l'étouffant sous le poids d'un tonneau vide.

Obs. VI. *Enfant enterré vivant.* — *Graviers et parcelles de terre dans l'œsophage, la trachée et la bronche droite.*

La femme Boulanger, déjà mère de plusieurs enfants, accouche le lundi, 29 mai, vers les deux heures de l'après-midi. Le 16 juin, l'enfant est découvert dans la maison de cette femme enterré à quelques centimètres de profondeur, sous une vieille armoire dans un cabinet noir rempli de gravats. Il était incomplétement enveloppé de quelques lambeaux de vieille toile bleue.

Le corps est sali par de la terre très-adhérente à la peau et paraissant avoir été *tassée* sur le cadavre, principalement sur les bras, la poitrine, le dos où l'on observe des dépressions anguleuses avec aspect parcheminé de la peau.

Putréfaction déjà avancée; odeur fétide, décollement de l'épiderme, des ongles et des cheveux.

Sexe masculin; bien développé, pesant 5 kilogrammes ; longueur $0^m,55$; moitié du corps à 2 centimètres au-dessus de l'ombilic.

Il existe au centre des condyles de chaque fémur un point d'ossification parfaitement développé.

La bouche contient une certaine quantité de terre, mélange d'argile et de graviers (analogue à celle dans laquelle le corps a été trouvé). Il s'en trouve également dans le pharynx *et dans l'œsophage* jusqu'à deux *centimètres de l'orifice cardiaque.* Nous comptons une dizaine de graviers ou parcelles de terre dans la portion thoracique de l'œsophage. Il s'en trouve un plus grand nombre dans la partie cervicale de cet organe : ils sont mélangés aux mucosités.

Dans le larynx et dans la trachée-artère se trouve aussi un certain nombre de petites parcelles de terre. Un petit fragment a pénétré dans la bronche droite.

La trachée-artère et les bronches renferment des mucosités rougeâtres sanguinolentes.

Cœur et poumons. — Une certaine quantité d'un liquide sanguinolent existe dans le péricarde; il paraît être un effet cadavérique.

Les poumons ne recouvrent pas le thymus et le péricarde. Ils sont rosés, violacés, sillonnés de vaisseaux capillaires, injectés, élastiques, crépitants. Un grand nombre de petites vésicules emphysémateuses existent ou *se produisent rapidement sous l'influence du contact de l'air* dans le tissu cellulaire sous-pleural et interlobulaire. Surnatation des plus petits fragments des poumons comprimés, et très-fortement exprimés entre les doigts. L'estomac ne contient pas de parcelles de terre.

Conclusions. — 1° Le cadavre soumis à notre examen est celui d'un enfant nouveau-né, à terme, bien conformé;

2° Il a vécu, et la respiration s'est opérée dans l'étendue des deux poumons;

3° La présence d'une certaine quantité de terre dans la partie inférieure de l'œsophage, dans la trachée-artère et la bronche droite ne pouvant se produire par l'action seule de la pesanteur, et sans le concours de mouvements actifs de déglutition et de respiration, nous paraît démontrer que l'enfant était vivant quand il a été mis dans la terre, et que la mort aura été la conséquence de l'asphyxie.

La femme Boulanger a avoué immédiatement après la découverte de son enfant qu'elle l'avait *enterré vivant* aussitôt après son accouchement.

Obs. VII. *Infanticide par suffocation.* — *Enfouissement du corps vivant dans la cendre.* — J'ai pratiqué à la Morgue, le 16 janvier 1854, l'autopsie d'un enfant nouveau-né du sexe féminin, trouvé dans un fossé sur le territoire de la commune d'Ivry.

Enfant très-fort, 2 kilogrammes 900 grammes, à terme.

Tout le corps est enduit de cendre. Les narines et les lèvres en sont obstruées, la bouche remplie. On trouve la poussière dans toute la longueur de l'œsophage, et jusque dans l'estomac, où des parcelles de cendre sont mêlées à des mucosités grasses.

Du côté des voies aériennes, la cendre n'a pas pénétré au delà de l'épiglotte. Il n'en existe ni dans le larynx ni dans la trachée où l'on trouve seulement de l'écume sanguinolente.

Les poumons ont été distendus par l'air, la respiration a été complète. Ils sont volumineux, de couleur rosée médiocrement foncée. Toute leur surface est sillonnée par des plaques emphysémateuses, et tachetées par de nombreuses ecchymoses ponctuées, disséminées sous la plèvre. La rupture simultanée des vésicules pulmonaires et des vaisseaux superficiels donne un aspect tout particulier aux poumons. Le cœur est volumineux, et ne contient que du sang liquide. Sous le cuir chevelu on voit un grand nombre d'épanchements circonscrits de sang coagulé. Il n'existe d'ailleurs aucune trace de violence à l'extérieur. Le cordon ombilical n'a pas été coupé, mais rompu et non lié.

Obs. VIII. *Infanticide par suffocation. — Enfouissement du corps vivant dans du son.* — J'ai pratiqué, le 25 octobre 1854, l'autopsie de l'enfant de la fille Bazin, trouvé dans un tonneau rempli de son.

Enfant très-fort, mâle, 2 kilogrammes 950 grammes 55 centigrammes, point osseux, très-développé; cordon non coupé, mais rompu, et non lié à 35 centimètres de son insertion abdominale. Tout le corps est couvert d'une poussière assez fine qui paraît être du son.

Téguments et os du crâne intacts. On trouve seulement sous le cuir chevelu de nombreuses extravasations de sang coagulé, très-circonscrites, et qui ne résultent pas du travail de l'accouchement.

Les narines et la bouche sont remplis par la poussière qui ne pénètre pas dans les voies digestives au delà de l'isthme du gosier; lèvres aplaties, sans excoriations.

Organes thoraciques surnageant en totalité. Poumons très-volumineux, d'une couleur marbrée. Leur surface présente à la fois de nombreuses ampoules d'emphysème et des ecchymoses sous-pleurales disséminées et assez profondes, surnageant soit en totalité, soit par fragments comprimés sous l'eau. La trachée contient une petite quantité de liquide sanguinolent non spumeux, et quelques petits grains de poussière semblables à celle qui enduit le corps.

Le cœur est tout à fait vide.

Les viscères abdominaux sont à l'état normal.

L'estomac ne contient que quelques mucosités teintes de sang.

1° Le cadavre que nous avons examiné est celui d'un enfant nouveau-né, né à terme, violet, et très-vigoureusement constitué;

2° A vécu et respiré;

3° La mort est le résultat de la suffocation, et les poumons portent la trace des efforts énergiques qu'ils ont faits pour vaincre l'obstacle apporté à l'entrée de l'air dans les voies aériennes ;

4° Ces lésions ne peuvent être attribuées aux difficultés du travail de l'enfantement.

OBS. IX. *Infanticide par suffocation ; enfant enfermé dans une boîte.* — Enfant du sexe féminin, né à terme, et bien conformé. Cordon ombilical coupé, non lié ; coloration générale du corps très-pâle.

Pas de trace de blessure à l'extérieur.

Tête. — Les téguments et les os du crâne sont recouverts. On trouve seulement sous le péricrâne de nombreuses ecchymoses et de petits épanchements de sang coagulé.

La face présente une conformation très-remarquable, et tout à fait caractéristique. La lèvre inférieure est renversée de haut en bas, et aplatie sur la hauteur. La membrane muqueuse qui en revêt la face interne est comme parcheminée, et porte l'empreinte d'un tissu dont quelques fragments sont même restés adhérents à la lèvre. L'extrémité de la langue est également comprimée, desséchée et couverte d'un léger duvet. Il n'y a d'ailleurs ni excoriations, ni ecchymoses.

Au-devant du cou est une très-légère excoriation sans importance.

Les organes thoraciques extraits en totalité et plongés dans un vase rempli d'eau surnagent. Les poumons sont très-volumineux, distendus complétement par l'air. Ils sont d'une couleur rosée assez pâle, marbrée et violacée dans quelques points seulement. A leur surface, il existe une vingtaine de petites ecchymoses disséminées sous la plèvre, et un certain nombre de vésicules pulmonaires sont rompues. Il n'y a d'ailleurs pas de congestion générale des poumons. Le cœur est volumineux, et contient une grande quantité de sang tout à fait liquide.

Viscères abdominaux à l'état normal. L'estomac contient des mucosités spumeuses et verdâtres.

Cet enfant, né à terme, a vécu et respiré.

Il a été étouffé par occlusion des voies aériennes, opérée à l'aide d'un linge appliqué sur la bouche, et a succombé à l'asphyxie par suffocation.

Il n'existait aucune autre cause de mort naturelle ou accidentelle.

OBS. X. *Assassinat par occlusion forcée des voies respiratoires.* — La fille Plut a été assassinée à Saint-Denis, le 28 décembre 1856 ; et l'autopsie nous a révélé les faits suivants :

La face est complétement aplatie ; le nez comme écrasé, et les lèvres effacées offrent une teinte violacée, qui contraste avec la couleur na-

turelle des parties voisines. Un peu au-dessus et en arrière de la tempe
droite, on découvre une plaie longue de 4 centimètres qui intéresse
toute l'épaisseur du cuir chevelu et dont les bords sont fortement contus. Une infiltration de sang coagulé s'étend autour de cette plaie dans
l'étendue de la paume de la main. Les os n'ont été ni dénudés, ni enfoncés, ni fracturés. A l'intérieur du crâne, il n'existe pas d'épanchement. On ne trouve, ni dans le cerveau ni dans les enveloppes, aucune
apparence de congestion, aucune des lésions qui caractérisent l'état
d'ivresse. Plusieurs contusions sont disséminées sur diverses parties
du corps et dans des points qu'il est très-important de spécifier. Ainsi,
à la partie moyenne et externe des deux bras, presque à la même hauteur, on voit une ecchymose large, irrégulière, pénétrant à une assez
grande profondeur dans le tissu cellulaire et constituée par un épanchement de sang tout récent.

Deux ecchymoses de même forme, et datant de la même époque,
existent au niveau de la fesse droite et de la hanche du côté gauche.
On ne trouve à l'extérieur aucune autre trace de blessures.

Mais les organes respiratoires portent les marques les plus caractéristiques des violences qui ont causé la mort. Les deux poumons volumineux, mais de couleur assez généralement pâle, présentent à leur
surface un grand nombre d'ecchymoses sous-pleurales, dont quelques-
unes s'étendent dans l'épaisseur du tissu pulmonaire sous forme de
noyau apoplectique; en plusieurs points, on remarque également les
vésicules superficielles rompues. Le cœur et les gros vaisseaux renferment une grande quantité de sang tout à fait fluide. L'estomac ne
renferme qu'une petite quantité d'un liquide grisâtre exhalant une
faible odeur alcoolique et un mélange d'aliments solides.

Les organes sexuels n'offrent rien de particulier à noter.

1° La fille Plut est morte étouffée par l'occlusion forcée des voies
respiratoires et la compression exercée sur l'orifice de la bouche et
du nez;

2° La blessure qui existe sur l'un des côtés du crâne résulte d'un
coup directement porté à l'aide d'un instrument contondant; elle a pu
déterminer une perte de connaissance, mais n'a pu causer la mort;

3° Il n'existait dans les organes aucun signe qui indiquât que la fille
Plut fût en état d'ivresse, et aucune lésion qui permît d'attribuer la
mort à l'abus des boissons alcooliques;

4° Les ecchymoses récentes, que l'on a constatées sur les bras et à
la partie inférieure et postérieure du tronc, sont l'indice de violences
qui, en raison du siège et de la forme des contusions, auraient eu pour
but de maintenir fortement le corps renversé en avant et de favoriser
la suffocation.

5° La mort de la fille Plut a eu lieu plusieurs heures après son dernier repas et quelque temps après qu'elle avait pris une certaine quantité d'un liquide qui paraît être du vin blanc.

RELATION MÉDICO-LÉGALE D'UN ACCIDENT SURVENU LE 9 MAI 1848, DANS UN ATELIER DE FEMMES DONT UN GRAND NOMBRE FAILLIRENT PÉRIR ÉTOUFFÉES.

Je dois à l'extrême obligeance de mon excellent collègue M. le docteur Hardy, la communication d'un fait que j'ai consigné dans le mémoire qui précède, mais dont les détails restés inédits me paraissent offrir un trop grand intérêt pour que je ne tienne pas à les consigner ici, et à les rapprocher de mes observations, sur la mort par suffocation, qu'elles peuvent éclairer sur plus d'un point. Je laisse aux observations recueillies par un élève distingué, sous la direction de M. Hardy, leur forme et leur cachet d'exactitude et de précision.

A en juger par les récits des témoins oculaires de l'accident, il paraît que la cause de tout le mal fut une terreur panique jetée dans l'atelier par la chute d'une grosse poutre ou d'un pan de murailles dans le voisinage. Effrayées par le bruit et par la poussière qui s'éleva vers elles, les femmes de l'atelier crurent à un incendie, et se précipitèrent vers les issues où elles se foulèrent, se renversèrent ; quelques-unes se jetèrent par les fenêtres ; de là l'origine de tous les phénomènes que nous allons constater. — Si ces renseignements sont vrais, il en résultera pour nous qu'aucune violence directe n'a pu être portée sur les malades par la chute de quelque masse pesante, et que les principales causes qui ont dû agir en cette circonstance sont : 1° l'émotion vive de la peur ; 2° les froissements, coups et pressions, qui ont dû avoir lieu dans une fuite précipitée et un encombrement des issues ; 3° enfin la gêne et l'impossibilité de la respiration qui a dû avoir lieu chez celles qui se sont trouvées pressées violemment ou foulées aux pieds. Aussi verrons-nous que, tout bien considéré, l'analyse des faits observés chez ces malades peut être réduite à trois ordres de phénomènes, en rapport précisément avec les trois ordres de causes signalées, savoir : 1° accidents nerveux seuls ou compliquant les autres ; 2° accidents de contusions, froissements, etc. ; 3° accidents asphyxiques plus ou moins graves. — Une autre remarque me paraît aussi découler d'un examen des causes présumées, c'est que, à moins de s'être jetées par la fenêtre (et nous verrons qu'il n'y en a qu'une qui soit dans ce cas), ces femmes ne semblent pas avoir pu être exposées à des violences de la nature de celles qui déterminent les commotions cérébrales ; en sorte que, si quelques-unes ont présenté des accidents qui auraient pu donner l'idée de ces commotions, il y a tout lieu de croire que ces accidents étaient dus pour la plupart à l'asphyxie ou à l'émotion, ou à ces deux causes réunies. Nous verrons que la suite des faits observés chez ces malades paraît d'accord avec ces présomptions.

Venons maintenant à l'exposé des faits : pour y mettre quelque ordre, je crois pouvoir les ranger, d'après la nature des faits prédominants, en trois séries, qui seront précisément en rapport avec les trois causes principales ci-dessus énoncées. Ce n'est pas que quelques-unes n'aient présenté à la fois des phénomènes des deux et même des trois séries; mais j'ai besoin de me rattacher aux phénomènes principaux, de me diriger d'après eux, tout en tenant compte aussi exactement que je le pourrai des faits qui me paraîtront accessoires.

Accidents locaux simples ou compliqués de quelques accidents légers d'émotion ou d'asphyxie.

Dans cette série, je rangerai quelques malades offrant des symptômes qui, comme l'ecchymose de l'œil et de la paupière, paraissent dus à une cause plus générale que les contusions, etc.; mais je les range dans cette catégorie, parce que, au moment où ces malades nous arrivent, les symptômes en question sont devenus purement locaux.

Obs. Ir°. *Ecchymose considérable de l'œil et des paupières; hémoptysie, oppression.* — Femme Bourdonnais, 45 ans, est une grande femme sèche qui n'est plus réglée, et qui a une santé habituellement bonne. Au moment de l'accident, elle a conservé son esprit, et se rappelle fort bien qu'elle a été renversée, foulée aux pieds, et tirée avec peine du milieu de la bagarre. Sur le moment, elle a craché du sang, et, lors de son arrivée à l'hôpital, elle se sentait dans le côté droit une oppression telle, qu'elle ne pouvait respirer. Une saignée générale pratiquée aussitôt dissipa cette oppression, dont à présent même elle n'a plus qu'un faible. reste, un peu de douleur confuse au côté. En même temps aussi cette femme avait un air ému, la face légèrement animée, le pouls hâté, la respiration fréquente et courte. Tout cela a disparu à peu près complétement; en sorte que ce matin 10 mai, lendemain de l'accident, l'état général de cette malade est très-satisfaisant. Il y a eu cette nuit un peu de sommeil; elle n'accuse plus qu'une espèce de courbature générale et en particulier de l'endolorissement des jambes; son pouls est calme, sa respiration libre, la tête sans douleur, les idées et les sens parfaitement sains; elle se sent même un peu d'appétit; bref, sauf quelque faiblesse et un sentiment de contusion générale, la malade se trouve bien. Toutefois elle présente un phénomène qui mérite notre attention à plusieurs titres : d'abord parce que, au premier aspect, il a pu paraître alarmant, puis parce qu'un grand nombre des malades dont nous aurons à

parler le présentent aussi à différents degrés, et enfin parce qu'il
n'est pas sans intérêt de s'arrêter sur le diagnostic et la valeur de ce
symptôme. Il s'agit d'une ecchymose des paupières et des yeux, et
aussi de quelques taches ecchymotiques qui sont sur le cou. Au cou
et aux creux sus-claviculaires, en effet, on trouve un nombre assez
grand de petits points rouges bruns qui semblent formés par les
extrémités variqueuses des vaisseaux capillaires, ou bien encore par
des gouttelettes de sang épanchées autour de ces vaisseaux; ils ont
l'aspect de véritables pétéchies. Aux paupières et aux yeux, l'ecchymose est beaucoup plus diffuse. Les paupières en sont toutes noires,
et la sclérotique tout entière est cachée par une bande circulaire
également noire; celle-ci est accompagnée d'un léger gonflement
prononcé davantage vers les angles, et surtout l'angle interne des
yeux. Exactement circonscrite à la cornée, cette ecchymose forme
autour de la circonférence de la membrane transparente un bourrelet
très-faible à la vérité, mais qui rappelle celui du chémosis. Du reste,
ni paupières, ni œil, ne sont douloureux; la vue est parfaitement
conservée, les pupilles contractiles; tout au plus un léger larmoie-
ment révèle-t-il à la malade, qui ne s'en douterait pas sans cela,
qu'elle a quelque chose aux yeux. Cette indolence absolue nous indique bien que la cause qui a produit l'ecchymose n'a pas porté directement sur les yeux, et qu'il ne s'agit pas ici d'une contusion.
D'autre part, le siége même du sang (qui est évidemment dans le
tissu cellulaire lâche de la paupière et dans celui qui s'interpose entre
la conjonctive oculaire et la sclérotique); ce siége, dis-je, témoigne
évidemment que la présence du sang ne saurait être due à une fracture de la voûte du crâne. Dans ce dernier cas, en effet, le sang épanché s'accumule sous la voûte de l'orbite, entre elle et l'aponévrose
orbito-oculaire; en sorte que je ne comprendrais pas comment il aurait pu venir se placer sous la conjonctive oculaire. Il résulte de ces
considérations que l'ecchymose dont il s'agit ici ne peut donner
lieu à l'idée alarmante de contusion violente de l'œil ou de fracture du crâne. Achevons ce diagnostic, et nous verrons que ce symptôme d'apparence effrayante est réellement sans danger. Si l'on
réfléchit, en effet, à ce qui s'est passé, on verra qu'en l'absence de
contusion directe, l'ecchymose des yeux n'a pu résulter que du reflux
du sang vers les capillaires, alors que, sous une pression forte et prolongée, la malade n'a pu respirer librement. La circulation arrêtée au
centre, le sang a dû refluer vers les extrémités, et c'est là qu'il s'est
épanché d'autant plus abondamment, qu'il a trouvé des vaisseaux plus
faiblement soutenus par le tissu ambiant. De là l'ecchymose des yeux
et des paupières comme aussi celle du cou, comme aussi probablement l'hémorrhagie du poumon. Tout cela tient à la même cause gé-

nérale, et présente au fond peu de gravité. — Formule ordinaire : une portion.

11 *mai*. Même état. Remarquons que cette malade est une de celles chez qui l'ecchymose de l'œil est le plus forte — Formule ordinaire : une portion.

12 *mai*. Même état. L'ecchymose des paupières s'étend déjà paisiblement et pâlit ; les taches du cou sont moins nombreuses. — Formule ordinaire : eau blanche pour se laver les yeux ; une portion.

15 *mai*. Cette malade, ne se sentant aucun mal, demande à sortir. (*Exeat*.)

Obs. II. *Contusions vagues ; contusion plus forte à la malléole interne droite ; quelques coliques utérines au moment de l'accident.* - Madeleine Bedel, 17 ans, domestique, est d'une forte constitution, d'une bonne santé habituelle ; elle est enceinte de trois mois. Au moment de l'accident, elle a perdu connaissance, et ne se souvient que d'avoir été foulée, pressée dans le tumulte général. Au sortir de l'évanouissement, elle s'est senti des coliques de bas-ventre et des maux de reins qui lui ont fait craindre une fausse couche ; ces symptômes se sont pourtant dissipés assez vite, et, lors de son arrivée à l'hôpital, elle n'avait plus que des douleurs de reins et dans les jambes. Celles-ci portent des taches bleuâtres, mais il n'y en a qu'une qui mérite quelque attention : c'est une contusion située au niveau de la malléole interne droite, de la largeur d'une pièce de 1 franc ; elle a tout à fait l'aspect d'une eschare superficielle, la peau y est déprimée, légèrement noircie et évidemment mortifiée ; mais, autant que j'en puis juger, elle n'a pas atteint toute la profondeur de la peau, en sorte qu'on peut la regarder comme la contusion au troisième degré de Dupuytren. L'état général est, du reste, assez bon ; la malade accuse un peu de mal de tête ; mais l'intelligence, les sens sont intacts : il y a eu sommeil la nuit ; elle accuse de la faiblesse, une sorte de courbature, mais les mouvements sont libres ; la langue un peu blanche, sans sécheresse ; bon appétit, ventre sans douleur, pas de selles depuis quelques jours ; urines abondantes. Respiration calme ; pouls ordinaire, à 65 pulsations environ ; peau naturelle, un peu moite. — Orge miellée, cataplasme arrosé d'eau blanche ; une portion.

11 *mai*. La malade continue à se trouver bien ; elle se sent moins fatiguée. — Même traitement.

12 *mai*. Même état. — Même traitement.

14 *mai*. *Exeat*. Il n'est survenu aucun nouvel incident.

Obs. III. *Suppression des règles; contusion du côté droit de la poitrine.* — Femme Lehugeur, 58 ans, d'une constitution moyenne et d'une bonne santé habituelle, était lors de l'accident dans ses règles : celles-ci ont été supprimées, et n'ont reparu qu'un moment dans la journée du 10, lendemain de l'événement. Elle s'est trouvée mal, en sorte qu'elle ne se rappelle rien de ce qui s'est passé. Au sortir de son évanouissement, elle s'est senti un grand mal de tête, de la pesanteur sur le front, et des étouffements à la poitrine ; elle a été saignée lors de son arrivée à l'hôpital, et des sinapismes lui ont été appliquées aux jambes : elle en a éprouvé un grand soulagement. La nuit, elle a peu dormi ; mais elle n'a pas souffert, et le 10, à la visite du matin, elle se sentait seulement encore un léger endolorissement dans la tête, une douleur du côté droit de la poitrine, assez vive encore pour gêner les fortes inspirations ; enfin quelques douleurs de reins et dans les jambes. Tous ces symptômes, assez peu intenses, n'avaient causé aucune fièvre, et la malade se sentait appétit. — Orge miellée, pédiluve sinapisé ; deux potages.

11 *mai.* La malade est toujours à peu près dans le même état, son mal de tête est dissipé ; son pouls calme, assez faible, mais les battements du cœur bien marqués. Appétit. — Orge ; une portion.

12 *mai.* Le petit malaise général est dissipé, et la malade porte son attention sur une seule douleur qui persiste, c'est celle du côté droit : un peu au-dessus et en dehors de la mamelle, on provoque à la pression, dans un espace intercostal, une douleur assez vive, que l'on peut suivre sur le trajet de cet espace ; ce me paraît être une névralgie : la malade assure qu'il n'en existait pas avant l'accident ; du reste la santé est bonne. — Orge miellée, cataplasme arrosé d'eau blanche ; une portion.

14 *mai.* Cette malade crie toujours à son côté ; sans cette douleur elle serait très-bien. — Vingt sangsues sont appliquées aux parties.

15 *mai.* La douleur a été sensiblement soulagée, mais il en reste toujours un peu. — Cataplasme laudanisé, pédiluve sinapisé ; vingt sangsues aux parties.

19 *mai.* Cette malade est encore dans le service malgré la faiblesse des accidents qu'elle accusait ; c'est qu'elle a une névralgie du cinquième espace intercostal, et que la douleur, déjà attaquée par l'application de vingt sangsues placées ailleurs que sur le trajet du nerf, a persisté ; ce matin encore la malade s'en plaint vivement. Un vésicatoire y sera appliqué.

22 *mai.* L'idée seule du vésicatoire a guéri cette douleur, et la malade demande à sortir, assurant qu'elle ne souffre plus. (*Exeat.*)

Obs. IV. *Contusion violente de l'épaule.* — Femme Maurier, vingt-huit ans, d'une forte constitution et d'une très-bonne santé habituelle, n'a pas de souvenance de ce qui s'est passé, parce qu'elle s'est évanouie. A son arrivée, elle a été saignée, j'ignore pour quel motif ; mais elle ne paraît plus avoir en ce moment le moindre trouble général : la tête sans douleur, sommeil cette nuit, appétit, pas la moindre douleur d'estomac ni de ventre, une selle depuis son arrivée ; respiration libre, pouls régulier, calme, voilà quel est ce matin, 10 mai, l'état de la santé. La malade n'accuse absolument qu'une chose, c'est une douleur très-forte dans l'épaule gauche. Celle-ci, en effet, offre des traces larges de contusion au deuxième degré, sans tuméfaction, rougeur, ni déformation. Le toucher ne fait découvrir aucune inégalité, signe de fracture ou de déplacement, seulement il est fort douloureux ; la malade tient le bras pendant ou en écharpe, mais elle n'ose lui faire faire aucun mouvement de peur de souffrir. Sauf la douleur, on peut mouvoir le bras en tous sens, et il est évident qu'il n'y a aucun déplacement de l'articulation ; aucune fracture au voisinage. — Orge miellée, une portion, cataplasme arrosé d'eau blanche.

11 *mai.* La douleur étant toujours extrême, le mouvement spontané impossible, le mouvement communiqué très-pénible. — Vingt sangsues sont appliquées ; orge miellée, une portion.

12 *mai.* La douleur est moindre, mais le mouvement est bien loin d'être revenu. — Cataplasme, eau blanche, une portion.

13 *mai.* Ce matin, nous trouvons la malade se plaignant beaucoup de douleurs dont elle place maintenant le siège à la partie supérieure du bras : c'est que là, en effet, il y a aussi une forte tache brune, marque de contusion. La position de cette tache indiquerait que le nerf radial aurait bien pu être contus : la malade se plaint aussi d'élancements qui lui auraient parcouru tout le bras jusqu'aux doigts, et l'auraient privée de sommeil. Elle ne peut toujours lever le bras qu'avec l'aide de l'autre main.

15 *mai.* L'état du bras va de plus en plus mal, c'est-à-dire que maintenant la malade accuse des douleurs lancinantes qui lui parcourent tous les membres et les doigts. Elle n'ose pas les remuer à cause de la douleur. — Compresses d'eau blanche.

16 *mai.* Quinze sangsues seront appliquées sur le trajet du nerf radial.

17 *mai.* Vingt autres sangsues vont être posées plus précisément sur le lieu de la douleur, c'est-à-dire, la partie externe de l'avant-bras, près du pli du coude, en un mot au voisinage du trajet du nerf radial, qui paraît être contus. Les quinze autres sangsues disséminées n'ont rien fait.

19 *mai*. Cette fois, les sangsues ont causé plus de soulagement, et du côté de l'avant-bras la douleur paraît bien diminuée ; mais maintenant la malade en accuse une autre au bras, vers l'attache deltoïdienne de l'humérus ; elle paraît gêner beaucoup le mouvement. — Frictions, eau-de-vie camphrée.

24 *mai*. Cho.e vraiment bien remarquable ! la douleur a reparu dans l'avant-bras très-vive, au point de faire oublier encore celle du bras ; elle a reparu, et cette fois tout près du poignet, sur le dos de la main, jusque dans les doigts. Il a été très-facile de suivre sa propagation lente le long de la division dorsale du nerf radial ; on l'y a poursuivie par des sangsues : elle a paru dès lors le long de la division externe et c'est un véritable cours d'anatomie sur le nerf radial que de suivre le trajet de cette douleur. Ce qu'il y a de pis à cela, c'est que cette douleur est extrêmement vive, la malade n'en dort pas, elle en pleure. L'avant-bras, la main en sont devenus brûlants et rouges ; ils n'osent faire le moindre mouvement. — Des pommades opiacées, des sangsues suivant les trajets douloureux, et, depuis quelques jours, des bains d'eau de guimauve prolongés une heure au moins ; enfin, dans l'intervalle, de larges cataplasmes laudanisés, voilà les moyens de traitement mis en usage. Ce matin la malade est joyeuse, sa douleur d'avant-bras et de la main semble dissipée, en sorte qu'elle ne fait plus attention qu'à celle du bras, qui paraît bien moins vive. On y fait appliquer encore dix sangsues.

50 *mai*. A partir de ce jour, on n'a plus appliqué de sangsues, mais on a continué l'usage des bains locaux, et même on a donné aux premiers moments un bain général qui a paru calmer beaucoup l'agitation de la malade. Un vésicatoire volant a été appliqué vers l'origine de la coulisse radiale ; il a soulagé aussi très-sensiblement, si bien qu'aujourd'hui la malade a retrouvé du sommeil, et même se sert de son avant-bras, ce qu'elle n'avait pas encore pu faire à cause de la douleur.

2 *juin*. Aucun nouvel incident n'étant survenu, la malade continue à se trouver bien ; elle hésite encore à lever le bras et à l'écarter de l'épaule.

Obs. V. *Contusions aux jambes ; contusion au thorax du côté droit.* — Veuve Adrien, soixante-six ans, est une vieille femme d'assez forte constitution, bien portante. Elle n'a pas eu d'évanouissement ; aussi se rappelle-t-elle fort bien qu'elle a été renversée, foulée aux pieds, et retirée de là toute souffrante. Elle arriva donc à l'hôpital toute contuse, mais accusant surtout une douleur vive du côté droit. Des sangsues ont été appliquées, mais elles paraissent avoir causé peu d'amélioration, car la malade accuse encore, le 10 mai, une forte douleur. Elle en est gênée à une forte inspiration, mais une respira-

tion moyenne paraît pouvoir se faire encore assez bien ; aussi cette
femme au repos n'offre pas l'apparence de la moindre oppression.
A l'examen du point douloureux, on trouve une large tache ecchymotique noire sur la partie inférieure et externe du sein, et au-dessous
d'autres taches de même nature ; je ne sais si les sangsues appliquées
ont pu produire ces taches, mais, en tous cas, je sais que ce n'est pas
un effet ordinaire des sangsues. Le toucher même assez léger provoque
des douleurs vives, et cela dans une grande largeur, puisque la partie
sensible s'étend jusque par derrière, et a au moins la hauteur de deux
espaces intercostaux. L'acuïté de la douleur fait chercher quelque
fracture ou quelque pleurésie, pneumonie, mais inutilement ; la percussion douloureuse, mais sonore ; la respiration un peu sèche ; mais
le murmure sain et net jusqu'en bas garantissent de toute pneumonie.
L'exploration des côtes n'en fait trouver aucune qui soit cassée. Bref
il paraît à peu près sûr que tout se borne à une contusion, mais contusion vive. — Le cœur offre bien un second bruit remplacé par un
souffle à la pointe ; mais la nature de ce souffle, l'enflure déjà survenue
plusieurs fois aux jambes, démontrent que cette altération des bruits
n'est pas récente. Aux jambes sont de larges taches bleues principalement placées à la face interne. L'état général est d'ailleurs très-bon.
Rien à la tête, quelques palpitations : pouls régulier, à 65 pulsations
au plus ; peau normale ; sommeil cette nuit, quelque appétit. — Formule ordinaire : cataplasme arrosé d'eau blanche ; compresses imbi-
bées d'eau blanche sur les jambes. Deux potages.

11 *mai*. La nuit a été sans sommeil, à cause de la douleur de côte
qui est très-vive, ce matin encore : bon état d'ailleurs. Vingt sangsues seront appliquées *loco dolenti*. Cataplasme. Deux potages.

12 *mai*. La douleur est infiniment moindre ; il y a eu repos cette
nuit ; la respiration est bien plus libre : notons que la contusion, qui
aux jambes n'avait fait que de l'ecchymose, a déterminé maintenant de
la tuméfaction légèrement œdémateuse. Cataplasme, eau blanche. Une
portion.

15 *mai*. Sauf un peu de roideur à la région où les sangsues ont été
appliquées, cette malade se trouve bien mieux : les contusions des
jambes ne seront rien.

16 *mai*. Cependant il y a toujours au niveau de ces contusions, vers
la fin du mollet, une tuméfaction douloureuse et un peu empâtée.

19 *mai*. Tout est bien, seulement les jambes restent à peu près
dans le même état.

24 *mai*. Malgré l'état de ses jambes, qui sont encore bien loin d'être
délivrées de toutes traces de contusion, cette femme, qui ne souffre
pas d'ailleurs, a demandé à sortir. (*Exeat*.)

Obs. VI. — Je placerai ici pour mention le fait d'une jeune fille très-forte, qui nous arriva à peine un peu émue, et pouvant raconter sur-le-champ, ce qui lui était arrivé. Voyant les issues encombrées, elle s'était jetée par la fenêtre du premier étage. Sa chute fut heureuse, car elle n'en a gardé aucun souvenir douloureux qu'une espèce de douleur contuse qu'elle accusait, le 10, dans les jambes et dans la tête. Elle est si peu malade qu'elle peut sortir dès le 11 mai, surlendemain de l'accident. — Je ferai remarquer à ce sujet qu'elle est la seule qui paraisse avoir été exposée à une cause propre à produire une commotion cérébrale.

Obs. VII. *Contusions, névralgies, ecchymose.* — Sophie Guilbert, seize ans, jeune fille non encore réglée, d'une bonne santé. Elle s'est trouvée mal au moment de l'accident, et s'est réveillée toute endolorie ; à son arrivée elle avait un peu d'émotion. Face animée, peau chaude, pouls large, hâté, un certain air de confusion ; mais en somme elle ne présentait aucun symptôme grave : aussi lui a-t-on simplement administré un bain de pieds et une potion calmante. Elle a dormi la nuit, et ce matin elle est dans l'état suivant : elle se plaint d'être toute contuse ; le pouls est calme, la respiration libre, la langue blanche, pas d'appétit, mais non pas des maux de cœur ; une selle hier, urines régulières. Au milieu de son endolorissement général, la malade distingue une gêne à la partie inférieure de la région sternale, une douleur dans la cuisse droite, une autre au front et à la tempe gauche ; enfin nous remarquons, ce que la malade ne fait pas, une forte ecchymose des yeux et des paupières. Je ne m'arrêterai pas à ce dernier phénomène, qui est identiquement le même, et pour l'intensité et pour la forme, que celui de la femme de la première observation. J'en conclurai seulement que, comme cette dernière, la jeune fille en question a dû être foulée, et éprouver les premiers symptômes de l'asphyxie. La douleur sternale est probablement la conséquence de la compression démontrée par le fait précédent. C'est moins une douleur qu'une gêne sensible, surtout aux grands efforts de respiration. Sur le front et à la tempe, la douleur, qui est sous forme de picotements présentant des paroxysmes, étant réveillée par la pression exercée sur les nerfs sus et sous-orbitaires, ainsi que sur le rameau de communication du maxillaire inférieur avec le facial, je suis fondé à croire que c'est une névralgie de la cinquième paire de ce côté. Quelle en est la cause ? je l'ignore ; mais il est certain, au dire de la malade, qu'elle n'existait pas auparavant. Ne serait-ce pas encore une névralgie du nerf inguinal externe que la douleur qu'elle accuse en dehors de la face antérieure de la cuisse droite jusqu'au genou, sous forme d'élancements avec paroxysmes, et qui sont suscités par une pression exercée au niveau de l'épine antérieure et supérieure ? A ce point est une tache bleue, témoin d'une contusion qui peut-être n'a pas été sans influence sur la détermination de la douleur. Au premier aspect, il semble qu'il y ait quelque gonflement de la cuisse ; mais cela me paraît tenir à la position un peu soulevée de cette cuisse, qui détermine une saillie du triceps. — Formule ordinaire : frictions éther, 1 gramme ; cataplasmes, eau blanche, deux potages.

11 *mai*. L'appétit commence à revenir, la contusion vague est presque dissipée. — Même traitement, deux potages.

12 *mai*. La malade n'accuse ce matin absolument rien autre que la cuisse ; elle marche cependant. — Formule ordinaire : cataplasmes, deux portions.

14 *mai*. Cette jeune fille se plaint ce matin d'avoir eu une mauvaise nuit, d'avoir la tête lourde, une courbature générale, et, comme elle a le teint animé, on lui fait appliquer douze sangsues derrière les oreilles.

16 *mai*. C'est toujours de même, c'est-à-dire qu'avec un état général qui est bon, la malade accuse toujours des douleurs de névralgie sur le côté gauche du front et à la cuisse droite.

19 *mai*. Sans autre traitement que les pédiluves et l'application de cataplasmes aux endroits douloureux, cette jeune fille continue à sentir ses douleurs, et, quoi qu'elle en dise, je ne suis pas bien sûr qu'elle n'en souffre plus quand elle demande à sortir. (*Exeat.*)

Obs. VIII. *Contusion du bras ; paralysie*. — Femme Sigot, trente-cinq ans, petite femme, sèche, mais bien portante ; elle a conservé tout son sang-froid pendant le danger, et raconte fort bien ce qui lui est arrivé : pressée contre une muraille, elle soutint quelque temps l'effort avec son bras gauche ; mais, vaincue et collée contre le mur, elle sentit son bras gauche violemment froissé dans cette position, où il portait toute la pression. Aussi offre-t-elle au niveau de l'attache du deltoïde, un peu au-dessus, un peu au-dessous, de fortes traces de contusion : ce sont des bleus bien marqués. A cet endroit, comme on sait, est la gouttière radiale ; et comme les muscles du bras sont extrêmement grêles, il serait possible que le nerf eût reçu atteinte de la contusion. Soit cette cause, soit conséquence d'un effort pénible et prolongé, toujours est-il que le bras conserve une paralysie des muscles extenseurs de l'avant-bras, de la main et des doigts. En effet, la malade, qui peut lever le bras, vu que le deltoïde n'a pas perdu son action, ne peut empêcher l'avant-bras de venir se plier de lui-même, et en quelque sorte, par son propre poids, sur le bras ; aussi ne peut-elle étendre celui-ci qu'en le laissant en quelque sorte tomber de manière à le mettre droit avec le bras. La main présente une demi-flexion sur l'avant-bras, que les doigts prennent sur la main, sans que la malade puisse s'y opposer : elle est donc privée de l'usage du membre, ou peu s'en faut. Du reste elle n'en souffre nullement, seulement on provoque un peu de douleur en appuyant sur le trajet du nerf radial. La sensibilité du membre est conservée intacte : la malade accusait seulement à son arrivée un peu d'engourdissement dans les deux derniers doigts, c'est possible ; mais il ne faut pas en conclure que c'est le nerf cubital qui a été lésé, vu que les muscles paralysés reçoivent leur mobile locomoteur du radial. La santé est, du reste, très-bonne. — Orge miellée, frictions avec de l'eau-de-vie camphrée, une portion.

12 *mai*. — C'est peu changé; il semble pourtant à la malade qu'elle est un peu plus forte pour étendre l'avant-bras. — Continuation des frictions.

15 *mai*. Aucune amélioration ne s'est montrée ; au contraire, la malade accuse maintenant dans le bras des douleurs lancinantes qu'elle n'avait pas au premier jour. On n'a encore fait que des frictions.

16 *mai*. Un vésicatoire volant est appliqué sur le trajet du nerf radial.

19 *mai*. La douleur a disparu, mais la force n'est pas revenue.

2 *juin*. Cette malade, sortie quelques jours et rentrée depuis peu, était absolument dans le même état, c'est-à-dire le bras perclus sans douleur; depuis lors, elle a été mise à l'usage des bains locaux aromatiques, elle a dû faire des frictions à l'eau-de-vie camphrée; du reste la santé est très-bonne. Je ne sais si je m'abuse, mais je crois remarquer, avec la malade, que la flexion de l'avant-bras se fait un peu moins mécaniquement, et en quelque sorte comme s'il était mort. C'est peu toutefois.

Accidents nerveux simples ou compliqués de quelques contusions ou phénomènes asphyxiques.

Obs. IX. — Marie Tachot, quinze ans, est une jeune fille de moyenne constitution, ayant les apparences d'une bonne santé. Elle est bien réglée depuis déjà plus d'un an, elle attend ses règles pour la fin de cette semaine. Elle s'est évanouie lors de l'accident, en sorte qu'elle n'a aucun souvenir de ce qui lui est arrivé. Ce qu'il y a de sûr, c'est qu'il lui est arrivé peu de chose ; car, à son entrée à l'hôpital, elle ne présentait que les symptômes d'une émotion ; le teint animé, le pouls bondissant, la respiration un peu hâtée, la peau chaude. Une potion calmante et le repos ont fait disparaître ces phénomènes, la nuit a été tranquille, et ce matin cette jeune personne se sent parfaitement bien. Elle ne souffre nulle part, voit, entend bien, a les idées bien présentes. Sa pupille est cependant pas mal dilatée, et une légère ecchymose, bornée aux angles des yeux, témoigne d'un peu de pression supportée lors de l'accident. Hier, elle a vomi beaucoup de bile au moment où elle est sortie de son évanouissement ; sa langue est un peu sale, pas grand appétit, ventre souple sans douleur, une selle depuis hier, urines régulières. Respiration très-calme, battements de cœur réguliers et purs, peau légèrement moite. — Formule ordinaire : potion éther, 1 gramme. Deux potages.

11 *mai* Nuit grasse en sommeil ; ce matin la malade se sent très-bien, elle commence à avoir faim. — Formule ordinaire : potion éther, 1 gramme. Deux potages.

12 *mai*. L'appétit seul demande à être satisfait. Deux portions.

15 *mai*. (*Exeat.*)

Obs. X. *Attaque d'hystérie ; quelques troubles consécutifs.* — Louise Guibelin, 16 ans, est une jeune fille bien constituée, ayant les apparences d'une belle santé ; elle est réglée depuis près d'un an. Jamais elle n'avait eu d'attaques de nerfs. Quand on l'apporta à l'hôpital, elle se débattait en jetant des cris, avait la respiration convulsive, était tout à fait insensible, quoique conservant des battements de cœur, ceux-ci même très-forts et tumultueux. Il était impossible de méconnaître une attaque d'hystérie à laquelle la peur qui l'avait provoquée ajoutait des cris aigus. On lui fit avaler quelques gouttes d'eau éthérée qu'elle avait peine à prendre, vu que les mouvements du pharynx lui faisaient tout rejeter. Au bout d'une demi-heure environ, elle sortait de cet état pour tomber dans une espèce de somnolence ou du moins d'indolence où je l'ai laissée : un air de confusion, un teint animé, une attitude harassée semblaient annoncer une grande fatigue et une certaine émotion. La nuit, il paraît qu'elle fut encore agitée de cris, de rêves, et, le 10 au matin, nous lui trouvons un air peut-être encore plus consterné que le premier jour. Elle accuse un grand mal de tête, des battements sur le front et aux tempes, des bourdonnements d'oreille. Son front est brûlant, ainsi que toute sa peau ; sa face est rouge, comme un peu bouffie. Courbature générale, sentiment de gène au sternum. La langue est blanche, pas d'appétit, pas de maux de cœur ; ventre souple, sans douleur ; pas de selles depuis hier, urines bonnes. Respiration tranquille, pouls fort, un peu hâté. — Formule ordinaire : saignée, potion éther, 1 gramme. — Au moment où je viens faire la saignée, une sueur très-abondante couvre cette jeune fille.

11 *mai*. Hier, après la saignée, la malade a pu se lever un peu et se promener quelques heures dans la journée : la saignée sans couenne a un caillot de consistance moyenne. La nuit a été plus calme que la précédente ; mais elle n'a pas encore été sans agitation. Ce matin

l'enfant paraît encore un peu engourdie ; elle accuse encore du mal de tête et une espèce de courbature, elle n'a pas faim. Le pouls est assez plein à 70 environ, la peau encore en moiteur. — Formule ordinaire : potion éther, 1 gramme, pédiluves sinapisés. Deux potages.

12 *mai*. Encore assez bien hier dans la journée, sommeil la nuit : elle offre pourtant toujours le matin une attitude accablée, un peu de moiteur à la peau. Ces légers désordres tiendraient-ils à ce que la malade n'a pas encore eu de selles depuis l'accident. — Formule ordinaire : potion éther, 1 gramme. Deux potages.

15 *mai*. Ce matin il n'y a plus l'abattement habituel : la malade se trouve bien et a faim. Il y a eu une selle qui a concouru a cette amélioration.

15 *mai*. La malade ne se plaint toujours que d'un léger mal de tête et un peu de mal à la région sternale ; mais comme elle marche toute la journée, qu'elle mange et digère bien deux portions, elle peut sortir. (*Exeat.*)

Obs. XI. *Troubles nerveux légers; attaques d'hystérie consécutives.* — Désirée Housset, 15 ans, est une jeune fille de constitution assez forte, ayant le teint et l'embonpoint d'une belle santé, et déjà les seins bien développés, quoique n'ayant pas encore eu ses règles. Jamais elle n'a eu d'attaques de nerfs. Elle n'a aucune idée de ce qui lui est arrivé, et quand elle fut apportée à l'hôpital, elle avait recouvré ses sens, en sorte que je ne puis savoir si, au moment de l'accident, elle a eu quelques symptômes d'hystérie. Je ne serais pourtant pas éloigné de le croire, quand je me rappelle l'état qu'elle offrait à son entrée : le teint animé, un air de confusion et d'indolence répandu sur la face, une attitude prostrée, une peau légèrement chaude, un pouls un peu large sans précipitation, une respiration calme, tels furent les principaux traits que j'ai remarqués. Je n'ai pas songé à rechercher s'il y avait anesthésie. Une potion calmante, le repos, la diète, furent les seuls moyens de traitement mis en usage, et quand je la quittai, cette malade était à peu près dans le même état. La nuit fut un peu agitée, presque pas de sommeil. Ce matin, 10 mai, l'état de cette jeune fille ressemble encore à celui d'hier : même air d'abattement, même attitude fatiguée, même injection de la face, légère chaleur à la peau, pouls ordinaire à 70 au plus. La malade accuse du mal de tête, pesanteur et battements sur le front, aux tempes, bourdonnements d'oreilles, un peu de brouillards sur la vue. Elle accuse en outre un sentiment de gêne à la partie inférieure du sternum, je n'y vois aucune contusion ; enfin elle se plaint de faiblesse dans les membres, et, en particulier, de douleur dans la jambe droite. Celle-ci présente une faible contusion à la malléole ; mais je ne vois rien qui puisse expliquer la difficulté et la douleur que la malade éprouve à remuer ce membre ou lorsqu'on le remue. Respiration libre, s'entend large et nette à l'auscultation. Les battements du cœur sont éclatants, mais réguliers. En somme, donc, on trouve chez cette enfant un trouble général qui a quelque chose de fébrile, et, d'autre part, une lésion locale mal définie; contusion vague de la jambe. Saignée, compresses d'eau blanche, diète. — Formule ordinaire.

11 *mai*. Le malaise a paru soulagé par la saignée, qui est riche en caillots assez consistants, mais sans couenne. La nuit a été assez calme : mais il paraîtrait qu'il est survenu une attaque d'hystérie bien caractérisée, à la description qu'en donne la veilleuse : perte de connaissance, mouvements, cris, respiration hâtée et bruyante, efforts de déglutition continuels. Ce matin la malade accuse toujours sa tête, elle a la peau fraîche; la langue nette, pas d'appétit, selles régulières. — Formule ordinaire ; potion éther, 1 gramme. Deux bouillons.

12 *mai*. Il y aurait encore eu une attaque cette nuit : la malade est cependant bien ce matin, elle accuse toujours sa tête et sa faiblesse générale ; elle commence à avoir de l'appétit. — Formule ordinaire : potion éther, 1 gramme. Une portion.

15 *mai*. Pas de nouvelle attaque ; mais voilà que depuis hier cette jeune fille accuse un violent mal de tête avec quelques étourdissements, des maux de reins, quelques coliques dans le bas-ventre et de la courbature : seraient-ce des signes du début de la menstruation? — Formule ordinaire : pédiluves sinapisés. Une portion.

19 *mai*. Les mêmes symptômes de maux de tête et de reins, de courbature générale ayant persisté, et un air de fatigue, une teinte un peu jaunâtre s'étant répandus sur la face, on craint un moment les débuts d'une chlorose. On fait administrer deux, puis trois pilules de Valette; celles-ci sont bien supportées, et les mêmes accidents persistent quelques jours. Je ne sais si ce matin ils sont dissipés; ce qu'il y a de sûr, c'est que la malade se dit débarrassée, et qu'elle demande à sortir. (*Exeat*.)

Obs. XII. *Attaques d'hystérie, malaise persistant à la suite*. — Mathilde, 18 ans, petite demoiselle blonde, d'apparence bien portante ; elle est bien réglée, n'a jamais eu d'attaque de nerfs ; elle nous est apportée seulement ce matin, 10 mai. Cette jeune fille, qui s'est trouvée mal au moment de l'accident, avait été conduite chez elle ; elle eut cinq attaques d'hystérie dans le même jour. Cette nuit elle n'a pas dormi, et en ce moment elle est dans l'état suivant : teint animé, peau brûlante, air de prostration assez prononcé ; elle accuse en effet une fatigue générale, de la faiblesse, et surtout des maux de tête et un sentiment d'oppression à la région précordiale. Les sens et les idées sont intacts, les mouvements aussi, quoique paresseux, la respiration parfaitement libre et pure ; le pouls, à 70 au plus, a quelque chose de serré ; la langue est un peu sale et jaune. Il paraît qu'il y a eu des envies de vomir, il n'y en a plus maintenant, mais pas non plus d'appétit ; ventre souple ou peu douloureux à la pression vers l'hypogastre ; selles régulières, urines aussi. Cet état de choses est, comme on voit, bien peu alarmant. — Formule ordinaire : potion éther, 1 gramme. Deux potages.

11 *mai*. Hier, dans la journée, une saignée a été pratiquée, qui a fait pâlir sensiblement la malade sans lui ôter son mal de tête et son oppression thoracique. Elle est encore redevenue rouge et brûlante, elle a eu toutefois une nuit calme, transpiration assez abondante. — Formule ordinaire : potion éther, 1 gramme. Deux potages.

12 *mai*. Nuit bonne. Au matin, la malade accuse encore un peu de mal de tête et de courbature ; mais il est évident qu'elle est mieux, elle a la peau moins brûlante, elle commence à avoir faim. — Formule ordinaire : potion éther, 1 gramme ; pédiluve sinapisé. Une portion.

13 *mai*. La malade trouve que le bain de pieds lui a beaucoup adouci ses maux de tête. Cette nuit, il lui est venu une manifestation de ses règles en blanc, avec colique et maux de reins : elle est fort bien d'ailleurs. — Formule ordinaire : deux portions.

15 *mai*. La malade continue à se bien trouver ; seulement ses règles ne viennent pas aussi bien que d'habitude. — Formule ordinaire : deux portions.

19 *mai*. Cette jeune fille est sortie ; mais je l'ai rencontrée depuis, et il paraît qu'elle a des douleurs de ventre qui l'empêchent de marcher.

Obs. XIII. *Attaques d'hystérie.* — Joséphine Bouren, 17 ans, bien réglée, de bonne constitution, et ayant toutes les apparences de la santé, n'a jamais eu autrefois d'attaques d'hystérie. Au milieu de la bagarre, elle a perdu connaissance, et ne se rappelle rien de ce qui lui est arrivé ; revenue à elle, elle s'est rendue chez ses parents ; mais ce matin, 10 mai, on nous l'amène au milieu d'une attaque d'hystérie : des mouvements désordonnés, quelques gémissements, une anesthésie parfaite en sont les caractères. L'attaque se termine par une respiration convulsive, précipitée, bruyante, puis vient de l'assoupissement. En ce moment donc, la jeune personne a, dans son attitude et sa physionomie, de l'abattement ; elle a la face un peu rouge, la peau légèrement moite ; elle accuse des maux de tête et des maux de reins, et à la région sternale un sentiment d'oppression. Au milieu de ces symptômes, les règles viennent d'apparaître, quoique ce ne soit pas leur époque. Langue un peu blanche, pas d'appétit, sans maux de cœur pourtant ; ventre souple, sans douleur, pas de selle depuis l'accident ; elle urine bien. La menstruation est médiocrement abondante. Respiration libre, battements de cœur un peu éclatants, réguliers toutefois, et sans mélange : pouls tranquille, à 65 pulsations au plus. La peau a une tendance à la moiteur.

11 *mai.* Nuit calme, plus de nouvelle attaque ; la langue toujours sale, pas de selle ; le mal de tête et les maux de reins persistent, la menstruation continue peu abondante. — Formule ordinaire : eau de Sedlitz. Une portion.

12 *mai.* Cette jeune fille se trouve bien mieux, elle a bien dormi la nuit ; elle a faim ce matin et demande à sortir. (*Exeat.*)

Obs. XIV. *Convulsions de nature probablement hystérique; manie consécutive.* — Christine, quatorze ans et demi, est une jeune fille d'assez forte constitution, ayant peu d'embonpoint, un teint qui me paraît un peu pâle ; cependant la malade est d'une bonne santé habituelle, elle n'offre encore aucune trace de développement, elle n'est pas réglée ; elle n'a jamais eu d'attaques de nerfs. La malade est apportée dans un état assez alarmant, se débattant convulsivement, poussant des cris, respirant convulsivement, et par des inspirations brusques, bruyantes. En même temps, elle a la face congestionnée, les extrémités froides, de l'ecchymose aux paupières et aux yeux. Le pouls est précipité, mais faible, quoique les battements du cœur soient saillants, et en quelque sorte bondissants sous la main. L'emploi de sinapismes aux jambes, à l'épigastre, les compresses d'eau froide sur la tête, rien ne paraît avoir d'influence sur ces accidents, qui, sauf quelques moments de rémittence, durent ainsi une heure environ sans interruption. Enfin ils diminuent, les cris et les mouvements cessent, et un état d'essoufflement succède pendant lequel les inspirations sont fortes, brèves, et cet état est bientôt remplacé lui-même par un sommeil profond, pendant lequel le pouls est redevenu large, régulier, la respiration libre et calme, la peau légèrement chaude ; la teinte violacée tend évidemment à s'effacer. Voilà quels sont les faits qui m'ont frappé le premier jour. Je quittai la malade au milieu de son sommeil, bien convaincu, à la marche des événements dont je venais d'être témoin, que l'hystérie y était pour beaucoup. La nuit fut, à ce qu'il paraît, un peu agitée, et ce matin cette jeune fille offre des symptômes évidents d'un peu d'égarement des idées. A chaque instant elle s'assied sur son séant, et, rassemblant son drap, elle se figure être à faire des chemises (il paraît que c'était

là le genre de travail qu'elle faisait à l'atelier national), ou bien elle
se lève, descend de son lit, et demande ses vêtements pour s'en aller
chez elle : en un mot, elle fait si bien, qu'on est obligé de l'attacher
pour la faire tenir au repos. Tout cela, d'ailleurs, est fait avec beaucoup de calme, et il suffit à chaque fois d'un avertissement pour que
la malade se remette pour un moment au lit, en souriant d'un air un
peu hébété. Interrogée sur le mal qu'elle sent, elle accuse la tête et
la région sternale. Sa pupille est un peu dilatée, son front chaud, sa
face légèrement animée; sa respiration est tranquille, pas d'oppression ni de toux. Le cœur bat régulièrement, ses bruits sont un peu
éclatants; le pouls marque de 75 à 80 pulsations, il est assez large.
Peau généralement chaude. Aucune marque de contusion, et l'ecchymose des yeux et des paupières assez intense témoigne seule d'une
violente gêne de la circulation éprouvée au moment de l'accident. —
Orge miellée, potion eau gommée, 1 litre ; tartre stibié, 0,10 centigrammes. Julep et ipécacuanha, 15 grammes ; saignée, pédiluves sinapisés (bis). Diète.

11 mai. La saignée maladroitement oubliée, une selle. La nuit a
été encore agitée, un peu de sommeil cependant. Ce matin la malade
offre encore tous les signes de l'égarement d'idées qu'elle avait hier,
et avec la même physionomie calme, un peu hébétée. Elle accuse toujours son mal de tête, son oppression sternale; même état du pouls et
de la peau, langue blanche, pas d'appétit : il me semble, à l'examen
du ventre, que la vessie est distendue par de l'urine, et forme à
l'hypogastre une tumeur mate, oblongue. — Vingt sangsues derrière les oreilles ; potion stibiée, 0,10 centigrammes, sinapismes
(bis). Diète.

12 mai. La nuit a été bien meilleure, et ce matin tout égarement
a disparu. La malade se trouve bien, sauf encore quelques maux de
tête et un sentiment de gêne à la région sternale ; appétit. — Orge
miellée, sinapismes. Deux bouillons.

13 mai. L'amélioration persiste, et la malade demande à manger.
— Orge miellée. Une portion.

15 mai. Cette jeune fille n'accuse plus qu'une chose, c'est une gêne
mal définie à la région sternale du thorax : on lui fait appliquer ce
matin six sangsues. — Orge miellée. Deux portions.

16 mai. Il paraît que l'application des sangsues a déterminé un vé
ritable soulagement.

19 mai. De fait, la malade n'éprouve plus aucun malaise, et elle
pourra sortir bientôt. Chez elle l'ecchymose des yeux n'était pourtant
pas forte : eh bien, elle est à peine pâlie, la malade y sent comme une
démangeaison perpétuelle.

21 mai. La jeune fille sort n'ayant plus d'autre trace de l'accident

que l'ecchymose de l'œil ; celle des paupières est dissipée : quant à celle de l'œil, il est évident qu'il y a eu résorption déjà très-grande, car maintenant on y distingue un entrelacement de vaisseaux rouges.

Obs. XV. *Manie momentanée, ecchymoses des yeux.* — Esther Moreau, vingt-quatre ans, est une fille brune de moyenne constitution, d'une bonne santé habituelle ; elle est bien réglée, et n'a jamais eu d'attaques de nerfs. A son arrivée, elle jetait des cris et faisait des mouvements bizarres, mais sans avoir perdu connaissance. Ces symptômes calmés dès qu'elle fut au lit, firent place à des signes de désordre du côté de l'intelligence : la tête cachée entre ses mains, comme dans un moment de confusion, la face rouge animée, un sourire continuel, puis des paroles, des mouvements manifestement égarés, voilà quels sont les principaux traits de cet état. Du reste, c'est un égarement bien paisible, si je puis ainsi dire. La malade, comme la précédente, parle seulement de s'en aller, de faire des chemises ; elle en fait même les gestes, mais, au moindre avertissement, elle est en quelque sorte rappelée à elle : elle se remet au lit, se cache la tête, et reste ainsi quelques moments jusqu'à un nouvel accès du même genre. La malade conserve d'ailleurs assez de présence d'esprit pour montrer sa tête quand on lui demande où elle a mal. Elle voit, entend, sent très-bien ; son œil a la pupille un peu dilatée, la peau est chaude, surtout le front ; le pouls large, un peu hâté ; la respiration libre, seulement une ecchymose des yeux, forte du côté droit, indique assez que cette malade a dû être soumise à une pression forte. Une saignée lui a été pratiquée, des sinapismes ont été appliqués aux jambes, une potion éther, 1 gramme, administrée, et, malgré tout, je laissais la malade à peu près dans le même état. Cette nuit elle a eu du sommeil, des sueurs, et ce matin je la retrouve revenue parfaitement à son bon sens : or elle accuse encore de la pesanteur de tête, des battements sur le front, de la gêne à la région sternale, de la courbature générale ; mais son aspect est bien meilleur qu'hier. La malade a la face moins rouge, le pouls est plus lent à 65 au plus, la respiration libre, les sens et les idées sains ; elle commence à se sentir appétit. Pas de selle depuis hier. Quelques contusions sur le front, à la racine du nez, insignifiantes. Formule ordinaire : potion éthérée, 1 gramme ; pédiluves sinapisés.

11 et 12 *mai.* Plus de nouveaux accidents nerveux, le mal de tête persiste seul un peu ; appétit. — Formule ordinaire : potion éther, 1 gramme. Une portion.

13 *mai.* Exeat.

Remarquons que l'ecchymose des yeux jaunit en se répandant sur toute la surface de la sclérotique : cela est sensible, surtout à l'œil

gauche de cette malade, qui n'offrait d'abord qu'une tache sanguine peu
étendue, et qui aujourd'hui est devenue toute jaune de la teinte ecchymotique.

Obs. XVI. *Suppression des règles; aphonie.* — Femme Carville,
vingt-huit ans, forte et bien portante, n'a jamais eu d'attaques de
nerfs. Elle n'a pas perdu connaissance au moment de l'accident, en
sorte qu'elle se rappelle fort bien qu'étant restée à sa place, elle n'a
pas eu à souffrir la moindre contusion. Tout son mal a donc été de la
peur, et celle-ci a suffi pour causer des accidents bien plus effrayants
d'ailleurs que dangereux, du moins je l'espère. La malade était dans
ses règles, et ses règles ont été supprimées sur-le-champ sans qu'elle
souffrit sur le moment; puis, quand elle voulut parler quelques moments après, il lui fut impossible de dire une parole distinctement. La
nuit fut assez calme, sans sommeil; ce matin les règles ont reparu un
moment, mais pour se supprimer de nouveau. La malade accuse quelques coliques utérines, des douleurs de reins : la voix est parfaitement voilée, et de celles qui résultent d'un fort enrouement. La malade ne peut parler qu'à voix basse, malgré ses efforts; elle éprouve
à la gorge un sentiment de constriction. Cette aphonie n'existait certainement pas avant l'accident. En dehors de ces deux phénomènes,
aphonie, suppression de règles; l'état de la malade est bon, le pouls
calme, la respiration libre, seulement un peu de mal de tête. Pas d'appétit. — Orge, potion sirop d'éther, 1 gramme; pédiluve sinapisé
(*bis*). Une portion.

12 *mai.* L'aphonie a été presque complétement enlevée. Plus de
gêne à la gorge; la voix est presque aussi pure qu'avant l'accident. Il
reste encore quelque mal de tête; les règles ne sont plus revenues. —
Même traitement.

13 *mai.* Pas de retour des règles : la voix est tout à fait rétablie;
la malade est du reste bien. — Orge, potion éther, 1 gramme. Une
portion.

Obs. XVII. *Tremblement nerveux; aphonie; faiblesse générale.*
— Femme Gueneffé, quarante-quatre ans, d'une constitution assez
grêle, de peu d'embonpoint, est encore réglée; mais ses règles ne lui
sont jamais venues régulièrement. Elle a eu autrefois beaucoup d'attaques de nerfs dont elle gardait même encore quelques faibles restes.
Au moment de l'accident elle ne paraît pas avoir eu à souffrir de violences, seulement la frayeur lui donna un tel tremblement, que ses
dents en claquaient; puis elle s'aperçut, quand elle voulut parler, que
la voix lui manquait. La nuit fut sans sommeil, agitée, et le 10 mai,
quand elle nous vient trouver, voici quel état elle présente. La malade

ne peut parler qu'à voix basse, quelque effort qu'elle fasse : à l'en croire, l'aphonie serait plus complète aujourd'hui qu'au début. Elle accuse un sentiment de constriction dont elle fixe le siége immédiatement au-dessous du larynx ; il lui semble qu'il y ait là un corps dur arrêté dans la gorge. A chaque effort qu'elle fait pour avaler rien que sa salive, elle éprouve le sentiment d'un corps solide comme une bouchée de pain qui lui passerait dans le gosier. La malade se rappelle qu'autrefois, dans ses attaques de nerfs, elle a éprouvé quelque chose d'analogue, mais elle assure qu'avant l'accident d'hier, elle avait la voix bien claire. A ce phénomène purement nerveux s'en joint un plus général, quoique moins frappant au premier abord : c'est un affaiblissement général qui fait qu'elle peut à peine se porter sur ses jambes sans que celles-ci tremblent et fléchissent ; ses bras sont eux-mêmes faibles au point qu'elle ne peut les soulever sans un léger tremblement : elle ne peut serrer la main, et, quand je l'invite à me presser les doigts bien fort dans sa main, elle fait de grands efforts sans pouvoir me serrer d'une manière même sensible. En même temps, la sensibilité générale est un peu engourdie. La malade accuse encore le sentiment d'une barre sur le front, elle a des étourdissements quand elle lève la tête ; sa vue lui parait un peu affaiblie. Ce n'est pas tout : des palpitations, qu'elle n'avait pas depuis vingt ans, lui sont revenues ; enfin, elle ne se sent de goût pour aucune espèce d'aliments ; elle en excepte pourtant la salade, dont il lui semble qu'elle mangerait volontiers. L'attitude de cette malade n'a rien de particulier ; sa peau est couverte d'une grande moiteur, sa respiration est libre, le cœur a des battements réguliers, mais très-énergiques ; il soulève la tête. — Formule ordinaire : pédiluve sinapisé. Diète.

11 *mai*. La malade n'a rien éprouvé de soulagement, la voix est toujours la même, la faiblesse générale aussi. Pas d'appétit, la peau toujours moite. — Formule ordinaire : potion éther, 1 gramme ; pédiluve sinapisé (*bis*). Deux bouillons.

12 *mai*. C'est encore la même chose ; la voix ni les forces, ni l'appétit ne reviennent. — Formule ordinaire : potion éther, 1 gramme ; pédiluve sinapisé. Deux bouillons.

13 *mai*. Il semble que la force est un peu revenue : la malade accuse quelques coliques et maux de reins. Serait-ce l'approche des règles, ou bien parce que la malade n'a pas encore eu de selles ? — Continuons le même traitement. Une portion.

15 *mai*. La force est revenue au moins en grande partie, mais la voix manque toujours. — Le même traitement. Deux portions.

19 *mai*. Un changement notable s'est fait chez cette femme, bien qu'elle n'ait subi d'autre traitement que la potion éthérée et des sinapismes (encore fut-on obligé de suspendre ceux-ci à cause de l'excoriation qu'ils déterminent). La voix, depuis deux jours déjà, commence

à revenir un peu, et maintenant, à voix moyenne, la malade parle presque comme à l'ordinaire : aux premiers moments, elle n'avait que quelques éclats de voix au milieu d'une parole enrouée. Il est remarquable que la toux, au lieu de faciliter la voix en nettoyant la glotte, la rend au contraire plus sourde, comme si elle augmentait le spasme du larynx. Les forces sont du reste bien rétablies.

22 *mai*. La voix est presque complétement recouvrée, et la malade demande à sortir.

Accidents de suffocation compliqués de convulsions et de contusions.

Obs. XVIII. *Suffocation peu intense; large ecchymose des yeux et des paupières; saignement d'oreilles.* — Adélaïde Brochet, vingt-huit ans, est une forte fille, marquée de petite vérole, bien portante, et enceinte de trois mois et demi. Jamais elle n'a eu d'attaques de nerfs ; quand elle est arrivée à l'hôpital, elle offrait des symptômes très-alarmants : étendue sur le dos, n'offrant aucun signe de connaissance, quoique évidemment sensible au toucher, elle a la face fortement congestionnée, violette, comme bouffie ; les yeux fermés, les paupières toutes noires, et, quand on les entr'ouvre, on aperçoit l'œil également tout noir, et la cornée entourée d'un véritable chémosis formé par une ecchymose sous-conjonctivale. Les narines offrent encore une coloration rouge intense, et par les oreilles il suinte un peu de sang. C'est, de toutes, celle qui offre la plus forte ecchymose des yeux, la seule qui ait saigné des oreilles. A ces signes, il est bien évident qu'elle a dû subir une forte pression, une violente gêne de la circulation. Mais, s'il a dû y avoir sur le moment une asphyxie intense, il me semble aussi bien certain que, lors de son arrivée, cette asphyxie n'était plus menaçante pour la vie. En effet, la coloration de la face était plutôt une vive congestion qu'une cyanose ; elle n'était pas bleue, elle était d'un rouge violacé très-vif, et puis ni la face, ni les extrémités ne sont froides ; enfin, au milieu de l'espèce de coma où elle est plongée, on sent le pouls large, bien marqué, à 90 pulsations environ, et la respiration se fait bien franchement avec une espèce de satisfaction et une large expansion du thorax. En un mot, tous les signes si effrayants de congestion sanguine m'annoncent plutôt une forte gêne accidentelle de la circulation qu'un défaut d'hématose. Quoi qu'il en soit, une saignée a été tentée plutôt encore que pratiquée, attendu que le sang n'a pas voulu couler ; des sinapismes ont été appliqués aux jambes, à l'épigastre ; une potion éthérée, administrée sans tirer la malade de son espèce d'assoupissement où elle était encore plongée quand je l'ai quittée. Dans la journée, des sangsues ont été appliquées derrière les oreilles. La nuit a été calme, et ce matin la malade ne se sent réellement aucun mal ; elle est seulement comme courbaturée, et sa figure, bien moins rouge qu'hier, offre quelques traces de contusions. La tête est sans douleurs. La malade voit, entend bien, a ses idées présentes ; sa langue est un peu sale, mais elle se sent appétit ; elle a eu plusieurs selles depuis hier, à cause d'un lavement d'eau de sel qui lui fut administré. La respiration est parfaitement libre, seulement l'auscultation fait percevoir en arrière et en bas des bulles assez nombreuses de râle sous-crépitant. C'est probablement un signe qu'il y a eu dans les deux poumons un peu d'épanchement de sang, comme il y en a eu dans les paupières et les yeux. En somme, le diagnostic à porter ce matin, est : léger malaise général, ecchymose des yeux, léger épanchement de sang à la base des poumons. Ces trois choses n'ont pas le moindre danger. — Formule ordinaire : lavement ; infusion de séné, 120 grammes ; sulfate de soude, 30 grammes. Deux potages.

11 *mai*. Quelques selles ont été provoquées ; la malade, qui se trouve parfaitement bien, demande à sortir.

Obs. XIX. *Symptômes de suffocation ; agitation de nature hystérique ; engouement pulmonaire consécutif.* — Élisa, vingt-quatre ans, est une femme de médiocre constitution, et dont la maigreur semblerait annoncer une santé habituelle peu robuste. Quand elle arrive à l'hôpital, c'est certainement une de celles qui offrent les plus effrayants symptômes. La malade jette des cris et fait des mouvements convulsifs ; elle a perdu connaissance et n'a plus la moindre sensibilité ; sa face bouffie, son teint fortement cyanosé, de larges ecchymoses aux yeux et aux paupières, les lèvres bleues, et puis le froid du visage et des extrémités, la faiblesse extrême du pouls, qui me paraît un peu irrégulier, et surtout bien en disproportion avec les bondissements que la main sent en l'appliquant sur la région précordiale, ce sont là tout autant de signes d'asphyxie et de gêne de la circulation encore existantes actuellement : on peut même joindre à ces signes des taches de sang qui existent également sur le cou, et qui, comme nous l'avons déjà dit, sont de petites ecchymoses tout à fait analogues, sauf les dimensions, à celles des yeux. Enfin, la manière dont se fait la respiration, c'est-à-dire par saccades courtes et irrégulières, et avec des cris convulsifs à l'expiration, témoigne encore de la difficulté avec laquelle se fait cette importante fonction. En un mot, presque tous les phénomènes que présente cette malade sont des caractères de l'asphyxie : il n'y a guère que les mouvements brusques et convulsifs qui pourraient être regardés comme des phénomènes nerveux ; mais ils pourraient bien aussi être symptomatiques de l'asphyxie, attendu que tout le monde sait bien qu'il y a une période de l'asphyxie où il y a des mouvements convulsifs : c'est en ce sens, je crois, qu'il faut expliquer tous les phénomènes observés chez cette malade, et ce que j'avais d'abord

attribué à de l'hystérie me paraît devoir être rapporté à l'asphyxie.
Quelle qu'en soit la nature, il est certain que l'état de cette femme
est effrayant au premier abord. Une tentative de saignée, l'administration, faite avec peine, d'une potion calmante, l'application de sinapismes aux jambes et aux cuisses, tels sont les moyens employés,
auxquels il faut ajouter l'application de compresses d'eau froide sur le
front. Au bout d'une heure environ de durée, l'agitation cesse et fait
place à une période de calme pendant laquelle la malade, les yeux
fermés et comme endormis, a une respiration large, fréquente,
bruyante, telle qu'elle succède presque toujours aux attaques d'hystérie ; enfin la respiration devient de plus en plus tranquille et douce,
et un sommeil véritable succède, pendant lequel le pouls reprend sa
largeur et sa plénitude, la peau sa chaleur et une teinte moins bleuâtre ; et quand je quitte la malade, elle est encore dans ce sommeil
bienfaisant. Il paraît que, dans la journée, on lui a administré en
boisson une solution de 0,10 centigr. de tartre stibié dans 1,000 grammes d'eau d'orge, un lavement purgatif ; aussi a-t-elle eu plusieurs
selles, et ce matin des vomissements jaunes bilieux abondants. La
nuit a été agitée, sans sommeil, et ce matin voici quel est l'état de la
malade : elle a recouvré ses sens, et peut répondre aux questions,
mais elle est dans un état de prostration extrême ; sa face est anxieuse,
couverte encore d'une teinte violacée, non plus bleuâtre, encore un
peu bouffie ; l'attitude est celle de l'abattement, agitation. La peau
est généralement très-chaude et même suante, en particulier celle du
front ; le pouls est large, saillant, à 90 pulsations. La respiration est
rapide, mêlée à l'inspiration de râle trachéale ; il y a manifestement
de l'oppression, et la respiration est insuffisante ; toux rare, par petites quintes, voix saccadée ; crachats peu abondants, mousseux, légèrement visqueux, sans coloration spéciale. La percussion de la poitrine
donne partout à peu près une résonnance normale, sauf en arrière
vers la base, où le son devient évidemment moins clair que partout
ailleurs. L'auscultation démontre partout du gros râle muqueux abondant, qui devient plus fin et plus nombreux vers la base des poumons en arrière, sans être pourtant du râle crépitant. Les battements
du cœur sont larges, hâtés, un peu confus. La langue est sale, couverte
d'un enduit blanc ; pas d'appétit, soif vive ; plus de maux de cœur,
ventre souple sans douleur. Je m'aperçois que la malade vient d'avoir
une selle dont elle n'a pas conscience. Pas de mal de tête ; la vue, l'ouïe,
la sensibilité générale, le mouvement, sont intacts ; plusieurs contusions légères sur les bras et les jambes. En somme, nous voyons que chez
cette malade les symptômes prédominants sont encore ceux qui annoncent de la gêne et de l'insuffisance de la respiration. Ils tiennent
manifestement à une congestion assez intense des poumons ; aussi est-
ce contre cette congestion que le traitement sera tout entier dirigé. —

Saignée. Solution : eau gommée, 1 litre ; tartre stibié, 0,10 centigr.; julep; sirop d'ipécacuanha, 15 grammes ; sinapisme. Diète.

11 *mai*. La saignée n'a presque pas coulé; mais, par les selles et les sueurs, la malade a beaucoup évacué ; cependant, ce matin sa respiration est toujours râlante : il y a tout autant de fièvre qu'hier, et, quoique la teinte asphyxique soit à peu près effacée, il n'en paraît pas moins, à la brièveté et à la rapidité des inspirations, que les fonctions du poumon ne sont pas encore suffisantes. L'auscultation de la portion en arrière démontre du gros râle encore ; mais déjà au niveau de l'omoplate des deux côtés, comme aussi à la partie inférieure du poumon, on perçoit très-distinctement du souffle tubaire à l'inspiration. — Orge miellée, julep; sirop d'ipécacuanha, 15 grammes ; saignée.

12 *mai*. Cette fois la saignée a bien coulé : je ne puis voir si elle est couenneuse, car on a eu la maladresse de la jeter. Or ce matin, l'amélioration est très-notable: le pouls est tombé à 75 au plus; il est large, la peau couverte d'une bonne moiteur, et la respiration paraît bien plus facile; aussi la malade a-t-elle dormi parfaitement bien, et elle commence à se sentir appétit. Il y a toutefois encore du souffle en arrière. — Orge miellée, julep ; sirop d'ipécacuanha, 15 grammes. Deux bouillons.

13 *mai*. L'amélioration persiste : il y a sommeil la nuit, transpiration abondante; il reste pourtant encore du souffle mal caractérisé à la base des deux poumons en arrière, ou du moins la respiration y est encore rude, et il y a à la toux du râle crépitant. La malade se croit si bien, qu'elle veut s'en aller ; mais à peine est-elle debout, qu'elle tombe en syncope. — Même traitement.

14 *mai*. La rudesse de la respiration continue, l'état général est bon.

15 *mai*. La respiration de cette malade est tout à fait devenue libre; l'auscultation des poumons donne un murmure parfaitement net, mais plus faible à droite qu'à gauche. Julep, sirop diacode, 20 grammes; kermès, 0,50 centigrammes. Une portion.

19 *mai*. Tenue encore jusqu'aujourd'hui à l'usage de sa potion, cette malade la supporte bien sans vomissements ni diarrhée. Sa respiration continue à être bonne ; son appétit, son sommeil, tout lui est revenu, et elle est réellement aujourd'hui très-bien portante.

Obs. XX. *Suffocation très-avancée.* — Angélina, quatorze ans, est une petite fille d'apparence bien portante, qui n'a pas encore été réglée, et qui n'offre encore aucune trace de développement : c'est certainement une de celles qui nous arrivent dans l'état le plus effrayant. Non-seulement la face, les paupières, les lèvres sont cyanosées et bouffies, mais les mains, le cou et une grande partie de la face postérieure du tronc sont couverts d'une teinte bleue noirâtre des plus intenses et uniforme, les mains sont enflées. Tout le corps est d'un froid de cadavre, sauf pourtant le front qui seul conserve quelque chaleur; le pouls est tout à fait insensible. La malade sans connaissance n'offre d'autres signes de vie que quelques mouvements convulsifs dans lesquels elle se tord sur elle-même, se roule dans son lit, en poussant quelques cris sourds; elle n'a de respiration que par intervalles rares et irréguliers, encore sont-ce des efforts de respiration plutôt qu'une respiration véritable, car la poitrine ne présente aucun mouvement de dilatation, et il est facile de voir que l'inspiration ne pénètre pas avant; l'expiration est une espèce d'effort pénible pendant lequel une mousse abondante sort de la bouche et du nez. Au milieu de ces signes d'une asphyxie évidemment très-avancée, il y en a d'autres qui, au premier abord, me donnent une fausse idée d'une lésion cérébrale : ainsi, une large ecchymose au-devant du globe de l'œil, une contraction convulsive des doigts, des avant-bras, une dilatation de la pupille, jointes au coma et aux mouvements désordonnés rémittents, me paraissent signifier au moins une commotion cérébrale. Deux saignées sont tentées qui font à peine couler quelques gouttes d'un sang noir. Des sinapismes sont promenés sur les jambes, les cuisses, l'épigastre; de l'eau froide appliquée sur le front, et, malgré la difficulté d'entr'ouvrir les mâchoires, quelques cuillerées d'une potion éthérée introduites dans la bouche. Soit sous l'influence de ces moyens excitants, soit par le bienfait de la chaleur du lit, le premier phénomène d'amélioration que je remarque, c'est que la chaleur revient au tronc, et, avec ce premier phénomène, coïncident bientôt d'autres changements heureux; ainsi les inspirations deviennent sensiblement plus profondes, le thorax offre quelques mouvements de dilatation, les cris et les mouvements deviennent plus fréquents et plus vifs; le cœur, qu'on sentait à peine battre sous l'oreille, commence à devenir bondissant sous la main; le pouls commence à être perceptible, quoique d'abord, et pendant quelque temps, petit et fréquent. Enfin de larges efforts d'inspiration, d'abord éloignés, puis plus rapprochés, semblables à ceux d'une personne qui sort d'un profond sommeil, nous annoncent que l'amélioration est très-positive. C'est à partir de ce moment, environ une heure après son arrivée à l'hôpital, que les mouvements et les cris convulsifs cessent complétement; la malade entr'ouvre la paupière, elle donne des signes non équivoques de sensibilité. Dès ce moment aussi elle n'est plus dans un assoupissement léthargique, mais bien dans un sommeil encore lourd sans doute, et aussi fort rassurant par la physionomie qu'il offre : ainsi la respiration devenue régulière, bien franche, un peu fréquente même, se fait avec dilatation des parois thoraciques; le pouls, encore faible, est bien marqué à 90 environ, les battements du cœur moins tumultueux, en même temps la peau est bien chaude et la coloration de la face moins foncée. Un vomissement d'aliments non digérés achève d'améliorer l'état de la malade, et, quand je la laisse, il n'y a certainement plus rien à craindre de l'asphyxie. Hier, dans la journée, des sangsues ont été appliquées derrière les oreilles, un lavement administré et une potion émétisée : eau d'orge, un litre ; tartre stibié, 0, 10 centigrammes. Des évacuations copieuses ont eu lieu par en bas, et ce matin encore il y a eu des vomissements glaireux. La malade a subi un grand changement ; elle est bien éveillée et répond parfaitement aux questions, en disant qu'elle se trouve bien, qu'elle a seulement mal à la tête et à l'estomac. Sa peau est bien chaude et couverte d'une légère moiteur ; la coloration, hier bleue, est maintenant violette seulement ; le pouls est bien marqué, à 75 pulsations au plus, la respiration se fait régulièrement et sans oppression, il y a seulement un peu de râle trachéal, la toux très-rare, pas de crachats ; l'auscultation fait percevoir à peine quelques bulles de râles muqueux : du reste, on entend très-bien le murmure respiratoire. La langue est blanche, un peu sale ; il y a déjà de l'appétit, le ventre est souple et sans douleur ; en un mot, sauf le sentiment de contusion générale qu'elle éprouve, et en particulier la gêne de la tête et de la région sternale, l'état de cette malade est on ne peut pas plus rassurant. — Formule ordinaire : continuons son eau émétisée, saignée. Deux potages.

11 *mai.* Hier, à la saignée, j'ai observé un singulier phénomène qui m'eût fait peur d'abord si je n'eusse été sûr des précautions que j'avais prises : c'est que le sang qui coula de la veine était un sang clair et d'un rouge vif, qu'on eût pu prendre pour du sang artériel ; mais, à un examen attentif, il était facile de voir que c'était tout simplement un sang peu coloré : il s'est, du reste, très-bien pris en caillot, mais n'a pas manifesté de couenne. La malade va tout à fait bien ; elle a faim. — Orge miellée. Deux potages.

12 *mai.* L'amélioration continue ; il n'y a plus le moindre mouvement de fièvre, et la malade n'accuse absolument autre chose qu'un mal de tête vague et une gêne à la région sternale, qui lui est commune avec presque toutes les autres malades, et dont, en l'absence de toute trace de contusion, je ne saurais préciser la nature. Bon sommeil, bon appétit. — Orge, deux portions, pédiluves sinapisés.

14 *mai.* Cette malade se promène toute la journée ; elle n'a plus besoin que de manger, et, sauf les ecchymoses, il ne lui reste plus la moindre trace de son état si grave.

17 *mai.* Cette petite fille est sortie sans accident nouveau. Remarquons que, chez elle comme chez toutes, l'ecchymose des yeux a à peine diminué même aujourd'hui, tandis que celle des paupières est disparue.

Obs. XXI. *Suffocation.* — Victoire Vamberg, jeune fille de treize ans et demi, forte et bien portante, est certainement celle qui offre l'état le plus alarmant, celui d'une asphyxie presque absolue. Comme la précédente, elle est bleue et bouffie; comme elle, elle est froide partout, n'a pas de pouls; mais, bien différemment d'elle, celle-ci n'a pas de mouvements désordonnés, de cris. Plongée dans un assoupissement profond, elle ne donne absolument d'autres signes d'existence que de temps à autre, et, par intervalles éloignés, une espèce d'effort convulsif dans lequel elle se ramasse sur elle-même, contracte fortement ses bras et ses jambes, et pousse un gémissement qui fait sortir de sa bouche et de ses narines une mousse abondante. Cette contracture des membres, jointe à celle des mâchoires, l'espèce de coma profond où la malade est plongée, l'ecchymose considérable des yeux et des paupières, et surtout une espèce de dépression entourée d'une ecchymose que l'on constate à la région pariétale droite de la tête, nous donne encore l'idée d'une commotion cérébrale; mais il est évident que c'est encore une erreur, et que l'asphyxie est la seule cause de l'état où se trouve cette malade. On applique des sinapismes aux jambes, aux cuisses, à l'épigastre; on fait des frictions sur la colonne vertébrale, on essaye, mais vainement, de faire avaler quelques cuillerées d'une potion éthérée, la contraction des mâchoires s'y oppose. Pendant près d'une demi-heure, il semble que tous ces moyens soient inefficaces et qu'on ne gagne aucun amendement. Il faut dire aussi que, pendant à peu près tout ce temps, la malade n'est pas couverte autrement que par un simple drap, et une espèce de tremblement général indique assez que cette négligence de tenir chaudement le corps nuit évidemment au bon succès des autres moyens stimulants mis en usage. J'avoue qu'en voyant persister si longtemps et sans amélioration les symptômes d'asphyxie, je désespère un moment de cette malade. Quelques instants après, je reviens auprès d'elle, et je remarque avec satisfaction qu'elle a subi une amélioration. L'idée d'un interne qui, au moyen d'une plume introduite entre les dents, a été exciter le jeu du larynx, a sans doute dû contribuer à cette amélioration, d'autant mieux qu'à chaque fois qu'il a introduit sa plume, il a ramené des mucosités qui devaient gêner l'entrée de l'air dans le larynx : à chaque fois aussi, il provoquait par là une espèce d'effort de toux qui a dû aussi favoriser la mise en jeu des ressorts de la respiration. Cette idée donc me paraît heureuse et appliquée fort à propos; mais aussi je crois qu'il faut tout autant attribuer l'amendement à ce que la malade, ayant été cachée sous une bonne couverture, et barbouillée en quelque sorte, sur tout son corps et ses membres, de cataplasmes de graines de moutarde, est ainsi enveloppée dans une sorte de sinapisme général, qui non-seulement a rappelé la chaleur au tronc et aux membres, mais encore y a provoqué une légère rubéfaction universelle. Quoi qu'il en soit de la cause, toujours est-il qu'il y a amélioration sensible, les mouvement deviennents plus fréquents, les inspirations aussi se multiplient toujours accompagnées d'un abondant râle trachéal, mais aussi d'une légère dilatation du thorax ; la coloration bleue brunâtre devient moins foncée ; le pouls, jusqu'alors insensible, reparait d'abord faible et fréquent, puis peu à peu plus sensible et moins rapide. En même temps que ces modifications heureuses surviennent dans les phénomènes asphyxiques, d'autres nous viennent révéler que toute crainte de lésion cérébrale est évidemment mal fondée. Ainsi l'espèce de contraction des membres cesse, et une résolution de bon augure est attestée par l'attitude de la malade ; elle entr'ouvre de temps à autre les yeux, et laisse voir une pupille peu dilatée, contractile ; enfin pour comble de signes heureux, la malade manifeste une sensibilité réelle au toucher. Il y a même plus : au bout de quelques moments d'amélioration, la malade a recouvré l'usage de la voix, et elle s'en sert tout d'abord à accuser de la douleur là où l'on essaye de la pincer. En même temps, une sorte de sommeil paisible s'est emparé d'elle, et c'est au milieu de ce sommeil que je la laisse. Hier, dans la journée, elle a eu un lavement purgatif et de la potion stibiée ; elle a beaucoup évacué par en haut et par en bas. La nuit a été un peu agitée par du délire ; cependant ce matin l'air est bien tranquille, un peu de somnolence seulement. La respiration se fait librement et régulièrement, la teinte asphyxique a presque totalement disparu ; il n'y a plus que les endroits contus et ecchymosés qui conservent leur coloration brune. La malade accuse un grand mal de tête au niveau du front principalement, de la courbature générale ; elle n'a pas faim. La langue est blanche, chargée d'un épais enduit ; soif vive ; le ventre est souple, peu douloureux. Le pouls est à 100 pulsations au moins, large, fort ; la peau plus chaude qu'à l'état normal.

12 *mai*. Cette malade, traitée seulement par les purgatifs, a eu de nombreuses évacuations ; mais elle conserve un pouls fort et fréquent, une peau brûlante, une langue chargée ; en un mot, elle reste avec la fièvre.

14 *mai*. Ce matin, pour la première fois, je ne trouve pas de fièvre, et l'état de la malade est fort satisfaisant ; elle mange une portion.

18 *mai*. Cette jeune fille est sortie sans qu'aucun incident soit survenu ; elle n'emporte que des traces de l'ecchymose encore très-prononcée.

Je ferai, au sujet de cette malade, une remarque qui m'a frappé : c'est que chez elle la fièvre, et surtout un violent mal de tête sur le front, qu'elle accusait surtout dans ses efforts de toux, ont persisté bien plus longtemps que chez la malade précédente. Faudrait-il attribuer cela à ce que l'autre a été saignée le lendemain de l'accident, a eu le jour même des sangsues derrière les oreilles, tandis que celle-ci n'a été traitée absolument que par les purgatifs ?

ACCIDENT SURVENU SUR LE PONT DE LA CONCORDE
LE 15 AOUT 1866.

Je passerai d'abord en revue les blessés examinés par nous à l'hôpital et je terminerai par les constatations faites sur les cadavres de
ceux qui on péri.

État des blessés transportés à l'hôpital de la Charité.

1° *Contusions.* — Maury Apolline, trente-cinq ans, couturière
(salle Sainte-Catherine, n° 23). Contusion sans gravité à l'épaule; a
quitté l'hôpital le 17 août, surlendemain de l'événement.

2° *Contusions sans gravité.* — Andréoni Jacques, treize ans, fu-
miste (salle Sainte-Vierge, n° 14), sorti le 18.

3° *Contusions sans gravité.* — Mauzoni Dominique, treize ans, fu-
miste (salle Sainte-Vierge, 17), sorti le 16, lendemain de l'accident.

4° *Contusions légères.* — Pugni Auguste, quatorze ans, lapidaire
(salle Saint-Jean, 2 *bis*), a quitté l'hôpital le 17.

5° *Contusions.* — Gamblin Étienne, vingt-quatre ans, coiffeur
(salle Sainte-Vierge, n° 3), rien autre chose qu'une contusion peu
profonde au genou.

6° *Contusions.* — Devaux, trente-neuf ans, infirmier (salle Saint-
Jean), n° 5, contusion sans gravité.

7° *Contusion légère.* — Anglade Justin, vingt-sept ans, employé
(salle Sainte-Vierge, n° 5), sorti le 16.

8° *Contusions nombreuses. Traces de suffocation.* — Maucour
Jules, sept ans (salle Sainte-Vierge, 22). Ce jeune garçon portait
aux diverses parties du corps, aux jambes notamment, à la face et
aux membres supérieurs, quelques contusions et excoriations peu étendues et peu profondes, mais de plus il avait au visage et au cou quelques petites taches ecchymotiques ponctuées, et, sous la conjonctive des
deux côtés, une large extravasation sanguine.

(Son frère, Prosper Maucour, qui avait été reconduit à son domicile,
avait, m'assure-t-on, une fracture du péroné.)

9° *Perte de connaissance prolongée. Traces de suffocation. Contusion.* — Roulet Honorine, vingt-huit ans, couturière (salle Sainte-
Catherine, 4), a été apportée à la Charité sans connaissance et n'a
repris ses sens que dans la matinée du 17. Elle avait eu quelques
vomissements et était, à part cela, restée dans une résolution complète.

Ses paupières sont noires et profondément ecchymosées, sans être
douloureuses. Un chémosis sanglant soulève la conjonctive, dont le tissu

sous-muqueux est infiltré de sang. Les yeux ne sont nullement sensibles.
Le cou et la partie supérieure de la poitrine sont parsemés d'une innombrable quantité de taches ecchymotiques ponctuées.

Sur les jambes, aux genoux et aux pieds, il existe de nombreuses
et larges ecchymoses, quelques-unes avec excoriations.

Lorsque j'ai vu cette femme, elle avait recouvré la connaissance depuis la veille. Elle n'éprouvait ni étourdissement, ni lourdeur de tête.
La respiration était tout à fait normale et ne s'accompagnait d'aucun
râle, d'aucun bruit particulier. La langue était seulement fort épaisse et
chargée d'un enduit suburral. Elle ne portait pas de traces de morsures.

10° *Perte de connaissance. Traces de suffocation. Contusions.* —
Renaud Catherine, vingt-trois ans, gainière (salle Sainte-Catherine,
n° 5), a été apportée à l'hôpital sans connaissance et a repris ses sens
le lendemain matin. Elle a tout le pourtour de l'orbite et les paupières profondément ecchymosées et les yeux couverts d'un chémosis
sanglant.

Le cou est noir, tant est dru et serré le pointillé ecchymotique
qui le couvre. Le bout des seins, les plis du dos, des aisselles, la face
externe et interne des bras sont marqués par de larges trainées d'ecchymoses ponctuées. Des traces de contusions existent aux deux genoux, sur le pied droit une plaie contuse, et à la partie inférieure
des reins une large excavation.

A part ces lésions extérieures, l'état est normal. Tout indice de
trouble fonctionnel a disparu. La respiration, notamment, est parfaitement régulière et l'auscultation ne révèle pas le moindre bruit morbide dans la poitrine.

Les noms des autres blessés qui ont été publiés par les journaux et
qui n'ont pas été transportés à l'hôpital, sont ceux de MM. Noël, tailleur de limes; Prosper Maucour, dont j'ai déjà parlé; comte de Brady,
62 ans; capitaine Delaguette; François Hamon, sous-officier; Bouzi;
Saigel, mécanicien; Philomène Deleuze et Hippolyte Delacour, étudiants; et de mesdames Vallerand-Potier, femme de ménage et Daucourt. Ce qui complète le nombre de *vingt et un* blessés. Le soin avec
lequel l'administration supérieure a recherché les personnes atteintes
dans ce cruel accident pour leur porter secours permet de penser que
ce chiffre n'est pas de beaucoup au-dessous de la réalité et comprend
très-probablement tous ceux dont les blessures ont eu quelque apparence de gravité.

État des cadavres déposés à la Morgue.

Sur les neuf cadavres déposés à la Morgue, huit avaient été relevés
sur le lieu même de l'accident; le dernier était celui d'une femme,
qui n'avait succombé qu'au bout de quarante-huit heures. J'ai dû

faire l'autopsie complète de sept de ces cadavres ; les deux autres ont été seulement l'objet d'un examen extérieur. C'est par eux que je commencerai cet exposé.

22° *Traces extérieures de suffocation. Contusions.* — Lauvergnat Pierre, soixante-sept ans, tailleur. La face, le cou, les épaules, les bras sont couverts par un piqueté noir, répandu sur toutes ces parties comme du sable et formé par des ecchymoses ponctuées. Les conjonctives sont soulevées par une extravasation sanguine. Quelques contusions existent aux genoux et aux poignets. L'ouverture du corps n'a pu être faite.

23° *Traces extérieures de suffocation. Contusions.* — Déglise Jacques, quinze ans, doreur. Comme chez le précédent, on constate un énorme sablé ecchymotique sur la face, la poitrine, le cou, les épaules et presque sur les bras. Une ecchymose profonde existe sur la conjonctive et s'étend au fond de l'orbite des deux côtés. La joue et la tempe gauche sont le siége d'une assez large excoriation. Enfin, des contusions nombreuses, mais peu profondes, se montrent sur les bras, sur les cuisses et sur les jambes. L'ouverture du corps n'a pu être faite.

24° *Traces extérieures et intérieures de suffocation. Ecchymoses sous-péricardiques.* — Chapelain Félix, dix-sept ans, employé de commerce. La face est violacée, couverte ainsi que le cou et les épaules d'un piqueté ecchymotique très-abondant. Une écume sanglante sort par les narines, du sang en petite quantité s'écoule également par les oreilles. Un chémosis sanglant soulève la conjonctive des deux yeux. Il n'existe à l'extérieur aucune trace de contusions, on remarque seulement la marque de brûlures provenant des tentatives faites pour rappeler ce jeune homme à la vie. Le corps étant ouvert, je constate que les poumons sont volumineux, gorgés de sang d'une manière à peu près générale et uniforme, sans noyaux apoplectiques, sans suffusions sanguines ni taches ecchymotiques sous les plèvres. Les bronches et la trachée contiennent une petite quantité d'écume sanguinolente à bulles assez larges. Le sang contenu dans les gros vaisseaux et dans le cœur est tout à fait fluide. On en trouve dans toutes les cavités. Sous le péricade, à la base du cœur, on remarque plusieurs ecchymoses ponctuées. Il n'y avait pas la moindre trace de lésions des parois thoraciques, ni fracture, ni enfoncement des côtes. Les viscères abdominaux sont à l'état normal. L'intérieur de la cavité crânienne n'a pu être examiné.

25° *Traces extérieures de suffocation. Ecchymoses sous-pleurales. Apoplexie et emphysème pulmonaires. Contusion.* — Mellier Flore, quarante ans, cuisinière. Remarquablement grande et forte, a la face marbrée ainsi que le cou par des taches ecchymotiques superficielles. Elle porte une large excoriation à la pommette droite et de très-nombreuses contusions étendues et profondes aux mains, aux bras et aux coudes, ainsi qu'aux membres inférieurs.

Les poumons assez volumineux présentent à leur surface quelques ecchymoses sous-pleurales et des ruptures vésiculaires qui forment par place des emphysèmes disséminés. Plus profondément, on trouve dans l'épaisseur des poumons des noyaux apoplectiques parfaitement caractérisés. Le cœur renferme du sang fluide. Les autres organes n'offrent rien à noter. Il n'y a ni fracture, ni contusion des parois thoraciques. L'intérieur du crâne n'a pu être examiné.

26° *Contusions légères. Nulles traces extérieures de suffocation. Ecchymoses sous-pleurales. Emphysème pulmonaire.* — Baillasse Louise, cinquante-six ans, marchande de vin, petite, de complexion faible et délicate. La face, comme tout le reste du corps, est demeurée d'une excessive paleur et n'offre ni marbrure, ni piqueté ecchymotique. On ne remarque à l'extérieur que deux ou trois contusions légères aux membres inférieurs.

Mais à l'intérieur, les signes de la suffocation sont manifestes. Les poumons, généralement pâles, offrent à leur surface quelques vésicules rompues et un petit nombre d'ecchymoses sous-pleurales ponctuées. Le cœur, dont le volume dépasse un peu les dimensions normales, renferme du sang complétement fluide, principalement dans les cavités droites, celles du côté gauche en contiennent à peine. Les autres organes ne présentent rien à noter. Les côtes et les parois thoraciques sont intactes. L'intérieur du crâne n'a pu être examiné.

27° *Contusions et plaies contuses. Signes extérieurs de suffocation. Apoplexie pulmonaire. Ecchymoses sous-péricardiques.* — Grobon Isabelle, soixante-sept ans, journalière, grande et forte, a la face et la poitrine piquetées. Les points ecchymotiques, très-fins et assez écartés les uns des autres, sont distribués d'une manière très-régulière au visage et en forme de pèlerine au-devant du cou et des seins. Une énorme ecchymose, très-distinctement produite par une contusion directe, existe à l'œil gauche et à la partie inférieure de la joue du même côté. Il n'y a d'ailleurs ni ecchymose des paupières, ni infiltration sanguine de la conjonctive du côté opposé.

Un épanchement considérable de sang se remarque au coude droit. Enfin, une large plaie contuse à vaste lambeau, qui n'a pas moins de 15 centimètres, occupe la partie interne de la jambe droite, et de nombreuses ecchymoses sont disséminées sur les membres inférieurs.

Les poumons, assez volumineux, sont généralement décolorés. Mais à la base du poumon gauche, le bord inférieur est complétement infiltré de sang. L'ecchymose apoplectique, disséminée sous la plèvre, et pénétrante, toute l'épaisseur du tissu pulmonaire forme une languette d'un rouge très-foncé, presque noir, de 5 à 6 centimètres d'étendue. Le cœur, envahi par la graisse, renferme du sang fluide, surtout à droite, sans trace de coagulation. Quelques ecchymoses ponctuées sont disséminées sous le péricarde, à la surface de l'oreillette droite.

Les parois thoraciques sont intactes, sans fractures ni contusions. Les viscères abdominaux sont sains. L'intérieur du crâne n'a pu être examiné.

28° *Signes extérieurs de suffocation portés au plus haut degré. Apoplexie pulmonaire. Ecchymoses sous-péricardiques. Contusions.* — Winterhalter Caroline, cinquante-deux ans, domestique très-grasse et très-forte, a la face complétement noire et comme teinte par le sang, qui en injecte toutes les parties. Sur ce fond violacé ressortent quelques points ecchymotiques plus foncés. Des ecchymoses disposées en larges raies sillonnent les plis du cou et des seins et le tour des bras. Toute la partie supérieure du corps est d'un rouge brun. Du sang noir sort par le nez et par les oreilles ; un chémosis sanglant recouvre les deux yeux.

Les genoux, les jambes, les pieds sont couverts d'ecchymoses et tout noirâtres ainsi que le bras gauche.

A l'intérieur, on trouve les poumons noirs, gorgés de sang. Il n'existe pas de taches ecchymotiques sous la plèvre, mais dans l'épaisseur des organes plusieurs noyaux d'apoplexie très-étendus. Les bronches contenaient une assez grande quantité d'écume sanguinolente. Le cœur est gros. Il ne renferme que le sang tout à fait fluide et présente sur les oreillettes quelques ecchymoses sous-péricardiques ponctuées.

Les autres organes n'offrent rien à noter. Les parois thoraciques ne sont le siége d'aucune blessure, fracture ou contusion. L'intérieur du crâne n'a pu être examiné.

29° *Signes extérieurs de suffocation. Ecchymoses sous-pleurales et sous-péricardiques. Congestion pulmonaire Cerveau à l'état normal.* — Clarisse Picard, femme Pigeon, trente-huit ans, piqueuse de bottines, petite mais d'apparence assez robuste, présente sur la face, la poitrine et le cou le piqueté caractéristique, et de plus une large plaque violette à la joue droite provenant d'une contusion et une excoriation au-dessous de la mâchoire. Les conjonctives des deux yeux sont soulevées par un chémosis sanglant. Des ecchymoses peu étendues et peu profondes sont disséminées sur les jambes.

Les poumons, qui sont en grande partie attachés aux parois thoraciques par les adhérences d'une pleurésie assez récente, sont le siége d'un engorgement sanguin énorme et général qui, dans certains points, prend presque le caractère d'un infarctus apoplectique. Quelques marbrures formées par des suffusions sanguines se voient sous la plèvre. Dans cinq ou six endroits, elles affectent la forme d'ecchymoses ponctuées très-distinctes ; quelques tubercules crus infiltrent le sommet des deux poumons et un peu d'écume sanglante se trouve dans les bronches.

Le cœur assez volumineux est rempli, dans ses quatre cavités, d'une grande quantité de sang complétement fluide. Trois taches ecchymotiques sous-péricardiques se remarquent à la base.

Le cerveau est absolument sain. Il n'existe, ni à la surface ni dans l'épaisseur de l'organe, pas la moindre trace de congestion, pas de piqueté sanguin, pas d'épanchement. L'encéphale exhale une odeur alcoolique assez prononcée.

Les autres organes n'offrent rien à noter. Les parois thoraciques étaient intactes.

30° *Mort deux jours après l'accident, sans retour de connaissance. Signes extérieurs de suffocation. Apoplexie pulmonaire. Cerveau sain.* — La demoiselle Decesmink, âgée de vingt-deux ans, née en Belgique, se trouvait depuis peu de jours à Paris, où elle venait se placer comme femme de chambre. Relevée sans connaissance sur le lieu de l'accident, elle reçut les premiers soins dans un poste de police et fut transportée à l'hôpital de la Charité (salle Sainte-Catherine, n° 11). Elle ne présentait pas d'autre symptôme qu'une profonde stupeur avec résolution et insensibilité complète, sans délire, sans convulsions, sans paralysie. Cet état persiste malgré tous les moyens employés, et après quarante-sept heures, sans avoir repris ses sens et sans autre phénomène morbide, cette jeune fille succombe. Son identité n'étant pas encore constatée, elle fut déposée à la Morgue, où je la vis et où trois jours plus tard M. le docteur Lorain voulut bien, en mon absence, procéder à l'autopsie cadavérique.

Cette jeune femme est bien constituée, pourvue d'embonpoint, d'une taille au-dessus de la moyenne. La conservation du corps est complète cinquante heures après la mort.

Les paupières des deux yeux sont fortement ecchymosées et les conjonctives infiltrées de sang forment un chémosis saillant. La face et la base du cou sont injectées et piquetées de très-nombreux points ecchymotiques d'un rouge noir, disposées régulièrement au niveau des parties que les vêtements laissaient à découvert.

Les jambes sont meurtries et marbrées de nombreuses ecchymoses et d'excoriations. Il en existe également au bras gauche.

L'examen des organes internes montre les poumons affaissés, roses, crépitants, aérés, sans emphysème. En arrière, ils présentent de véritables apoplexies pulmonaires à gros noyaux, infiltration noire et dure avec augmentation de densité, sans congestion ni écume dans les bronches.

Le cœur est flasque et contient à droite beaucoup de sang noir et tout à fait fluide. Le cœur gauche contient très-peu de sang. Il n'y a nulle part de caillot fibrineux.

Le cerveau est à l'état normal. On n'y découvre ni épanchement de sérosité, ni caillot sanguin, ni même aucune apparence de congestion.

Les autres organes n'offrent rien à noter.

Les parois thoraciques étaient intactes sans fractures ni contusions.

FIN

Explication de la planche ci-contre :

Poumons et organes intrathoraciques d'un enfant nouveau-né, mort par suffocation.

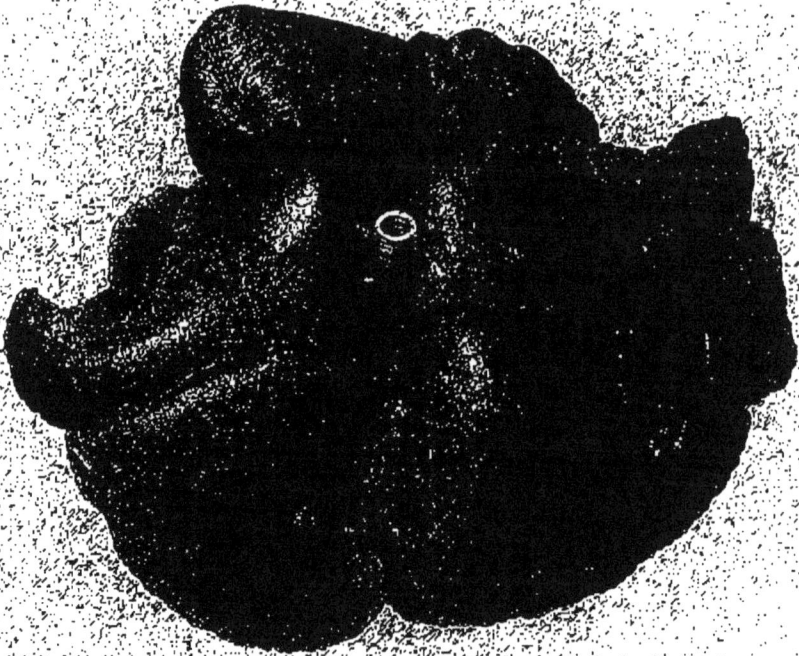

Estomac et foie congestionnés chez veau mort par suffocation.

www.ingramcontent.com/pod-product-compliance
Lightning Source LLC
Chambersburg PA
CBHW060122200326
41518CB00008B/904